日本エム・イー学会編
ME 教科書シリーズ B-6

生体細胞・組織のリモデリングのバイオメカニクス

工学博士　林　紘三郎
博士(工学)　安達　泰治
博士(工学)　宮崎　浩
共　著

コロナ社

日本エム・イー学会
教科書編纂委員会

委員長	佐藤 俊輔 （大阪大学）
委員 （五十音順）	稲田 紘 （東京大学）
	金井 寛 （東京電機大学）
	神谷 瞭 （日本大学）
	北畠 顕 （北海道大学）
	楠岡 英雄 （国立大阪病院）
	戸川 達男 （東京医科歯科大学）
	鳥脇 純一郎 （名古屋大学）
	野瀬 善明 （九州大学）
	半田 康延 （東北大学）

（所属は編纂当時のものによる）

刊行のことば

医療は理工学領域で開発された技術を導入し，めざましい発展をとげた。いまから100年ほど前1895年に，レントゲンによって発見されたX線は人体内部の透視に応用され診断に大いに役立った。1900年代にはいってハンス・ベルガーは人の頭皮上で脳の電気現象が記録できることを発見した。これらは20世紀の医療の性格を象徴する発見であった。さらに生体材料の開発，X線CTやMRIなどの計測・診断機器や，各種治療機器の導入により，診断や治療技術は急激な発展をとげた。医療はME機器の支援なくしては成立しえない状況にある。理工学でも医学から発掘されたテーマが重要な研究対象になってきている。この分野には新技術のシーズが豊富なことが認識されてきたのである。

日本エム・イー学会設立に時を同じくして，大学でも医用生体工学の教育や研究がさかんになってきた。最近になって，理工系学部・大学院を中心に，医用生体工学を専門とする専攻や学科が設立されはじめた。これらの学部，学科や大学院専攻で行われている教育・研究は医学部での工学技術の教育とともに，MEの将来を支える人材を育成し，技術を開発するために極めて重要である。

日本エム・イー学会では，教育の一貫として，臨床工学技士のための教科書として「臨床工学シリーズ」を監修し，コロナ社から刊行中である。ところが，理工系大学あるいは医学部の学部，大学院の学生向けのMEに関する適当な参考書や教科書は，以前コロナ社から刊行された「ME選書」や「医用工学シリーズ」を除けば皆無である。それらもすでに品切れになって入手できないものや，または内容が古くなっているものもある。大学・大学院の教育の現場では，適切なMEの教科書がないために，教官が経験から講義や演習をしている状態である。日本エム・イー学会の教育委員会が同評議員に対して行った講義に関するアンケートからも，横断的かつ基礎的な教科と，最新の発展に関する部分とを適当にミックスした教科書シリーズの編纂が期待されている。この期待に応えるために日本エム・イー学会では，教科書シリーズを編纂することになった。

この教科書シリーズは，大きく分けて

　　生体計測関係
　　生体システム・バイオメカニクス関係
　　生体情報処理関係
　　医用画像関係
　　生体物性・材料，機能代行関係
　　医療機器・情報システム関係

からなる。各巻とも基礎から最近の研究の状況までを簡潔に教科書としてまとめたもので，大学高学年から大学院修士課程での半期（半年）の講義で教える程度の内容にしてある。もちろん，参考

書としても使える。内容はなるべく視覚的に理解できるようにつとめた。この企画は，現時点でのME教育あるいは学習に必要な内容を網羅するようにつとめた結果であり，国際的にみてもこれに匹敵するものはない。できるだけ多くの教育の現場で使っていただければ幸いである。

1999年3月

日本エム・イー学会教科書編纂委員会

まえがき

　バイオメカニクス（biomechanics）は，力学系学理をもとに生体の機能や構造，形態などを解析するとともに，得られた結果を医学や工学などの分野にある種々の問題の解決や，新しい手法，技術の開発等に応用する学問，研究領域である。生体組織や器官のバイオメカニクスに関する本格的な研究が開始されてから，欧米でもわが国でも30年前後を経たに過ぎないが，この間の発展には目覚ましいものがあり，現在では，学問・研究としての体系もほぼ整った段階に達している。そして，研究対象も，マクロな器官や組織から，細胞や生体分子などのミクロ，ナノレベルへと大きく広がりつつある。

　生体には，からだ全体でも，それを構成する要素，素材でも，つねに力学的負荷が作用しており，その機能，構造，形態はこれにうまく対応するようになっていることから，合目的的に最適設計（optimal design）されていると言われている。また，力学的環境が変化して作用する負荷が変わると，機能的に適応（functional adaptation）するように構造や形態，性質などを巧妙に変化させて再構築（リモデリング：remodeling）する。これは，生体の自己修復機能の一つでもあり，非生命体にはない際だった生体特有の現象である。

　生体のリモデリング現象は，負荷条件の変化に応じて骨が再構築することを示唆するウルフ（Wolff）の法則によって古くから知られているが，その理解は長い間にわたって定性的，現象論的な範囲にとどまっていた。また，血管壁や腱・靱帯などの生体軟組織のリモデリングについては，ごく最近まで本格的な研究はほとんど行われていない。しかしながら，この現象は，生体の機能の維持と制御，生体組織の成長と分化，老化や病気などと密接に関係することから，バイオメカニクスの分野できわめて重要な領域の一つであると認識されるようになってきている。

　例えば，1992年度から3年間にわたって展開された文部省重点領域研究「バイオメカニクス」や，1998年に米国NIH（国立保健研究所）が開催したBECON（Bioengineering Consortium）のシンポジウムなどで，今後重点的に進展させなければならないバイオメカニクス領域のテーマの一つとして，「生体組織のリモデリング」，あるいは「負荷応力に対する生体の適応」があげられ，この方面の研究に力が注がれるようになってきた。そして，細胞培養の技術や種々の計測技術，解析手法の発展にともなって，いろいろな生体組織や細胞について，これまでにはない新しい，重要な知見が得られつつある。

　このような状況にあって，生体組織，細胞の機能的適応とリモデリングに関するこれまでの成果をまとめることは，今後のこの領域の発展にとって大きな意義があるものと考えている。当然のことながら，著者たちの限られた能力と，紙数の制限などのために，本書ではそれぞれが進めている研究を中心として，対象を骨（2章），腱・靱帯（3章），心臓・血管（4章），および細胞（5章）

に絞った．そして，安達泰治が1，2章を，林紘三郎が3，4章を，宮崎浩が5章を分担して執筆した．本書では，理工学系と医学系の大学院学生や研究者を対象として，バイオメカニクスの中の限られた領域を取りあげている．バイオメカニクス全般に関しては，国内外でいくつかの教科書，成書が刊行されているので，それらを参考にしていただきたい．

　本書が，バイオメカニクスの理解と発展にいささかなりとも役に立てば幸いである．

2003年1月

著者を代表して　　林　紘三郎

引用図の掲載許可について

本書に引用されている図は，Academic Press（図5.24，5.25），The American Association for the Advancement of Science（図4.19），The American Medical Association（図5.23），The American Physiological Society（図2.20，4.13，4.14，4.16，4.17，4.20，4.24，5.8，5.22），The American Society for Bone and Mineral Research（図2.16，2.19，2.24），The Biophysical Society（図5.30），Cognizant Communication Corp.（図5.21），Elsevier Sciences（図2.8，2.13，2.14，2.15，2.22，2.28，5.13，5.32），Human Kinetics（図3.2），IEE Publishing（図5.7，5.27，5.31），John Wiley & Sons Int. Rights, Inc.（図2.3，2.18），The Journal of Bone & Joint Surgery, Inc.（図2.9，2.10，2.11，3.8），Lippincott Williams & Wilkins（図4.5，4.15，4.18，4.21，4.22，4.23，4.27，5.6），Mosby, Inc.（図5.16），NRC Research Press（図2.23），The Orthopaedic Research Society（図2.17，2.25，3.26），The Society for In Vitro Biology（図5.9），Springer-Verlag, Heidelberg（図2.2，2.6，2.7，2.12，2.27），Springer-Verlag, Tokyo, Inc.（図3.20，3.24，3.25），Walter de Gruyter & Co. Publishers（図2.33），Wiley-Liss, Inc.（図5.17），(財)金原一郎記念医学医療振興財団（図5.11）の許可を得て掲載されている．また，図4.12については，National Academy of Sciences, USAと著者の許可を得ている．

目　　次

1. はじめに

1.1　生体のリモデリングと力学的アプローチ ……………………………………………… 1
1.2　力学的適応性と階層性 …………………………………………………………………… 1
1.3　新たなアプローチの可能性 ……………………………………………………………… 2
1.4　リモデリングのバイオメカニクス研究への期待 ……………………………………… 3

2. 骨のリモデリングのバイオメカニクス

2.1　はじめに …………………………………………………………………………………… 5
2.2　骨の構造と力学的最適性 ………………………………………………………………… 6
　2.2.1　骨の構造 ……………………………………………………………………………… 6
　2.2.2　力学的最適性 ………………………………………………………………………… 7
2.3　骨のリモデリングの基本的現象 ………………………………………………………… 10
　2.3.1　エンベロープとリモデリング単位 ………………………………………………… 10
　2.3.2　リモデリング回転 …………………………………………………………………… 12
　2.3.3　巨視的な力学的適応 ………………………………………………………………… 14
2.4　組織レベルのリモデリング応答（*in vivo* 実験） …………………………………… 16
　2.4.1　除負荷・過負荷に対する応答 ……………………………………………………… 16
　2.4.2　定量的な力学的刺激に対する応答 ………………………………………………… 19
　2.4.3　動的繰返し刺激に対する応答 ……………………………………………………… 20
　2.4.4　海綿骨のリモデリング応答 ………………………………………………………… 22
　2.4.5　リモデリングの力学的制御因子 …………………………………………………… 24
2.5　細胞レベルの力学的刺激応答（*in vitro* 実験） ……………………………………… 25
　2.5.1　静水圧刺激に対する応答 …………………………………………………………… 25
　2.5.2　流れによるせん断応力に対する応答 ……………………………………………… 28
　2.5.3　基質の変形に対する応答 …………………………………………………………… 30
　2.5.4　力学的刺激伝達メカニズムの要素 ………………………………………………… 32

2.6 数理モデルとシミュレーション ……………………………………… 36
  2.6.1 定性的・直感的モデル ……………………………………… 37
  2.6.2 表面リモデリングと内部リモデリング ……………………… 38
  2.6.3 骨梁構造を考慮したリモデリング …………………………… 41
  2.6.4 骨梁リモデリング ……………………………………………… 43
  2.6.5 ま と め ………………………………………………………… 45

3. 力学的負荷に対する腱・靱帯の機能的適応

3.1 は じ め に ……………………………………………………………… 48
3.2 腱・靱帯の組成と組織 ………………………………………………… 48
  3.2.1 腱 と 靱 帯 ……………………………………………………… 48
  3.2.2 組 成 と 組 織 …………………………………………………… 49
3.3 成長と加齢にともなう力学的性質の変化と適応 …………………… 52
3.4 除荷・負荷軽減と再負荷の効果 ……………………………………… 53
  3.4.1 下 肢 固 定 ……………………………………………………… 53
  3.4.2 下肢固定解除による再負荷 …………………………………… 56
  3.4.3 実験的ストレスシールド（応力遮蔽）……………………… 57
  3.4.4 ストレスシールド法による除荷，負荷軽減後の再負荷 …… 64
3.5 過 負 荷 の 効 果 ………………………………………………………… 65
  3.5.1 運動負荷の効果 ………………………………………………… 65
  3.5.2 実 験 的 過 負 荷 ………………………………………………… 67
3.6 培養組織の負荷に対する反応 ………………………………………… 71
3.7 移植腱・靱帯に対する負荷効果 ……………………………………… 74
  3.7.1 移植膝蓋腱の生物学的反応 …………………………………… 75
  3.7.2 移植腱の力学的性質 …………………………………………… 76
  3.7.3 移植腱・靱帯の再構築に関する基礎研究 …………………… 78

4. 心臓・血管系のリモデリング

4.1 は じ め に ……………………………………………………………… 84
4.2 心臓と血管壁の構造と組成 …………………………………………… 84
  4.2.1 血 液 循 環 系 …………………………………………………… 84
  4.2.2 心筋の構造と組成 ……………………………………………… 86

| 4.2.3 動脈壁の構造と組成 …………………………………………………… 86
| 4.2.4 静 脈 壁 ……………………………………………………………… 87
| 4.3 動脈壁のスティフネスと弾性 ……………………………………………… 88
| 4.4 加齢にともなう動脈弾性の変化 …………………………………………… 89
| 4.5 血圧・血流変化に対する動脈壁の適応 …………………………………… 91
| 4.5.1 血圧変化に対する応答 ……………………………………………… 91
| 4.5.2 血流変化に対する応答 ……………………………………………… 109
| 4.5.3 今後に残された問題 ………………………………………………… 124
| 4.6 負荷に対する心臓の反応 …………………………………………………… 125

5. 力学的刺激に対する細胞の応答

  5.1 は じ め に ……………………………………………………………… 130
  5.2 細胞の構造と種類 …………………………………………………………… 131
       5.2.1 細胞の構造 …………………………………………………………… 131
       5.2.2 細胞の種類 …………………………………………………………… 134
  5.3 流れ刺激に対する細胞の応答 ……………………………………………… 135
       5.3.1 流れ刺激を与える方法 ……………………………………………… 136
       5.3.2 血管内皮細胞 ………………………………………………………… 137
       5.3.3 その他の細胞 ………………………………………………………… 146
  5.4 引張負荷に対する細胞の応答 ……………………………………………… 148
       5.4.1 培養細胞に引張負荷を与える方法 ………………………………… 148
       5.4.2 血管内皮細胞 ………………………………………………………… 150
       5.4.3 血管平滑筋細胞 ……………………………………………………… 156
       5.4.4 心筋細胞と筋細胞 …………………………………………………… 159
       5.4.5 線維芽細胞 …………………………………………………………… 161
       5.4.6 その他の細胞 ………………………………………………………… 162
  5.5 細胞の力学的特性 …………………………………………………………… 162
       5.5.1 局所的な力学的特性の計測法 ……………………………………… 163
       5.5.2 細胞全体の力学的特性の計測法 …………………………………… 165
       5.5.3 代表的な細胞の力学的特性 ………………………………………… 166

参 考 文 献 …………………………………………………………………………… 170
索   引 …………………………………………………………………………… 197

1 はじめに

1.1 生体のリモデリングと力学的アプローチ

　生体組織や器官の形態的変化は，大きく二つに分けて考えられる。一つは，胚（はい）からの発生の過程を経て形成された組織や器官が，成長（growth）することによって寸法的に増大し形づくられる過程であり，構築（モデリング：modeling）と呼ばれる。これに対して，一度形成された組織や器官が，代謝活動により吸収（resorption）・形成（formation）されることによって，あるいは，萎縮（atrophy）・肥大（hypertrophy）することによって，構造や特性を変化させる過程であり，再構築（リモデリング：remodeling）と呼ばれる[1)~12)]。

　一見すると平衡状態に見える場合であっても，生体組織はつねにリモデリングの過程にあり，恒常性（homeostasis）が保たれている。この状態から，組織のおかれた環境に変化が生じた場合，平衡状態が崩れてリモデリングが生じる。すなわち，リモデリングは，環境の変化に対する生体の構造や特性の変化としてとらえることができる。この変化の過程そのものが，環境の変化に対する適応（adaptation）の過程であり，その結果は，環境に適した組織や器官をつくり出す場合もあれば，逆に，病的なそれらをつくり出す場合もある。

　生体は，つねに内的にも外的にも力学的な負荷を受けており，リモデリングが組織レベルの応力やひずみなどによって大きく影響されることが知られている。この組織のリモデリングは，微視的には各種細胞の活動の結果である。そのため，細胞がどのように力学的環境の変化を感知しそれを自らの活動に反映させ，それらが組織や器官の形態変化にどのように結びついているのかが，大きな興味の対象となる。特に，生体組織の構造と機能の関連やリモデリングによるそれらの変化のしくみを明らかにするためには，力学的なアプローチが不可欠となる。

1.2 力学的適応性と階層性

　生体細胞・組織のリモデリングのバイオメカニクスは，力学的手法を用いて生体の構造と機能との関連を探るバイオメカニクスの中でも，生体を物質やエネルギー，情報の出入りをともなう開かれたシステムとしてとらえる点が，生体本来の

生きているがゆえの本質に迫るものであり，大変興味深い。通常の工業用材料などを対象とした力学とは大きく異なり，生体がつねに環境の変化に対して自らをリモデリングすることにより，構造や特性を変化させて機能的に適応する点が，サイエンスとしても工学としても大きな関心を呼ぶところである。これまで，旧来の方法をまずはそのまま適用し，実験的，理論的手法を駆使して，さまざまな生体のリモデリング現象が理解されてきた。しかしながら，生体のもつ不思議さや巧みさに比べると，未知な点が数多く残されており，まだまだ物足りなさを感じる。この生体の「力学的適応性」が，本書を貫く一つの鍵となっている。

　もう一つの重要な鍵は，生体のリモデリング現象の「力学的階層性」である。この階層構造は，リモデリング現象のメカニズム解明に対するアプローチを複雑にするが，その階層性から生み出されるシステムとしての多様なふるまいは，非常に興味のあるところである。マクロには，力学的環境の変化が，組織レベルの構造や特性の変化として観察されてきた。またミクロには，その要素過程の一つとして，細胞の力学的刺激に対する応答について，特に最近になって多くの研究が行われるようになってきた。さらに，細胞内部の構造と機能に対しても力学システムの存在を考慮した解析の重要性が指摘され始めている。力学的な刺激に対する応答としての細胞内ダイナミクスは，分子生物学的手法を駆使したシグナリングカスケードの解析によって，一歩ずつ明らかにされつつある。しかしながら，そのダイナミクスは，細胞内の構造と関連したシグナルの局在化や生化学的な場と密接に関連しており，このことは，細胞内におけるさまざまな力学場の存在とその重要性を示唆する。本書では，これらの細胞内システムに関して詳細に触れることはできないが，組織レベルのリモデリング現象と力学的環境との関係がどこまで明らかにされ，それらが，細胞レベルの力学的刺激応答とどのように関連しているかについて，その導入を与えるものである。

1.3 新たなアプローチの可能性

　新しいアプローチがつねに望まれている。一つは，システムとしてとらえる方法であろう。必ずしも新しい概念ではないが，生体のリモデリング現象をとらえるうえでは非常に重要である。さまざまな現象を複雑な系としてとらえる場合に必ず議論されるように，還元論の行く末には，システムを構成する要素の組合せとその経路の複雑性による数の爆発状態が予想される。生体に対するアプローチも，その方法論としては，分子生物学の発展により，急激に複雑さを増している。「システムとしてとらえる」と一言で言うと簡単であるが，そのアプローチの方法は，なお模索中の段階である。例えば，階層を下り細胞に目をやると，これを構成する細胞膜や細胞骨格，接着因子などの要素が，力の作用のもとで動的な平衡状態を保ちながらシステムとして適応的に変化する複雑なメカニズムが存在することは，非常に注

目されるところである．タンパク分子同士の相互作用を一つ一つ解き明かす分析的な手法もアプローチの一つであるが，力学を基礎として，それらが生み出す場とさまざまな因子の局在化メカニズムとの関係を解析し，細胞レベルのリモデリング現象を明らかにしていくことは，バイオメカニクスの向かうべき一つの方向であると考えられる．この点で，本書が生体のリモデリングのバイオメカニクスにおける今後の方向性を示唆するものであることを期待する．

　新しい方法論の枠組みの中に，新しい数理体系が必要であるかもしれない．力学原理の拡張として生体のさまざまな現象を記述できるとの考え方もあるが，そのシステムとしての複雑性は，先に述べたように，階層性を生み出し，時空間的取扱いを困難にする．したがって，新しい数理の枠組みが必要であると考えられる．また，その複雑性を人間の手から開放し，自由に解析するコンピュータシミュレーションも一つの道である．コンピュータを用いたシミュレーション技術の発展は目覚しく，マクロな組織レベルからミクロな細胞レベル，さらには，分子レベルの力学現象や細胞システムのふるまいの解析に至るまで，この手法がますます不可欠になっていくであろう．

　眼前の現象をいかに観察し，理解し，解釈し，それらをメカニズムの解明に役立てるのかが大切である．それは当然，新しい観察手法や計測技術が開発されることによって，さらに見えないものが見え，気がつかないことに気づき始めるのかもしれない．それでもなお，リモデリング現象の不思議さに比べると，発展の余地が多々あると考えられ，それに向かって一歩ずつ歩み寄ることが重要である．いずれにしても，生体のリモデリング現象は，長年の複雑な適応過程を経てつくり出されたシステムのふるまいであり，物質としてとらえるのか，エネルギーとしてとらえるのか，あるいは情報としてとらえるのかなど，切り口や見方は異なるが，その先に新しい方法論が待ち望まれているような気がしてならない．

1.4　リモデリングのバイオメカニクス研究への期待

　リモデリングによる適応の結果として，「何かしら上手くできている」，「力学的に適したようにできている」，あるいは「環境の変化に対して柔軟に適応する」というのが，表面的な現象論的見方であったとして，さらに，それらのしくみが一つ一つ明らかになってきたとしてもなお，生体の「リモデリングによる機能的適応」の考え方は，やはり，興味深く広がりのある概念である．工学におけるさまざまな分野においても，生体に学ぶところは大きい．構造最適設計，適応構造物，スマートマテリアル，あるいは自律分散的な制御方法など，これまでに発展してきたさまざまな工学的概念の根本に貫かれた生体のもつ概念が，「リモデリングによる機能的適応」であり，今後もますますバイオメカニクスの中心的課題として，広がりをもちながら探求が増していくものと言える．

1. はじめに

　本書は，生体細胞・組織のリモデリングによる機能的適応現象に関するこれまでのバイオメカニクス研究をまとめたものである．力学的な機能を有する組織の例として，骨，腱(けん)・靱帯(じんたい)，および心臓・血管系の組織のリモデリングによる適応を取り上げ，さらに，力学的刺激に対する各種細胞の応答に関するこれまでの研究と今後の方向について述べる．生物のもつ巧みさと不思議さに触れながら，サイエンス的興味を抱くだけでなく，工学的視点から読んでも，個々のバックグラウンドとの重ね合わせによって，新たなアイディアが生み出されていくことが期待される．

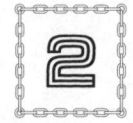

骨のリモデリングの
バイオメカニクス

2.1 はじめに

　骨は一見すると静的な組織に見えるが，実際には他の生体組織と同様に，つねに動的にリモデリング（remodeling）することによって内部構造や外部形状を変化させており，力学的な環境の変化に対して，機能的に適応する能力をもっている。生体組織の形態や構造と力学的機能との関連は，古くから人々の関心事の一つであり，少なくとも，さまざまな大きさの動物の骨の形が，体重の支持機能を果たすように決定されていると考えた Galileo Galilei（1564-1642）の 16 世紀まで遡ることができる[1]。Wolff[2~4]が，骨の形状や構造に対して力学的な解釈を与える仮説を提案し，Roux[5]が，力学的な機能に基づく骨のリモデリングによる適応能力に対して，「機能的適応（functional adaptation）」という考え方を提案したのは，すでに 100 年以上も前のことである。しかしながら，これらの仮説に示された考え方は，現在もなお，この分野の研究における最も重要な基礎を与え続けている。

　骨のリモデリングに関する初期の研究においては，動物を用いた *in vivo*（生体内）における実験的な検討が主であった。その後，計算機の発達にともない，数理モデル化と計算機シミュレーションの手法を駆使した研究が数多く行われるようになった。さらに，細胞培養技術の進歩により，細胞を用いた *in vitro*（生体外）における実験が盛んに行われるようになった。このような研究発展の流れの中において，同じ骨のリモデリング現象であっても，さまざまな実験・計測技術の進歩によって，巨視的な現象から微視的な現象へと，視点が拡大かつ詳細化されてきている。そして，骨のリモデリングによる機能的適応のメカニズムを探る研究は，今もなお，多くの新しい知見をもたらし続けている。

　骨のリモデリングの本質的なメカニズムは，細胞レベルにおける多数の複雑な生化学的過程により理解される。しかしながら，このような微視的なメカニズムが，スケールとして大きく異なる巨視的な骨のリモデリング現象に直接結び付くわけではない。そのため，微視的な視点に立つメカニズム解明のアプローチと，巨視的な視点から現象を掘り下げるアプローチの両者が重要となる。

　生体組織である骨の適応能力を力学的な観点から理解することは，バイオメカニクスの分野における最も重要な課題の一つであり，リモデリングのメカニズム探求

だけでなく，臨床医学や工学への応用が広く期待されている．例えば，骨の適応的なリモデリングが，骨折の治癒過程においてはうまくはたらく一方で，人工関節やインプラント等のゆるみの原因の一つとなることが知られている．そのため，社会の高齢化にともない，それらの適用年齢層が広がるにつれ，インプラント等の長期装着を目指すうえで，リモデリング現象そのものを深く理解し，それを制御することが，重要な課題の一つとなっている．さらに，骨の構造・形態の形成過程を理解し，そこに存在するかに見える力学的最適性を数理的に取り扱うことは，生体のもつ適応能力の原理的なメカニズムを示し，それを工学分野に応用する際の最も基本的なアプローチであり，力学構造や材料の設計・形成の観点からも，大変興味深い．

本章では，骨のリモデリングによる適応現象をバイオメカニクス的な観点からとらえ，現在に至る *in vivo* および *in vitro* の実験的研究，ならびにその数理モデルとシミュレーションに関する研究について述べる．

2.2 骨の構造と力学的最適性

2.2.1 骨 の 構 造

骨は，骨質，関節軟骨（articular cartilage），骨膜（periosteum），骨髄（marrow）の四つの基本組織，および神経，血管系等から構成されている．その中でも最も主要な骨質は，骨細胞（osteocyte）とそれを取りまく骨基質（bone matrix）からなる．この細胞外の骨基質部は，有機性成分と無機性成分の複合体からなり，骨の力学構造の基礎をなしている．骨基質の有機性成分のうちの約90％はコラーゲン（主にⅠ型）であり，残りはおもに，プロテオグリカン（デコリン，バイグリカン等）と糖タンパク質（オステオネクチン，フィブロネクチン，オステオポンチン等）などの非コラーゲン性タンパク質で構成されている．一方，無機性成分は，有機性基質にハイドロキシアパタイト（hydroxyapatite）を主とするリン酸カルシウムの結晶が沈着した（石灰化）組織から構成されている．

これらの基本的な成分構成は同じであるが，肉眼的に見られる構造の違いによって，骨は大きく皮質骨（cortical bone）と海綿骨（cancellous bone）に分けられる（図2.1）．これらは，それぞれ緻密骨（compact bone）と骨梁骨（trabecular bone）と呼ばれることもある．皮質骨は骨の外側に位置し，非常に硬く，多数の層板構造（lamella）からなる．毛細血管（capillary）や神経（nerve）は，図2.1(c)に示す骨単位（osteon）と呼ばれる同心円状の層板構造の中心にあるハバース管（Haversian canal）や，層板を貫くフォルクマン管（Volkman's canal）内に存在する．一方，海綿骨は，皮質骨に覆われた骨内部に存在し，図2.1(b)に示す梁状の骨梁（trabecula）が形成する網目構造からなり，その空隙部は，骨髄や血管で占められている．これら皮質骨と海綿骨の割合は，骨の各部位における機

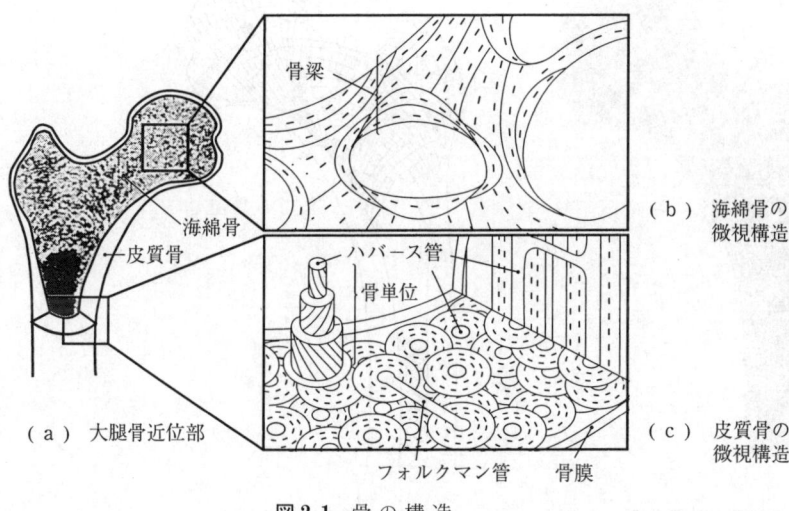

(a) 大腿骨近位部　(b) 海綿骨の微視構造　(c) 皮質骨の微視構造

図 2.1　骨の構造

能によって異なり，例えば大腿骨などの長骨の骨幹部においては，ほとんどが皮質骨であるのに対して，骨幹端部の関節近傍あるいは椎体内部では，海綿骨が多くを占めている。

2.2.2 力学的最適性

骨の構造や形状のもつ力学的最適性に関する考え方は，Wolff の仮説に代表される骨の構造に対する力学的解釈に始まる[6]。Meyer[7] が，海綿骨の力学的な重要性を示すために例示した大腿骨近位部における実際の骨梁構造（**図 2.2(a)**）と，その構造に対して Culmann が図式静力学（graphical statics）を用いて描いた主応力線（図 2.2(b)）との類似性に着目し，Wolff[2] は，骨梁構造と主応力線との間に数学的な関連が存在すると考えた。これに基づいて，骨の外部形状や内部応力の変化に対して，骨がその外部形状や内部の骨梁構造を変化させるとする「骨の変形法則（law of bone transformation）」[†] を提案した[3]。Wolff の法則として知られるこの仮説の考え方は，骨の外形状や内部の応力状態が，いかなる外的あるいは内的要因によって変化しても，その構造変化はいつも同じルールに従って生じる，すなわち，骨の機能をもとに戻すように生じるという考えを示したものである。

この後，Roux[5] が提案した「機能的適応（functional adaptation）」の概念は，骨が外力等に対して機能的に適応する能力を有すると考え，その過程を機能的な刺激に対する定量的な自己調節メカニズムとしてとらえるものである。その結果とし

---

† "The law of bone remodelling is the law according to which alternations of the internal architecture, clearly observed and following mathematical rules, as well as secondary alternations of the external form of bones following the same mathematical rules, occur as a consequence of primary changes in the shape and stressing or in the stressing of the bones."

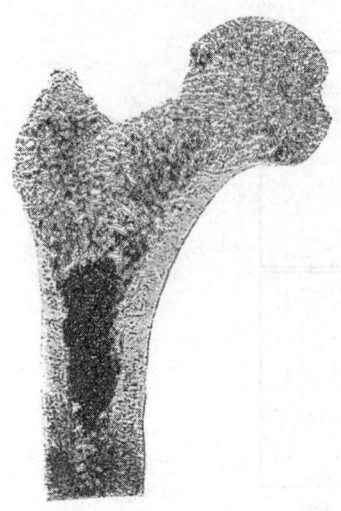 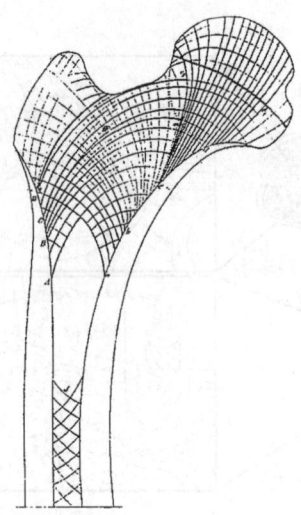

(a) 海綿骨の骨梁構造　　(b) 直交曲線網による骨梁パターンのスケッチ

図2.2 大腿骨近位部の構造〔Wolff, J. : The law of bone remodeling (Trans. Maquet P. and Furlong R.), Springer (1986)〕〔Günter Regling (Ed.) : Wolff's law and connective tissue regulation, Walter de Grüyter, Berlin (1992)〕

☕ コーヒーブレイク ☕

von Meyer, Culmann, Wolff の紹介[4),8),129)]

　1866年にZurichで開催されたSociety for Nature Researchの会議で，解剖学の教授であるHermann von Meyerは，"On the significance of bones as machine parts and the structure of cancellous bone" という講演を行った。Meyerは講演の中で，海綿骨構造の力学的な重要性を示すために，踵骨と大腿骨近位部の骨梁構造を例示した。同じくZurichにいた数学者であるCulmannが，Meyerの示した大腿骨の内部構造に数学的な重要性を見いだした。Culmannは，橋などの建築構造物の応力解析手法の一つである図式静力学（Graphical Statics）の生みの親であり，大腿骨近位部の骨梁パターンが，彼の設計したクレーンの構造と類似していることに気がついたのである。翌1867年，Meyerは，骨梁構造に関する著書の中で，Culmannによって見いだされた骨構造の新しい数学的解釈を紹介した。しかしながら，Meyerは，圧縮と引張の応力線間，あるいは外表面との直交性については，詳細な解析を行わなかったようである。
　その後，Wolffは，さまざまな骨の構造を調べ，1869年に，大腿骨近位部の海綿骨構造に存在する圧縮と引張りの応力線の解析に関する結果を発表した。さらに彼は，病的な骨の外形状変化にともなって引き起こされるひずみの変化によって，骨の内部構造が変化し，それが，正常な場合と同じルールに従って生じると考えた。そして1872年，彼は，逆に内部構造の変化が，その2次的な変化と

して外部形状の変化をも引き起こすと結論付けた．さらに，1884年，たとえあらかじめ何の外形状の変化がなくても，純粋に病的な形態変化が，同じルールに従った骨の内部構造変化と外形状変化を引き起こすとした．1884年4月24日に，ベルリンにおいて開催された第22回 Physical-Mathematical Class of the Royal Prussian Academy of Science において，彼の The Law of Bone Transformation の初版が発表され，その後，1892年に，彼の業績が，Academy からまとめて出版された．この Wolff によってまとめられた考え方（Wolffの法則）が，骨のリモデリングを理論的に考察し，病理学的に解釈する研究の第1歩であったと考えてもよいだろう．

Hermann von Meyer（1815–1892）はドイツ Frankfurt/Main で生まれた．彼は，Heidelberg で医学の勉強を終え，1836年に Berlin Clinic へ出て，1837年に Johannes Müller の指導の下，博士号を取得した．3年後，Tübingen で組織学/生理学の講師となり，1844年，Zurich の Institute of Anatomy の教授となった．彼の仕事は，生理学，組織学，解剖学，病理解剖学と多岐にわたった．1866年に Zurich で開催された Society for Nature Research の会議で行った講演の中で，踵骨と大腿骨近位部の骨梁構造の力学的な重要性を示し，これがきっかけとなって，Culmann による主応力線図との数学的類似性の発見が導かれ，そして Wolff の仮説の芽生えとなったわけである．

Carl Culmann（1821–1881）は Bavarian Palatinate で生まれた．1841年に Karlsruhe Polytechnical School で工学を修め，鉄道エンジニアとなった．1849年から約2年間，英国，アイルランド，米国に留学して橋梁構造の研究を行った．1852年にドイツへ戻り，鉄道エンジニアを続けた後，1855年，スイスに新しくできた Swiss Polytechnical School の Theory of Structure の教授になった．そこでは，構造物の解析を行う際の図解的な手法の重要性を強く教え，1866年に"図式静力学"と呼ばれる構造解析の図解法を提案した．1875年にその第1版が発表されている．その中では，例えば梁の任意の点における応力の図解法や，主応力方向から描かれる応力線が議論されている．

Julius Wolff（1836–1902）は Friedland (Mark Bandenburg) で生まれた．1855年から1860年までベルリン大学で医学を学び，1860年に Bernhard von Langenbeck（1810–1887）の指導の下，博士号（Medicine and Surgery）を取得した．学位のタイトルは，"De Artificiale Ossium Productione in Animalibus" であった．1861年，von Langenbeck の下で外科講師となった．1882年，彼は整形外科研究所を設立し，1884年に教授となった．そこで講義をする傍ら，University Institute of Orthopaedics の1894年設立を目指した．そして1892年，彼のライフワークである "The Law of Bone Transformation" を出版した．

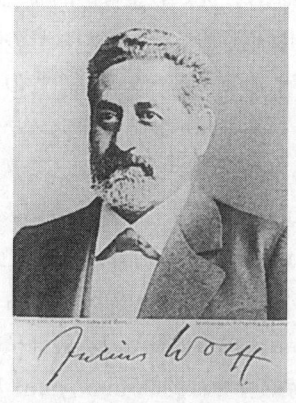

〔Günter Regling (Ed.)：Wolff's law and connective tissue regulation, Walter de Grüyter, Berlin (1992)〕

て形成される骨の構造に対して，Roux は Wolff の仮説の説明を試み，「最小材料・最大強度説」[†]として知られる仮説を示した。これは，最小の材料とエネルギーを用いて最大の機能を実現するように，すなわち，外力に対して最小の材料で最大の強度を実現するように骨の構造がつくられていると考えるものである。

このような力学的負荷と骨梁構造との関係は，詳細な骨内部構造のX線撮影像が得られるようになってから，臨床においても活用されるようになった。例えばSingh ら[9]は，大腿骨頭部のX線撮影像から得られる骨梁パターンを分類し，骨粗鬆症診断の指標として用いようと試みている。また，骨にひずみゲージをはり付けることができるようになり，Lanyon[10]は，海綿骨の骨梁構造と応力・ひずみの主方向との関連を実験的に検討するために，羊の踵骨にロゼット型ひずみゲージをはり，歩行および速足の際に生じるひずみを生体内で計測し，その主方向とX線撮影像で得られる骨梁パターンとの比較を行っている。その結果，体重の支持による負荷が最大のときに，主ひずみの方向が，骨梁方向とほぼ一致することを示した。このように，Wolff の仮説は，骨構造の力学的最適性の議論において取り上げられる最も重要な概念の一つとなっている。

2.3 骨のリモデリングの基本的現象

2.3.1 エンベロープとリモデリング単位

骨の形態的変化は，成長（growth）にともなう寸法的増大，すなわちモデリング（構築：modeling）と，すでに形成された骨がその一部を吸収（resorption）し，新たに形成（formation）するリモデリング（再構築：remodeling）とに大別される。リモデリング現象のタイムスケールが，数週間から数か月間に及ぶことから，骨の巨視的な構造は，見かけ上は静的な平衡状態にあるように見える。しかしながら，骨を微視的に観察すると，つねに骨の吸収と形成のカップルした活動が繰り広げられている。このリモデリングは，骨の力学的な構造と機能を維持するだけでなく，カルシウム代謝等のホメオスタシスを保つ重要な役割も果たしている。

骨の各細胞によるリモデリング活動は，骨膜面（periosteum，皮質骨の外面），骨内膜面（endosteum，皮質骨内膜面と骨梁表面），およびハバース管内表面などのエンベロープ（envelope）[11]と呼ばれる各表面において行われる。皮質骨は，**表 2.1** に示すように，骨全体の質量の約 80% を占めるが，リモデリングの行われるエンベロープを考えると，単位体積当りの表面積が，皮質骨では約 $2.5\,\mathrm{mm^2/mm^3}$ であるのに対して，海綿骨では約 $20\,\mathrm{mm^2/mm^3}$ と大きい[12]。そのために，単位体積

[†] "There exists a group of very fine appropriate structural formations which could not result from selection alone. ⋯⋯ This is the structure of cancellous bone corresponding to the static pressure lines, which enables bone to resist external forces with a minimum material consumption."

表2.1 皮質骨と海綿骨の形態量特性〔Eriksen, E.F., Axelrod, D.W. and Melsen, F.: Bone Histomorphometry, Raven Press, New York (1994)〕

		皮質骨	海綿骨
骨の体積割合	〔%〕	80	20
代謝回転の割合	〔%〕	50	50
体積分率	〔mm³/mm³〕	0.95	0.20
表面積/体積比	〔mm²/mm³〕	2.5	20
総組織体積	〔mm³〕	1.4×10^6	0.35×10^6
総内部表面積	〔mm²〕	3.5×10^6	7.0×10^6
BSUの長さ	〔mm〕	2.5	1.0
BSUの総数		21×10^6	14×10^6
吸収表面積の割合	〔%〕	2	4
形成表面積の割合	〔%〕	8	16
休止表面積の割合	〔%〕	90	80

BSU=basic structural unit（リモデリングによって形成された骨構造の単位）

当りで考えると，代謝は海綿骨のほうがより活発であり，全体としては，両骨の間で同程度の代謝活動が行われていると見積もられる。

このようなエンベロープにおいて行われるリモデリングの単位は，リモデリングを担う骨の細胞群と新たに形成された骨をあわせて，リモデリングの機能的な単位を表すものとして basic multicellular unit (BMU)，あるいは bone remodeling unit (BRU) と呼ばれる。また，リモデリングによって新たに形成された骨構造の単位は，basic structural unit (BSU) と呼ばれる。

皮質骨の骨単位内のハバース管内表面および骨梁表面上における，リモデリングによる骨の吸収・形成過程の概略を，図2.3にそれぞれ示す。皮質骨のBRUは，長さ約400μm，幅約200μmで，例えばイヌの場合には，40μm/day程度のスピードで皮質骨の長軸方向に移動していくと考えられている[14]。個々のBRUは，図2.3(a)に示すように，破骨細胞が"Cutting Cone"を形成しながら孔を空けて進み，その後方に，骨芽細胞が"Closing Cone"と呼ばれる新しい骨を形成して進んでいく。このようにして，円柱の中央にハバース管を含む同心円状に形成された層構造，すなわち骨単位ができ上がる。一方海綿骨は，柱状，板状，梁状の骨梁から形成されており，それらの厚さは50μmから400μm程度である。海綿骨のリモデリングは，骨梁の表面で起こり，図2.3(b)に示すように，BRUはちょうど皮質骨の"Cone"を半分に切ったような形をしており，幅は約300μm，長さはその数倍になる。

骨の断面を顕微鏡で観察すると，皮質骨の骨単位および海綿骨の骨梁ともに，リモデリングの結果形成された層状の内部構造が観察される（図2.4）。各層においては，それぞれコラーゲン線維が特定の方向に配向していることが知られており[15]，結果として骨基質の力学特性が異方性をもつことになる。しかしながら，この線維構造の配列がどのようにして形成されるかについて，十分には明らかではな

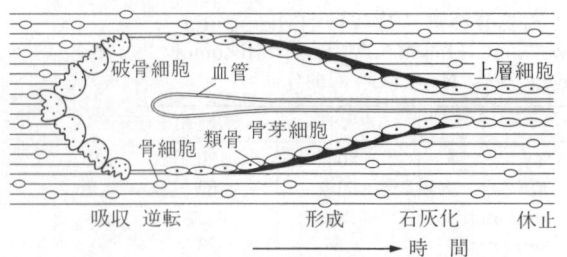

(a) 皮質骨の骨単位のリモデリング

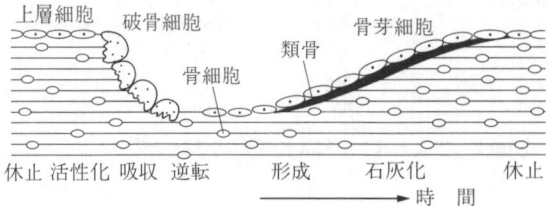

(b) 海綿骨の骨梁のリモデリング

図2.3 骨のリモデリング過程〔Parfitt, A.M.: Osteonal and hemi-osteonal remodeling: The spatial and temporal framework for signal traffic in adult human bone, J. Cell. Biochem., 55, pp. 273–286 (1994)〕

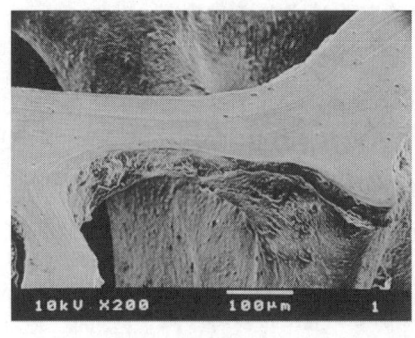

(a) 縦断面　　　　　　　(b) 横断面

図2.4 骨梁内部の微視構造（走査型電子顕微鏡像）

い。近年では，微小圧子を用いた硬さ試験によって，直接的に各層の力学特性を計測することが可能となりつつある[16]。

2.3.2 リモデリング回転

骨組織内に存在する細胞は，図2.3に示すように，上層細胞（bone lining cell），破骨細胞（osteoclast），骨芽細胞（osteoblast），および骨細胞（osteocyte）の4種類に区別され，それぞれが骨の形成・維持のためのリモデリングに大きな役割を果たしている。これらのうち，骨基質内に存在する骨細胞を除く三つの細胞は，エンベロープ，すなわち各種骨表面上に存在する。

造血幹細胞に由来する破骨細胞は，骨吸収を担う細胞であり，直径20〜100 μmの多核細胞である．一方，間葉系の骨原性細胞に由来する骨芽細胞は，骨形成を担う細胞であり，骨形成の活発なエンベロープ上に存在し，おもに破骨細胞による骨吸収とカップリングして，I型コラーゲン（type-I collagen）をはじめとする骨基質成分を分泌することによって，類骨（osteoid）を形成する．その後，この類骨の石灰化（calcification）によって，骨基質が形成される．骨細胞は，骨芽細胞が自ら分泌した骨基質中に骨形成とともに埋め込まれたものである．このように，骨の吸収・形成からなるリモデリングは，上に述べた細胞の活動によるものであり，それぞれの活動の連鎖によって調整される複雑なメカニズムが存在すると考えられている．

　リモデリングの休止期（quiescence）にあるエンベロープ上には，上層細胞が存在する．骨のリモデリングは，まず，この上層細胞に覆われたエンベロープ休止面の活性化（activation）に始まる．破骨細胞の活性化のメカニズムには未知な点が多く，今もなお多くの研究が行われており，骨基質の構造変化，局所の細胞外液のイオン濃度変化，あるいはエンベロープ上の表面電荷の変化など，さまざまな因子が考えられている．さらに，それらの結果として関与する骨吸収因子の存在も示唆されている．これらの因子が，上層細胞を活性化された骨芽細胞へと変化させ，コラーゲンを主成分とする骨表面層がコラゲナーゼによって分解され，石灰化基質が露出する．一方，同因子は，骨髄中の造血幹細胞から前破骨細胞への分化を促す．この前破骨細胞は，活性箇所に移動して骨表面に付着し，複数が融合して多核の破骨細胞となり，石灰化基質の吸収が開始される．

　吸収過程が終了すると逆転（reversal）し，後破骨細胞と呼ばれる単核性の細胞が骨表面に出現し，セメント線（cement line）を形成する．その後，骨表面には未分化間葉系細胞に由来する骨芽細胞が付着し，類骨の形成が開始される．この過程では，骨基質中に存在する骨芽細胞への分化を促すと考えられる骨形成因子（BMP：bone morphogenetic protein）や，いくつかの増殖因子（TGF-β など）が，骨吸収によって発現し，骨形成を促すと考えられている．このような因子は，共役因子（coupling factor）と呼ばれ，骨吸収と骨形成をカップリングさせる役割を担うと考えられている．その後，類骨の形成から数日遅れて石灰化が生じる．骨芽細胞の一部は，骨形成とともに骨基質中に埋め込まれて骨細胞となり，残りは表面で偏平な上層細胞となる．そして，石灰化の終了後は再びもとの休止期になる．

　以上のような複雑な連鎖過程は，リモデリング回転（remodeling turnover）と呼ばれる．実際には，骨吸収をともなわない骨形成の可能性が示されており，さらに詳細なメカニズムの解明が行われているところである．さらに，このリモデリング回転のメカニズムに対して，力学的な因子の関与が重要であることが認められており[17]，いくつかの考え方が提案されている．例えば，骨基質の変形を骨細胞が感知するメカニズムとして，骨細胞自身の変形や，骨基質の変形に誘起される骨細管

(canaliculus) 内の電荷・物質の流れ，あるいはプロテオグリカンなどの細胞外基質（ECM：extracellular matrix）成分の変形などが考えられている[18]（図2.5）。さらに，Weinbaum ら[19]は，骨細管と骨細胞の突起との間隙の間質液（interstitial fluid）の流れが，骨基質の変形によって生じ，そのせん断応力が，細胞突起を介して細胞に力学的刺激として伝達されるとするメカニズムを提案している。

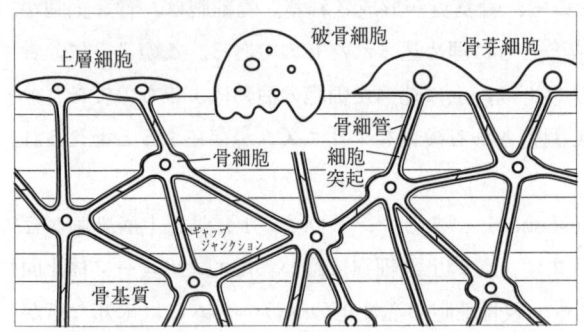

図2.5 骨の細胞と細胞間ネットワーク

2.3.3 巨視的な力学的適応

骨のリモデリングの基本的な現象は，骨梁や骨単位レベルの微視的な細胞活動によるものであることは，前述の通りである。しかしながら，そもそも骨のリモデリング現象が着目され始めた歴史は古く，肉眼で観察される巨視的な力学的適応現象がどのような因子によって制御されているのかについて，古くから臨床事例に基づくさまざまな仮説が提出され，思考実験が繰り返されてきた。

臨床において古くから観察されてきた骨のリモデリングによる適応現象は，骨を使わないと骨量が減少する現象（disuse osteoporosis）と曲がった骨が真直ぐになる現象（self-straightening）である[20]。前者は，長期間ベッドに横たわっている人の骨やギプス固定した骨で観察される現象であり，微小重力空間での長期滞在も同様の結果をもたらす。後者は，曲がった状態で骨折が治癒した場合，その後しだいに骨が真っすぐになっていく現象である。ここでは，この後者の現象に着目する。

最も初期に出された考え方は，図2.6（a）に示すように，応力やひずみの符号と関連付けるものである[20]。曲がった骨に軸力が作用した場合，凸側表面には引張りの，凹側表面には圧縮の応力（ひずみ）が生じる。これより，引張刺激が破骨細胞による吸収を，圧縮刺激が骨芽細胞による形成をもたらすと考えると，長幹骨はしだいに真っすぐになる。しかしながら，長幹骨は，通常内部に骨髄腔を有しており，図2.6（b）に示すように，中立軸を中心として曲げ応力（ひずみ）を考えた場合，内腔表面においても同様の考え方を適用すると，左側の皮質骨の内外表面は吸収され，右側の皮質骨は形成される。その結果として，図2.6（c）に示すように，実際の観察例とは異なる断面形状となってしまう。このような初期の議論が，「リモデリングは，引張りか圧縮か」という議論の発端であるようである。

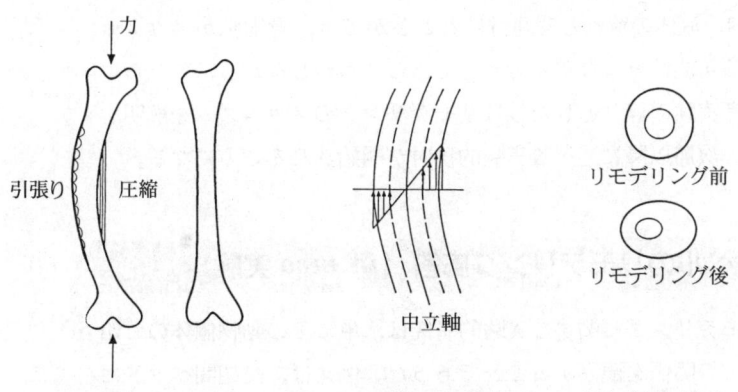

(a) 軸力を受ける長幹骨　(b) 骨髄腔を有する長骨骨幹部の曲げ応力分布　(c) 断面形状の変化

図2.6 曲がった長幹骨のリモデリング（思考実験1，引張り刺激が破骨細胞による骨吸収を，圧縮刺激が骨芽細胞による骨形成を促す場合）〔Martin, R.B. *et al.*：Skeletal Tissue Mechanics, Springer (1998)〕

　この矛盾を受けて，Frostは，Flexural Neutralization理論を提案した[21]。これは，骨の吸収と形成は，単に圧縮か引張りかによって決定されるのではなく，荷重が作用したときに，その表面の凹凸性の増減によって決まるとするものである。すなわち，骨表面の凸性が増加する場合は破骨細胞による吸収が，一方，凸性が減少する場合は骨芽細胞による形成が生じると考えた。この場合，長幹骨の外表面（骨膜面）と内腔面に同じ考え方を適用することで，曲がった骨が真直ぐになる現象が説明される。しかしながら，この思考実験に基づく考え方は，あくまでも現象論的な解釈であり，例えば，実際の骨は少し曲がっていることや，細胞がどのように骨表面の凹凸性を感知するのかなどの疑問に答えるものではない。

　その後，同じ現象を別の表現，例えば，応力勾配や電荷の流れによって生じる流動電位（streaming potential）の符号によって吸収と形成が決定付けられるとする考え方も提案されている（**図2.7**）。これらは，骨の内部に存在する骨細胞のネ

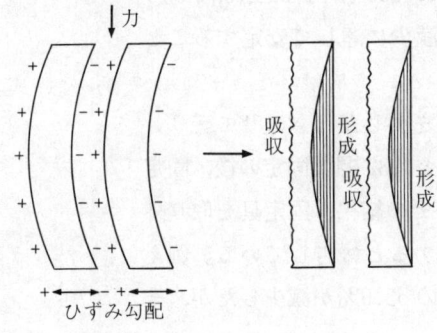

(a) 軸力の作用によって生じるひずみ勾配と流動電位　(b) リモデリングによる長幹骨の形状変化

図2.7 曲がった長幹骨のリモデリング（思考実験2，応力（ひずみ）勾配や流動電位の符号により骨の吸収と形成が決定付けられる場合）〔Martin, R.B. *et al.*：Skeletal Tissue Mechanics, Springer (1998)〕

ットワーク（図2.5）内の流体の流れと関連付けることができ，骨細胞がメカノセンサとして機能している可能性とつながる考え方である。しかしながら，これらのような仮説の提案と思考実験の繰り返しだけはリモデリングのメカニズムを解明することは不可能であり，次節以降に述べる実験的検討が開始されることになる。

2.4 組織レベルのリモデリング応答（*in vivo* 実験）

　初期における骨のリモデリングに関する実験的研究は，単にその動物個体のおかれた力学的環境と構造との関係を観察することであった。例えば，長期間ベッドに横たわっている人や微小重力空間に長期滞在する宇宙飛行士では，骨中のカルシウム等ミネラル成分の含有量が減少することはよく知られている[22]。その後，骨のおかれた力学的環境を積極的に操作することによって，リモデリングと力学因子との関係を組織レベルで定量的に明らかにしようとする試みが行われ始めた。リモデリングに影響を与える力学因子としては，応力やひずみなどで評価される力学的刺激の大きさや符号，作用する方向やその分布，動的な速度や周波数，さらには作用する期間や回数，およびそれらの履歴などさまざまな因子が検討されてきた。以下では，歴史的な順に，骨のリモデリングに関してこれまで行われてきた，巨視的な組織レベルの *in vivo* における実験的研究について述べる。

2.4.1 除負荷・過負荷に対する応答

　まず，骨に作用する負荷そのものを取り除く，あるいは軽減することによって生じる骨のリモデリングが，実験的に検討された。Uhthoff ら[23] は，若い成熟ビーグル犬の片側前脚（forelimb）をギプス固定し，反対側の脚を対照群[†]として，固定に対する骨のリモデリング応答を検討した。前腕骨（humerus），橈骨（radius），尺骨（ulna）および第三中手骨（third metacarpal）の応答は，まず急速な骨の吸収によって，6週で骨量が初期の約16％減少し，つぎに反転を迎え，8週から12週で一度骨量は対照脚側と同程度まで回復する。その後，24週から32週までゆっくりと吸収が継続し，最終的には，初期の30～50％の減少に達して安定することを報告した（図2.8(a)）。

　さらに，Jaworski ら[24] は，固定した後，改めて固定を外したときのリモデリングによる骨の回復を観察し，60週間固定し続けた場合と，32週間固定の後，固定を外して28週間後の各骨の骨幹部断面積を計測した。その結果，固定具を取り外すことによって，一度減少した骨の断面積がほぼ回復すると報告している。例えば，第三中手骨に対して行った実験では，32週で骨量の53.6％が減少したが，そ

[†] 生体の実験では，結果に個体差や年齢差など種々の因子の影響が現れるので，同様な対象に対して，処置や操作を加えないグループである「対照群（control group）」からもデータを得て，本来の目的のための「実験群」と結果を比較するのが一般的である。

2.4 組織レベルのリモデリング応答 (*in vivo* 実験)

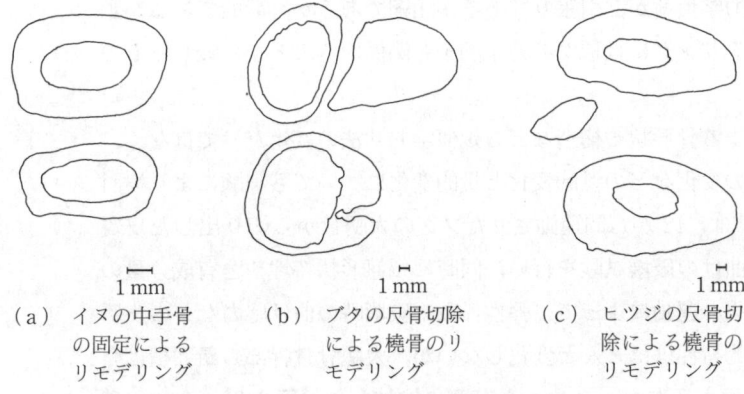

(a) イヌの中手骨
　の固定による
　リモデリング

(b) ブタの尺骨切除
　による橈骨のリ
　モデリング

(c) ヒツジの尺骨切
　除による橈骨の
　リモデリング

図 2.8 リモデリングによる皮質骨の断面形状の変化（上段，リモデリング前；下段，リモデリング後）〔Uhthoff, H.K. *et al.*: Bone loss in response to long-term immobilisation, J. Bone and Jt Surg., 60B, 3, pp. 420-429 (1978)〕〔Goodship, A.E. *et al.*: Functional adaptation of bone to increased stress: An experimental study, J. Bone Jt Surg., 61A, 4, pp. 539-546 (1979)〕〔Lanyon, L.E. *et al.*: Mechanically adaptive bone remodeling, J. Biomech., 15, 3, pp. 141-154 (1982)〕

の後 16.3% の減少まで回復したことを示している。これらのような負荷の軽減による骨の吸収は，荷重支持という力学的な機能が不要となったことによって生じた骨の適応的な応答を示すものである。

一方，力学的負荷を積極的に与える実験も数多く報告されている。Chamay ら[25]は，イヌの橈骨の一部を切除して尺骨に過負荷を与える実験を行い，尺骨に著しい骨成長が観察されたことを報告している。彼らは，①橈骨を部分的に切除することによって歩行による繰り返し負荷を尺骨に与える動的疲労実験，②同切除後，骨幹部に挿入したピンを介して尺骨に曲げ負荷を与える静的過負荷実験，および③一度尺骨に曲げを与えた後，もとに戻してギプス固定する実験を行った。これらの結果から，引張負荷は骨膜面の吸収と骨幹部の萎縮を，圧縮負荷は骨膜面および骨内膜面の肥大を引き起こし，さらに，静的な圧縮負荷は損傷部分の局所的な肥大を，および繰り返しの負荷は損傷欠損部分にまで広がる組織の肥大を引き起こすことを報告した。

また，Churches ら[26]は，若い成熟ヒツジの中手骨に対して，ピンを介して動的に変化する圧縮負荷を与えることによって，より定量的な負荷評価の可能な実験を行い，適応的なリモデリングによる骨断面積の増加を観察した。そして，例えば，28 日間の実験期間における骨断面積の増加が，8.8 MPa の圧縮応力に対して，最大で 17% に達したと報告している。

以上のような実験結果は，骨に作用する力学負荷とリモデリング応答としての組織の体積的変化を定量的に関連づけるものである。しかしながら，骨に作用する力学負荷とリモデリングとの巨視的関係が検討されているに過ぎず，局所的なリモデリング応答を考えるうえで重要となる局所的な力学的刺激の評価には至っていな

い。むしろ，作用する力学負荷が，引張りであるか圧縮であるか，静的であるか動的であるかなど，リモデリングには種々の力学因子が関係することを示唆したものである。

単にリモデリングによる骨形状や構造などの幾何学的寸法の変化だけではなく，力学的特性や組織組成の変化などの質的変化と量的変化についても実験により検討されている。Wooら[27]は，12か月間運動させたブタの大腿骨から切り出した皮質骨試験片に対して4点曲げの破壊試験を行い，同時に幾何形状特性や含有成分量の測定を行った。その結果，運動によって，弾性係数や破壊時の曲げ応力などの皮質骨の材料としての力学的特性はほとんど変化しないが，大腿骨骨幹部の断面積は有意に増加し，同時に断面主2次モーメントも有意に増加した（図2.9）。また，破壊時の最大荷重や最大エネルギー吸収量も増加した（図2.10(a)）。これらの結果

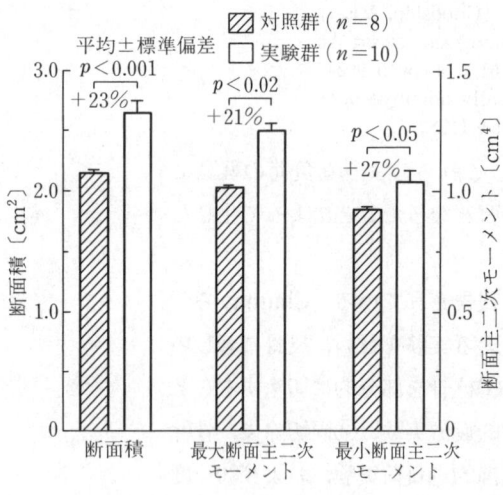

図2.9 運動によるブタ大腿骨のリモデリング（骨幹部断面積と断面主2次モーメントの変化）〔Woo, S.L.-Y. et al.: The effect of prolonged physical training on the properties of long bone: A study of Wolff's law, J. Bone Jt Surg., 63A, 5, pp. 780-787 (1980)〕

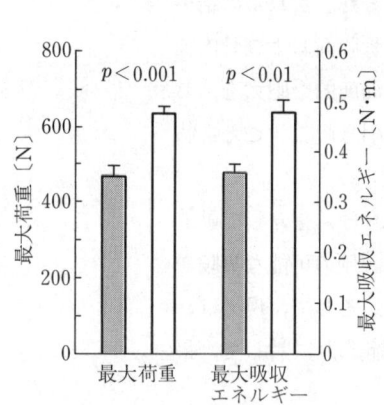

（a） 4点曲げ試験による破壊特性の変化

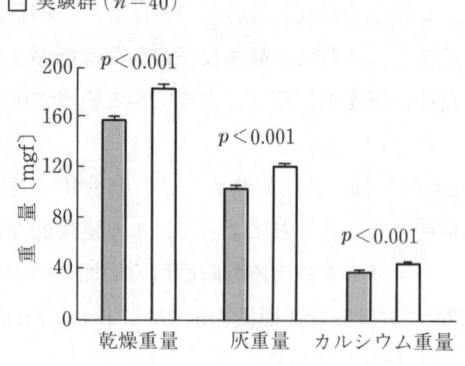

（b） 重量変化

図2.10 運動によるブタ大腿骨のリモデリング（骨幹部の4点曲げ特性と量的変化）〔Woo, S.L.-Y. et al.: The effect of prolonged physical training on the properties of long bone: A study of Wolff's law, J. Bone Jt Surg., 63A, 5, pp. 780-787 (1980)〕

は，運動によるリモデリングは，骨の質的な変化ではなくおもに量的な変化をもたらすことを示しており，このことは，図2.10(b)に示す乾燥重量，灰重量，およびカルシウム重量の増加からも理解できる。

2.4.2 定量的な力学的刺激に対する応答

ひずみゲージを生体内の骨表面に貼りつけることが可能となり，力学的負荷によって骨に生じるひずみが，定量的に計測されるようになった。そして，骨全体に作用する負荷だけでなく，より局所的なひずみ量とリモデリング量との関係を調べることが可能となった。

Goodshipら[28]は，ブタの橈骨骨幹部にひずみゲージを貼りつけ，歩行中に生じる圧縮ひずみを測定した。その後，尺骨を切除して，橈骨に過負荷を与える実験を行った。その結果，図2.8(b)に示すように，最大約2倍に増加したひずみによって，橈骨の断面積が，3か月後には，ほぼもとの橈骨と尺骨を合わせた断面積まで増加し，圧縮ひずみの値も正常値の1.2倍程度に減少したと報告している。

しかしながら，その後の報告[29]では，ヒツジの尺骨切除による橈骨のリモデリング実験で，リモデリング過程には，ひずみだけではなく，他の因子が影響を与える可能性を示している。すなわち，尺骨切除による橈骨のひずみの増加は，リモデリングによる断面積の増加を引き起こしたが，最も大きな骨断面積の増大の見られた面は，最も大きなひずみ値を示した引張り側ではなく，図2.8(c)に示すように，逆の圧縮側表面，すなわち尺骨が存在した側の表面であった。橈骨におけるこの適応応答は，失った尺骨を橈骨の断面積増加により補おうとする変化としてとらえることができる。この結果に基づき，リモデリングには，ひずみの大きさだけではなく，ひずみ分布の変化も何らかの役割を果たしているとの考えが提案された。

このことは，Rubinら[30]の行った雄鳥の尺骨に対する実験においても示されている。その実験では，正常状態で作用する曲げの主軸に対して90度方向に与えた曲げ負荷による骨幹部表面におけるひずみの大きさは，正常時のひずみの大きさと同じであるにもかかわらず，ひずみの分布が変化したことによって，骨幹部の断面積に変化が生じることを示している。このことから，ひずみなどの力学的刺激の分布もリモデリングにおいて重要な因子であることが示唆される。さらに，彼らは同じ実験モデルを用いて，力学負荷の回数の影響を検討した。力学負荷を作用させない場合は，骨塩量（bone mineral content）はしだいに減少するが，1日に4回だけ刺激を与えた場合には，実験期間の6週間にわたって，骨塩量が維持されることを示した（図2.11）。さらに，36回/日の刺激を与えた場合は，4週で約140%の急激な骨塩量増加を示した後，130%の増加で落ち着き，それ以上の負荷回数（36，360，1800回）の刺激を与えても，骨塩量の変化には差異がないことを示した。

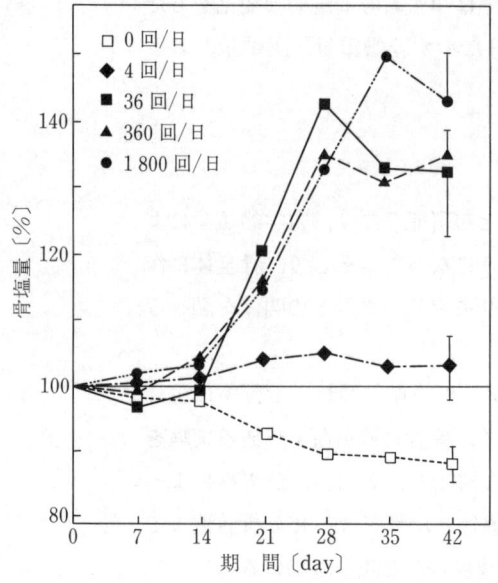

図 2.11 雄鳥の尺骨に対する繰返し力学負荷の回数/日とリモデリングによる骨塩量変化の関係〔Rubin, C.T. et al.: Regulation of bone formation by applied dynamic loads, J. Bone Jt Surg., 66A, 3, pp. 397-402 (1984)〕

2.4.3 動的繰返し刺激に対する応答

骨のリモデリングに影響を及ぼす因子として，単一の負荷ではなく，負荷が繰り返して作用する動的な刺激の影響がいくつか検討されている。Lanyonら[31]は，七面鳥の尺骨を用いた実験で，制御した静的，動的負荷に対する適応的リモデリングを観察し，ひずみの絶対値よりは，むしろひずみ速度が支配的な因子であると結論づけている。また，O'Connorら[32]は，ヒツジの橈骨・尺骨に，動的な圧縮と曲げの負荷を与え，骨のリモデリングに与えるひずみ速度の影響を調べている。その結果，皮質骨の表面におけるリモデリングには，ひずみ速度が大きく影響を与えるが，皮質骨内部の骨単位のリモデリングには，あまり影響を与えないとしている。これらの結果は，先に 2.4.1 項で示した Chamay ら[25] の報告等とも合致するものであり，負荷の動的変動が，リモデリングにおいて重要であることを示すものである。

このような動的な力学的刺激の影響が，その後さらに詳細に検討されている。例えば，Rubin ら[33]は，七面鳥の尺骨に，1日当り100回の負荷を1Hzで8週間与え，このときに生じるひずみの値を定量的に調整することで，その大きさとリモデリングとの関係を調べた。その結果，骨幹軸方向のひずみのピーク値が，1000μ ひずみ（0.1%ひずみ）より小さい場合には骨断面積は減少し，逆に大きい場合には骨断面積が増加した（**図 2.12**）。このようなひずみの値は，リモデリングによって骨を維持するために必要な機能的ひずみと考えられている。しかしながら，動物の種や骨の部位によって，この値は異なると考えられており，絶対的な値として定説が得られているわけではない。近年でも，例えば，ラットの尺骨に与える軸力の速度を変化させることによって（**図 2.13**），骨の適応的な形成に及ぼすひずみ速度の影響がさらに詳細に検討されている[34]。

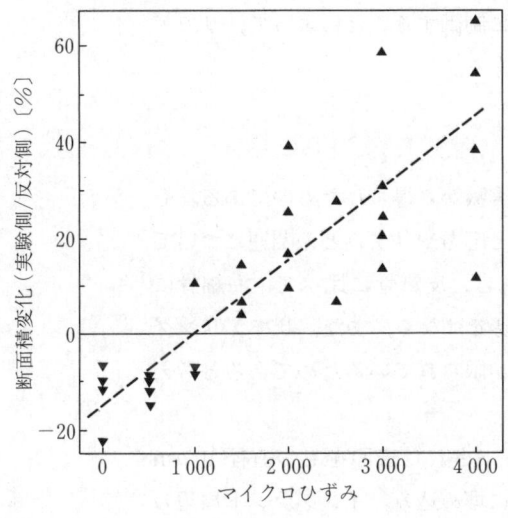

図2.12 七面鳥の尺骨に対する繰返しひずみ（1 Hz, 100回/day, 8 weeks）の大きさと骨幹部の断面積変化との関係〔Rubin, C.T. *et al.*: Regulation of bone formation by applied dynamic loads, J. Bone Jt Surg., 66A, 3, pp. 397-402 (1984)〕

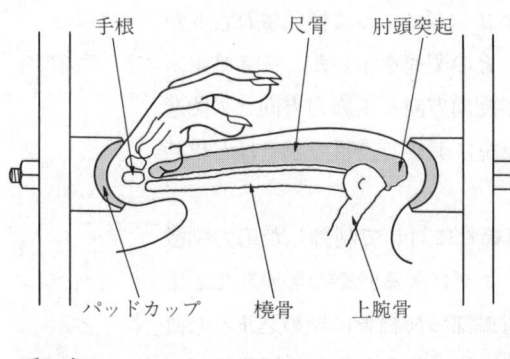

図2.13 ラット尺骨に対する力学刺激装置〔Mosley, J.R. *et al.*: Strain rate as a controlling influence on adaptive modeling in responce to dynamic loading of the ulna in growing male rats, Bone, 23, 4, pp. 313-318 (1998)〕

　リモデリング平衡状態の近傍には，力学的刺激に対する感度が非常に低い不感帯が存在し，力学的刺激がいき値を上回った場合には，リモデリングによる形成が，下回った場合には，リモデリングによる吸収が生じると考えられている。さらに，動的な力学的刺激と損傷の蓄積とを関連付ける検討も行われ，Burrら[35]は，イヌの橈骨に対する *in vivo* における疲労実験から，微視的な疲労亀裂の蓄積が，皮質骨のリモデリングを引き起こす可能性を指摘している。

　一方で，このような動的な力学的刺激の積極的な骨折治癒への応用が検討された。Goodshipら[36]は，ヒツジの脛骨の骨折を創外固定した場合に，微小な動的変位が治癒に影響を及ぼすことを示した。このことは，静的な荷重ではなく，動的な荷重が，より骨のリモデリングを促すことを示している。この結果を含めて，固定具そのものの影響についても検討が始められ，Burrら[37]は，ビーグル犬の尺骨の骨幹部を一部切除し，橈骨に過負荷を与えた場合と，骨切除後，プレートでブリッジ固定した場合との比較を行った。その結果，切除を行った骨では，6か月後に皮質骨組織の面積の増加と骨髄部分における海綿骨様組織の形成が見られ，逆にプレート固定した骨では，皮質骨組織の増加のみが観察されたことを報告している。こ

のような治癒を目的として，力学的刺激を人為的に制御することによって，リモデリングを促すことは，臨床医学的にも大変重要である．

2.4.4 海綿骨のリモデリング応答

以上の結果は，おもに皮質骨に対して行われた実験から得られたものである．その一方で，リモデリングによる海綿骨の形態変化と応力やひずみとの関連については，実験的に検討された報告例は数少ない．これは，皮質骨に比べて，海綿骨に *in vivo* で定量的な力学的刺激を与えることが容易ではなく，また，リモデリングによる海綿骨の構造や特性の変化をとらえる方法が限られているためであると考えられる．

Cheal ら[38)]は，スムーズな表面とポーラスコートされた表面をもつ直径 10 μm のステンレス球インプラントを小型ウマの膝蓋骨（しつがいこつ）に埋め込み，インプラント周辺の骨梁構造変化を定量的にとらえた．さらに，リモデリングによって形成された 6 か月後の骨梁形態と有限要素解析により得られる応力との関連を示した．その結果，リモデリングによる見かけの骨梁密度変化や，骨梁配向方向と主応力方向との関連は見いだされたものの，実際の現象は，Wolff の仮説によって説明できるほど単純なものではなかった．

そこで，Goldstein ら[39)] や Guldberg ら[40)] は，海綿骨に対して制御した応力刺激を *in vivo* で与える実験モデルを作成し，リモデリングによる骨梁の形態変化と応力との関係を詳細に検討した．イヌの大腿骨遠位骨端部の海綿骨に埋め込まれた直径 6 mm の円柱状圧盤（図 2.14）に，*in vivo* で繰返しの荷重を与え，圧盤近傍および圧盤直下の骨梁形態変化を観察した．そして，圧盤近傍では，その形やポーラスコートの位置に応じた特徴的な骨梁形態変化が観察された．さらに，圧盤直下では，圧縮方向への骨梁配向変化が確認され，リモデリングによる骨梁形態特徴量の変化が定量的に評価されている．

一方，Chambers ら[41)] は，ラットの第 7 および第 9 尾椎体（びついたい）にピンを挿入し，図 2.15 に示すように，両ピン間に荷重 150 N を与え，第 8 尾椎体の皮質骨部に約

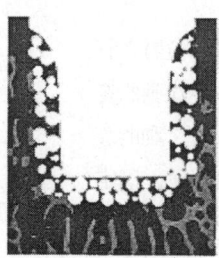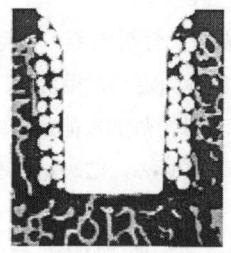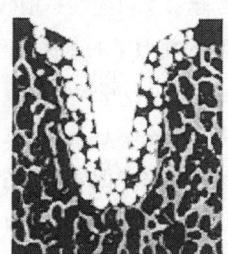

図 2.14　海綿骨の *in vivo* リモデリング実験（イヌ大腿骨遠位骨幹端の海綿骨内部に埋め込まれたポーラスコーティングされた圧子（3 種類の形状）に対して，外部から繰返し負荷を与え，近傍の海綿骨リモデリングを観察）〔Guldberg, R.E. *et al.* : Trabecular bone adaptation to variations in porous-coated implant topology, J. Biomech., 30, 2, pp. 147-153 (1997)〕

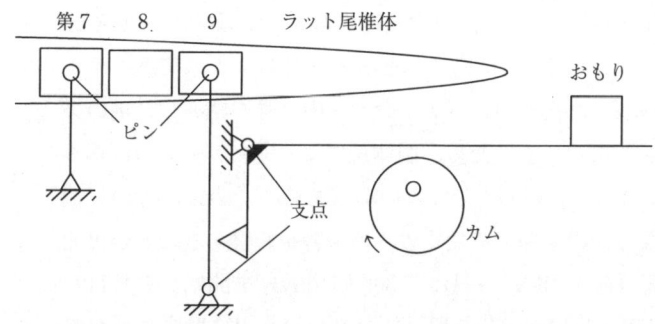

図 2.15 ラット尾椎体に対する繰返し力学刺激装置〔Chambers, T.J. *et al*.: Induction of bone formation in rat tail vertebrae by mechanical loading, Bone and Min., 20, pp. 167-178 (1993)〕

700μの圧縮ひずみ（0.5 Hz 台形波）を *in vivo* で与える実験系を作成した。これを用いて，荷重を1日だけ360回与えた場合，および1日当り36回を与え続けた場合に，9日後の骨形成速度が，無負荷群に対して，それぞれ4倍，30倍に増加したことを報告している。実験系が単純であり，リモデリングを観察する第8椎体に対しては非侵襲的であるために，力学的刺激以外の因子の影響を排除することができる点が特徴的である。近年では，空間・時間的な mRNA 発現のパターンを *in situ*（自然位置）で追跡することが可能となり，より詳細なメカニズムの探求が進められている。例えば，同じ実験系で力学的刺激を受けた骨において，骨芽細胞の活動と密接に関係するインシュリン様増殖因子Ⅰ（IGF-I）の mRNA が，Ⅰ型コラーゲンやオステオカルシン（osteocalcin）の mRNA よりも早い時期に骨細胞に観察されることが報告されている[42]。

Guldberg ら[43]は，イヌの大腿骨遠位骨幹端と脛骨近位端に埋め込んだ円筒状チャンバー（**図 2.16**(a)）内に，まず8週間で骨の形成を誘導し，形成された骨構造に対して，水圧で駆動されるピストンを用いて，繰返しの力学負荷を与える *in*

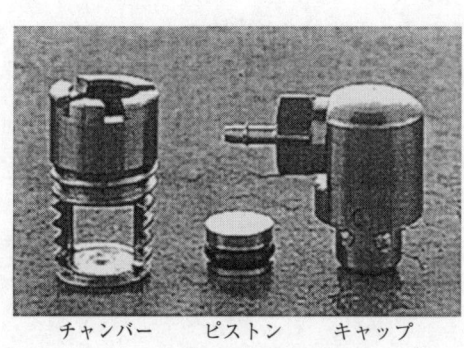

（a）骨チャンバー実験モデル

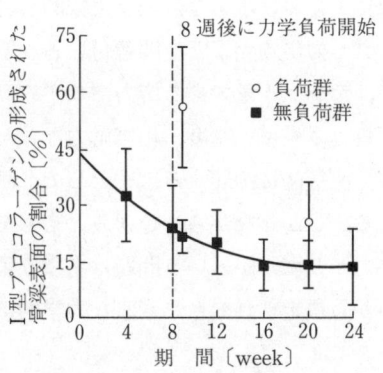

（b）力学負荷によるⅠ型プロコラーゲン形成の増加

図 2.16 骨チャンバーを用いた海綿骨の *in vivo* リモデリング実験〔Guldberg, R.E. *et al*.: Mechanical stimulation of tissue repair in the hydraulic bone chamber, J. Bone & Min. Res., 12, 8, pp. 1295-1302 (1997)〕

vivo 実験系を作成した。初期の骨形成の後，力学負荷を与えない場合は，リモデリングが活性化し，8～24週の間に層状骨梁構造へと改変される。この実験モデルでは，観察のために試料を採取した後，再び同チャンバー内に骨を誘導し，別の条件で再実験を行うことが可能である。そのため，個体差による実験データのばらつきを排除することができる。また，8週間十分な骨の形成を待つために，骨の欠損に対する治癒的な応答ではなく，力学環境の変化のみの影響を観察することが可能である。8週間後に力学負荷（荷重18 N，1 Hz，1 800回/day）を開始し，数日から最大12週間まで負荷を与え，X線 μCT を用いてチャンバー内に形成された骨梁構造の形態特徴量を計測した。その結果，骨梁厚さや連結性が力学負荷によって増加し，見かけの剛性が，負荷を与えない反対側の無負荷対照群に比べて，600%増加したことを報告している。さらに，力学負荷開始後の数日間で，図2.16（b）に示すように，骨梁表面における I 型プロコラーゲンの存在面積が有意に増加し，力学的刺激によって骨形成が促進されたことが示されている。このような，リモデリングによる骨梁構造変化の新たな定量的実験が，海綿骨リモデリングのより詳細なメカニズムの解明のために，今後ますます期待される。

2.4.5 リモデリングの力学的制御因子

以上のように，力学的リモデリングの組織レベルの実験的研究が，*in vivo* で盛んに行われるようになり，観察事実に基づくさまざまな知見として，リモデリングを制御する力学的な因子が，少しずつ明らかになってきた。しかしながら，骨の形態や構造が複雑であるために，直接観察可能な力学的な定量的データは，骨表面におけるひずみに限られ，実際に骨組織内部に生じる局所の応力やひずみと骨のリモデリングとを密接に関連付けるには至っていない。さらに，リモデリングに影響を与える因子には，ひずみや応力だけでなく，それらの速度や履歴などが考えられ，さまざまな試験条件下におけるより詳細な実験的検討が必要である。

骨のリモデリングと力学的因子とを関連付けようとするとき，その最も基本的なパラメータとして，テンソル量である応力やひずみ，あるいはそれらから定まるスカラ量であるひずみエネルギー密度，相当応力などがよく用いられる。現象論的には，リモデリングに直接的に関連する因子として，測定が可能であるひずみを用いるのが第一歩である。しかしながら，ひずみと応力を独立に考えることが不可能であることから，応力かひずみかという問題はあまり重要ではなく，それよりもむしろ，応力やひずみから決定されるさまざまな力学的刺激を総合的に評価することが重要となる。

これまでに知られているリモデリングの力学的制御因子にかかわる要素としては，ひずみや応力などの，①大きさ，②符号，③方向，④分布，⑤変化速度，⑥変化の周期，⑦作用期間，回数などがあげられ，これらの量がたがいに複雑に関連し合うことが予想される。そのため，組織レベルの実験からリモデリングに影響を与

える因子を特定することには限界があり，むしろさまざまに連関する因子から評価される力学的刺激量が，どのような因子に関連づけられて評価されるべきかについて検討されつつあるのが現状である．さらに，次節で述べる in vitro における細胞レベルでの実験が，直接的な検証の手段として有効となる．

2.5 細胞レベルの力学的刺激応答（*in vitro* 実験）

骨のリモデリングが，一連の細胞活動により行われることを考えると，リモデリングによる骨の機能的適応のメカニズムを探るためには，力学的刺激に対する各細胞の応答を実験的に明らかにすることが重要となる．*in vivo* における実験は，生体内の現象を把握するうえで本質的であるが，力学的因子のほかにさまざまな生化学的因子が複雑に絡み合うために，メカニズムの要素となる個々の過程を明らかにすることは容易ではない．これに対して，*in vitro* における実験では，少数あるいは単一の因子や要素過程のみに着目することが比較的容易である．しかしながら，それらの相互作用から生み出される全体としてのふるまいが，要素過程の単純な組合せだけで理解されるわけではない．そのため，*in vivo* と *in vitro* のそれぞれの特性を生かした相補的な実験的アプローチが不可欠となる．

骨の細胞の力学的刺激に対する応答を探る実験は，1970年代後半ごろから始められ，細胞株（cell line）の樹立と動物個体からの単離技術の進歩によって発展してきた．骨芽細胞の樹立細胞株には，マウスの頭蓋骨由来のMC3T3-E1[44]，ラット骨肉腫由来のROS 17/2.8[45] などがあり，骨細胞には，マウス長骨由来のMLO-Y4がある[46]．一方，細胞の単離方法としては，新生マウスの頭蓋骨[47]，あるいはラット大腿骨骨髄[48] からの骨芽細胞様細胞，鶏胚頭蓋骨からの骨細胞[49] や破骨細胞様細胞の単離方法[50] などが確立されている．このような細胞を用いた培養実験技術の向上とさまざまな実験装置の開発[51] によって，骨の細胞の力学的刺激に対する応答が明らかにされてきた．

細胞に対する力学的刺激としては，静水圧，流れによるせん断応力，および基質の変形の三つが主であり，以下にそれらの実験について順に述べる．

2.5.1 静水圧刺激に対する応答

培養実験システム内の気相を加圧することによって，細胞に静水圧（hydrostatic pressure）の力学的刺激を与える実験系がある．この系では，比較的容易に力学的刺激を細胞に与えることが可能であるが，細胞に生じる変形やひずみを定量的に評価することは容易ではない．

〔1〕 軟骨細胞

Rodan ら[52] は，鶏から単離した軟骨細胞（chondrocyte）に 5.9 kPa の静水圧を15分間連続負荷すると，増殖層由来の細胞では cAMP が減少し，cGMP が増

加したのに対して，肥大層由来の細胞では逆に，cGMP が減少したことを報告している。これは，単離した軟骨細胞の分化段階の相違によって，力学的刺激に対する応答が異なることを示している。さらに，Veldhuijzen ら[53]は，静的な圧力ではなく，最大 96 mmHg（12.8 kPa）の断続的な静水圧を軟骨細胞に与えた結果，細胞の応答が静水圧の大きさによって変化し，80 mmHg（10.7 kPa）が cAMP 応答の変化するいき値であることを示している。これらに対して，実際に軟骨が in vivo で受ける静水圧は，10～20 MPa にも達すると考えられており，Smith ら[54]は，ウシ由来の軟骨細胞に対して，10 MPa の断続的静水圧を与えた。その結果，断続的な静水圧刺激が，図 2.17 に示すように，アグリカン（aggrecan）や II 型コラーゲン（type-II collagen），グリコサミノグリカン（glycosaminoglycan）等の基質タンパク質の代謝活動に直接影響を与えることを報告している。

CTL：無負荷（対照群）
IHP：断続的静水圧負荷
CHP：連続的静水圧負荷

(a) アグリカンのコアタンパク質の mRNA レベル

(b) II 型プロコラーゲンの mRNA レベル

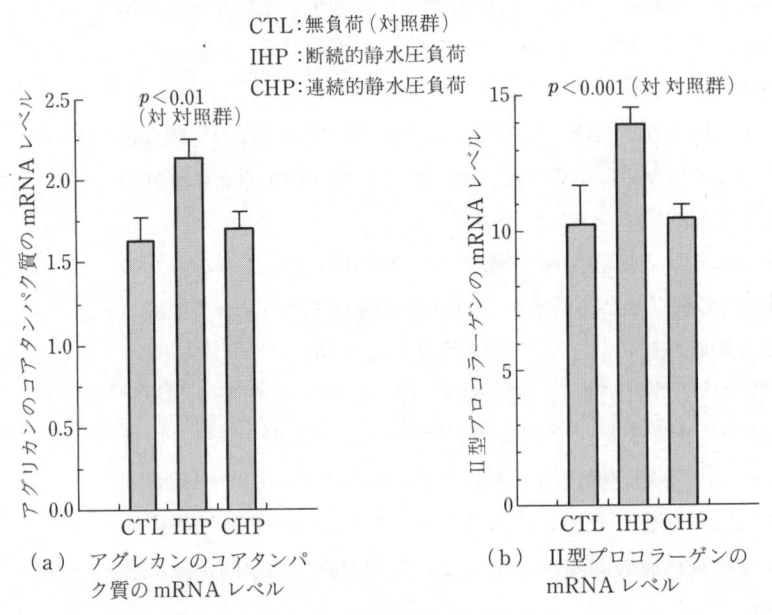

図 2.17 静水圧刺激に対する軟骨細胞の応答〔Smith, R.L. *et al.*: In vitro stimulation of articular chondrocyte mRNA and extracellular matrix synthesis by hydrostatic pressue, J. Orthop. Res., 14, pp. 53-60 (1996)〕

〔2〕 骨芽細胞

骨芽細胞様細胞 MC3T3-E1 に対して，3 atm（304 kPa）の静水圧を連続負荷した場合に，コラーゲンの合成とその石灰化が抑制され，破骨細胞に関連する PGE_2（prostaglandin E_2）の産生が促進されることが示された[55]。また，図 2.18 に示すように，静水圧刺激によって，アルカリホスファターゼ（AP：alkaline phosphatase）活性が抑制されるが，負荷を通常の 1 atm（101 kPa）に戻すと AP 活性レベルがすぐに通常値に戻ることから，静水圧に対する AP 活性変化は，可逆的な応答であることがわかる。さらに，断続的な静水圧刺激（13 kPa, 0.3 Hz）を与えた場合には，骨芽細胞の AP 活性が増加し，アクチン（actin）とコラーゲ

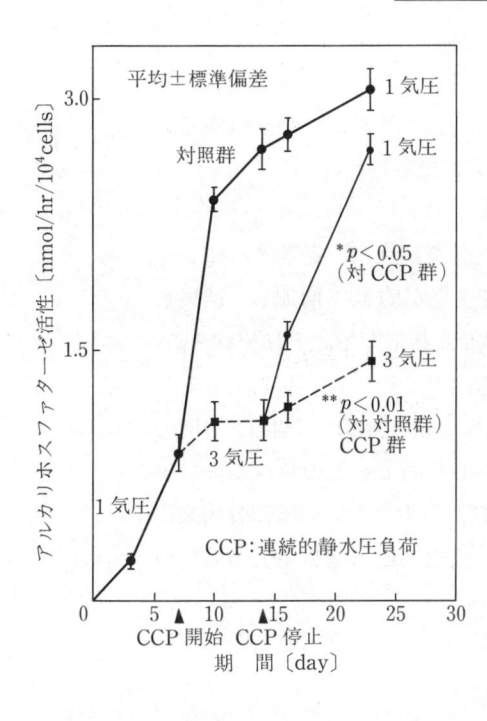

図2.18 骨芽細胞のアルカリホスファターゼ活性に及ぼす静水圧刺激の影響〔Ozawa, H. *et al.*: Effect of continuous applied compressive pressure on mouse osteoblasts-like cells (MC3T3-E1) in vitro, J. Cell Physiol., 142, 1, pp. 177-185 (1990)〕

ンのmRNA発現量が増加した。しかしながら，刺激を与えない対照群ではこれらがすべて低下したことから，分化した骨芽細胞の表現型を維持するためには，力学的な刺激が不可欠であることがわかる[56]。

〔3〕 破 骨 細 胞

骨吸収を担う破骨細胞に対する静水圧刺激の影響も検討されている。例えば，マウス骨髄の培養系に静水圧を連続負荷した場合，PGE_2の産生が促進されるだけでなく，多核の破骨細胞の前駆細胞と考えられるTRAP (tartrateresistant acid phophatase) のポジティブな単核の細胞の数が増加したことが報告されている[57]。一方で，マウス骨髄由来の破骨細胞に，断続的な静水圧刺激（13 kPa，0.3 Hz）を与えた場合，TRAPポジティブな細胞数が減少し，骨吸収が抑制されたことが報告されている[58]。この結果は，力学的刺激によって産生された骨吸収を抑制する何らかの因子が関与し，前駆細胞から破骨細胞への分化を抑制した可能性を示唆するものである。

〔4〕 骨 細 胞

Klein-Nulendら[59]は，鶏の胚頭蓋骨から単離した骨細胞と骨芽細胞に，変動する静水圧（13 kPa，0.3 Hz）と流れによるせん断応力（0.5 Pa，5 Hz）を与えた。その結果，静水圧負荷の場合には，骨細胞では6および24時間後，骨芽細胞では6時間後に有意なPGE_2の増加が確認されたが，流れによるせん断応力の影響のほうが，より顕著であることを示している。また，骨細胞のほうが骨芽細胞よりも両刺激に対する応答が明確に現れることを報告している。

2.5.2 流れによるせん断応力に対する応答

流れによるせん断応力（shear stress：ずり応力）を細胞に与える実験では，平行平板型チャンバー等を用いて培地を灌流する方法（図5.4参照）が一般的であり，流速と粘性係数から，細胞に作用するせん断応力が推定される。

〔1〕 骨芽細胞

Reichら[60]は，新生ラットの頭蓋骨から単離した骨芽細胞に，定常流れによるせん断応力を与えると，初期の5分間でPGE_2の産生量が約40%増加し，結果として60分間の平均産生速度は，0.6Paと2.4Paのせん断応力で，それぞれ9倍，20倍に増加したことを報告している。さらに，細胞内のイノシトール1,4,5-トリスリン酸（inositol 1,4,5-trisphosphate, IP_3）のレベルも増加し，初期の5分間で増加したレベルが，その後流れを停止すると，30〜60分間でもとのレベルまで戻ることが示されている。また，Klein-Nulendら[61]は，新生マウスの頭蓋骨由来の細胞に断続的な流れ刺激（0.7Pa，5Hz）を与えると，PGE_2（図2.19），PGI_2および$PGF_{2\alpha}$の産生量が増加したことを示している。

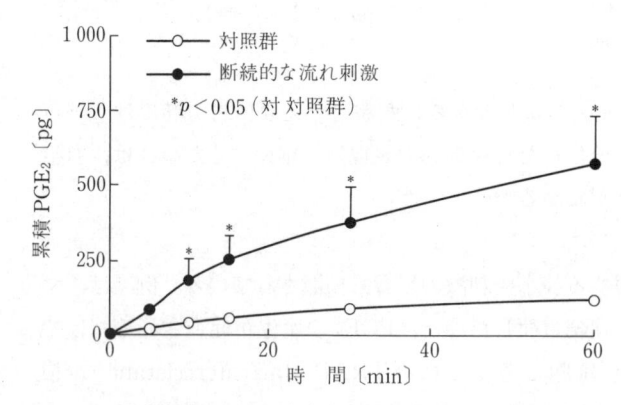

図2.19 骨芽細胞のPGE_2産生量に及ぼす流れせん断応力刺激の影響〔Klein-Nulend, J. *et al.*: Pulsating fluid flow stimulates prostaglandin release and inducible prostaglandin G/H synthase mRNA expression in primary mouse bone cells, J. Bone Min. Res., 12, 1, pp. 45-51 (1997)〕

さらに，Smaltら[62]は，ラット頭蓋骨および長骨から単離した骨芽細胞とMC3T3-E1等の株細胞に対して，0.1, 0.46および2.15Paの流れによるせん断応力を与えた場合に，細胞の一酸化窒素（図2.20）とPGE_2の産生量が，応力の増加とともに増加したことを報告している。これに対して，同細胞に大きさ500〜5000μで1Hzの変動ひずみを与えた場合には，それらの産生量に変化が見られないことから，骨芽細胞に対する力学的刺激としては，流れによるせん断応力が重要であるとしている。また，流れのパターンの重要性も指摘されており，従来の平行平板型チャンバーを用いた実験で与えられる定常流あるいはパルス状の変動流れに比べて，流れの方向が周期的に反転する振動流に対する骨芽細胞の挙動は，大きく異なることが示されている[63]。

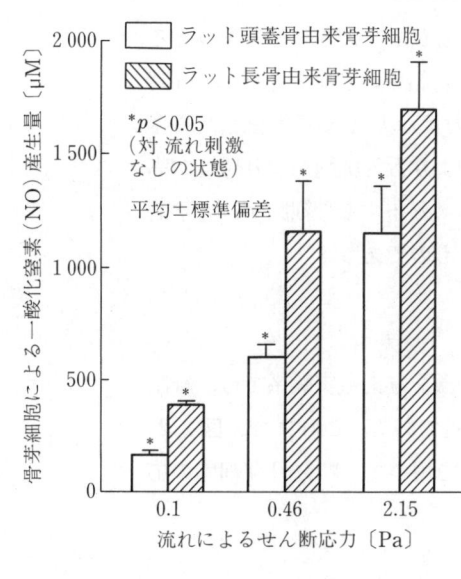

図 2.20 骨芽細胞の一酸化窒素産生量に及ぼす流れせん断応力の影響〔Smalt, R. et al.: Induction of NO and prostaglandin E$_2$ in osteoblasts by wall-shear stress but not mechanical strain, Am. J. Physiol. 273, 4, pp. E751-758 (1997)〕

以上のような流れを与える実験系とは異なり，4点曲げを用いた実験系において，基質の厚さと変形速度を変化させることによって，細胞に与えるひずみの大きさと流れによるせん断応力の大きさを独立に変化させる実験系がある[64]。この実験によって，基質の変形よりも，流れによるせん断応力のほうが，MC3T3-E1 細胞のオステオポンチン（OPN：osteopontin）の mRNA レベルを有意に増加させることを示している。しかしながら，この実験系では，せん断応力だけでなく圧力も変動し，さらに，平行平板型チャンバーを用いた実験系とは流れの様式が大きく異なるために，単純にこの結果を上述の他の実験結果と比較することはできない。この例のように，個々の力学的刺激を厳密に分離することは容易ではなく，新たな考え方に基づく実験系の確立が望まれる。

〔2〕骨　細　胞

骨の力学的刺激の感知・伝達機構，すなわち，メカノトランスダクション（mechanotransduction）の過程において，骨細胞が，力学的刺激のセンサーとして重要な役割を担っているとの考え方がある。これは，骨に生じる応力やひずみの勾配が，骨細胞の存在する骨小腔-骨細管系（lacunar-canalicular system）内の細胞外液の流れを引き起こし，それを骨細胞が細胞突起で感知するという仮説である[17],[19],[65]。特に，in vivo 実験において，動的な力学的刺激の重要性が示されたように，荷重や変形の動的な変動が，骨小腔-骨細管系のネットワーク内に細胞外液の流れを引き起こすと考えるものである。

Klein-Nulend ら[59] は，鶏の胚頭蓋骨から単離した骨細胞に対して，流れによる変動せん断応力（0.5 Pa，5 Hz）と変動する静水圧（13 kPa，0.3 Hz）を与え，変動せん断応力に対しては，1時間後に PGE$_2$ が約3倍に増加したが，変動静水圧に対しては変化が見られなかったことを報告している。また，6時間後には，変動静水圧に対しても PGE$_2$ が2倍に増加したが，その増加量はせん断応力に対する

それよりも小さいために，骨細胞の応答にはせん断応力がより大きい影響を与えるとしている。さらに，同実験を骨芽細胞に対して行った結果，変動静水圧は，6時間後にPGE_2の増加をもたらしたが，変動せん断応力はほとんど変化をもたらさなかったことから，せん断応力に対しては，骨芽細胞よりも骨細胞がより感度が高いとしている。これらの結果は，骨組織内に三次元的に分布する骨細胞が，力学的刺激センサの役割の一部を担うとする仮説を支持するものである。

2.5.3 基質の変形に対する応答

細胞が付着する基質の変形を介して細胞に力学的刺激を与える実験系では，細胞に与えられるひずみの値を正確に計測することが可能である。これまで，**図2.21**に示すような，多くの実験装置が考案され[51]，これらを用いて，特に骨芽細胞の応答が詳細に検討されてきた。

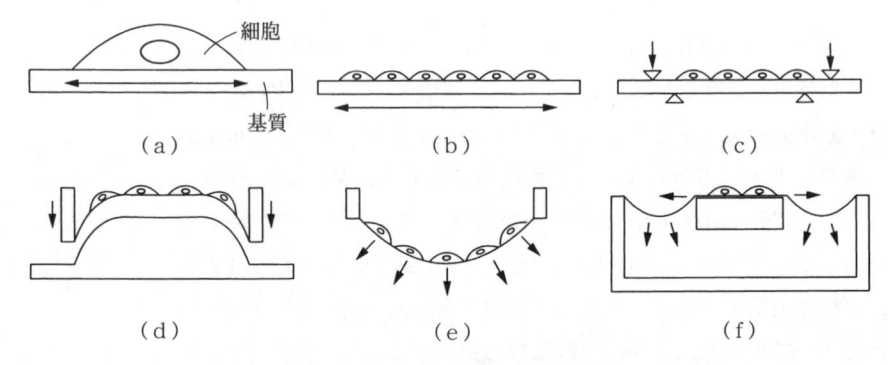

図2.21 基質の変形によって細胞に刺激を与える方法

骨芽細胞は，各種エンベロープ上で骨形成活動を行うために，骨に荷重が作用した場合に，細胞の付着する基質の変形を感知する可能性が考えられる。この付着細胞の特性を利用し，Harellら[66]は，培養ディッシュ底面の変形を介して，骨芽細胞に0.05〜0.1%の引張りひずみを与えたところ，PGE_2産生量が増加したことを報告している。また，Yehら[67]は，コラーゲンリボン上にラット胎児頭蓋骨より単離した骨芽細胞を培養し，5%〜10%の引張りひずみを2時間で8〜10回与えた結果，PGE_2産生量が3.5倍に増加したと報告している。

これらの実験では，基質を把持して引張り変形を与える（図2.21(b)）のに対して，細胞を培養した膜を凸曲面の型に押しつけて変形を与える実験系（図2.21(d)）が提案された。Hasegawaら[68]はこの方法を用いて，ラット頭蓋骨から単離した細胞に，2時間の断続的あるいは連続的ひずみを与えた結果，コラーゲンの合成量には変化が見られなかったが，DNAを合成する細胞数が64%増加し，非コラーゲンタンパク質の量も増加したことを報告している。この実験系は，ひずみの定量性に欠けるが，凸曲面の曲率に応じてひずみの大きさを変化させることが可能であり，膜の変形を用いたユニークな装置である。

これと類似して，Buckleyら[69]は，円筒状チャンバーに膜を張りつけ，チャンバー内の空気を吸引することによって，細胞の付着した膜にひずみを与える Flexercell と呼ばれる装置[70]を用いた（図2.21(e)）。ひずみは，膜内で均一には分布せず，周囲部では最大24%のひずみが生じる。4週齢の鳥の頭蓋骨から単離した骨芽細胞に0.05 Hzの繰返しひずみを与えた結果，72時間で細胞数が有意に増加し（**図2.22**），ひずみの大きな周囲部では，数時間で主ひずみ方向に垂直に細胞が配向したことを報告している。しかしながら，ここで与えたひずみは，非生理的な大きさであるために，*in vivo* におけるふるまいと関連付けることは難しいと考えられる。

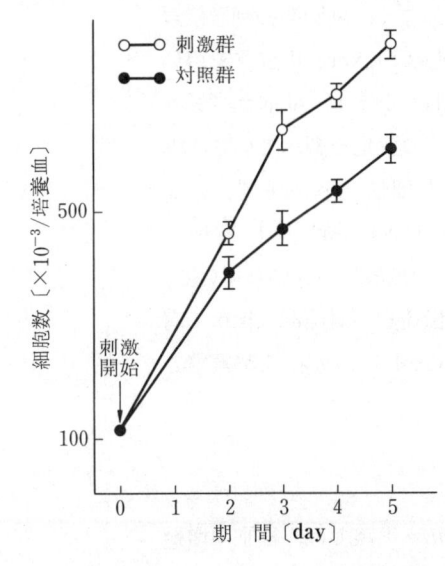

図2.22 骨芽細胞の増殖率に及ぼすひずみ刺激の影響〔Buckley, M.J. *et al.*: Osteoblasts increase their rate of division and align in response to cyclic, mechanical tension in vitro, Bone and Min., 4, 3, pp. 225-236 (1988)〕

そこで，Murrayら[71]は，生理的な範囲内のひずみに対する骨芽細胞の応答を検討した。マウスの頭蓋骨から単離した骨芽細胞に引張り変形を与えた場合，PGE_2産生量の増加は0.7%のひずみで2倍，1.4%で1.2倍となった。また，ひずみの大きさにかかわらず，ひずみ負荷停止から12時間後には，PGE_2のレベルはもとの値に戻り，さらに，刺激の周期（20〜600 s）の影響は見られなかったと報告している。また，Brightonら[72]は，ポリウレタン製の薄膜上に新生ラットの頭蓋骨から単離した細胞を培養し，底面方向からの圧力負荷によって，膜に大きさが200〜1000 μで1 Hzの2軸の引張りひずみを15分から72時間与えた。その結果，力学的刺激に対する細胞の増殖率の増加および基質タンパク質の合成量の減少に，PGE_2が2次的な因子として重要な役割を果たしている可能性を指摘している。

Jonesら[73]は，ウシの中手骨から単離したハバース系および骨膜由来の2種類の骨芽細胞に対して，4点曲げ装置（図2.21(c)）を用いて，大きさ300，3000および10000 μm の均一な変動ひずみを1 Hzで与えた。その結果，300 μのひずみに対しては両細胞とも応答が見られなかったが，骨膜由来の細胞は，3000 μのひずみに反応して増殖率が変化し，ハバース系由来の細胞は，ひずみの値が生理的範

囲を超えた10 000 μのひずみにのみ応答した。細胞の表現型は同じであるにもかかわらず，細胞が由来する部位によって，ひずみに対する感受性が異なる点が興味深い。また，Neidlinger-Wilkeら[74]は，健常者と骨粗鬆症患者のそれぞれの大腿骨頭から単離した骨芽細胞に対して，大きさ1%で1Hzのひずみを15分間ずつ3日間与えた。その結果，健常者由来の細胞では，増殖率とTGF-βの分泌が，負荷を作用させない対照群に比べて有意に増加したが，骨粗鬆症患者由来の細胞では，有意差がなかったことを報告している。さらに，Fermorら[75]は，ヒト大腿骨由来の骨芽細胞を用いた実験で，ひずみに対する細胞の応答は，個体差がかなり大きいことを示しており，実験結果を整理するうえでの問題点を提起している。

力学的刺激に対する応答として，細胞個々の応答だけでなく，細胞間の刺激伝達特性に着目した実験例もある。Ziambarasら[76]は，前述のFlexercell装置を用いて，ROS 17/2.8細胞に1～12%の大きなひずみを0.05Hzで与え，ギャップジャンクション（gap junction）を通じた骨芽細胞間情報伝達の変化を調べている。トレイサとしてカルセイン（calcein）をあらかじめ負荷した細胞（donor）を，たがいに密に接触し合う状態（confluent）に達した細胞（acceptor）上に播種し（parachute assay），ギャップジャンクションを通じたその拡散量を評価している。その結果，ひずみを受けることによって，細胞間の情報伝達量が対照群に比べて有意に増加し，力学的刺激により細胞内のconnexin 43（Cx 43）の局在性が調整された結果であると結論づけている。

2.5.4 力学的刺激伝達メカニズムの要素

前節までにまとめたように，細胞を用いた初期の *in vitro* 実験では，細胞の増殖率やAP活性，PGE_2等の変化がおもに計測されていた。しかしながら，近年では，細胞内cAMPやCa^{2+}だけでなく，さまざまな細胞内外のシグナル伝達物質の調節過程に及ぼす力学的刺激の影響が検討されており，リモデリングによる骨の適応メカニズムが，細胞レベルにおいても少しずつ明らかになってきた。

力学的な刺激が骨の細胞の活動に大きく影響を与え，静水圧や流れによるせん断応力あるいは基質の変形に対して，さまざまな応答の変化が生じる。しかしながら，それらの力学的な刺激情報がどのように感知，伝達され，最終的な細胞の機能変化をもたらす生化学的な情報へと変換されるのか，すなわち，メカノトランスダクションのメカニズムについては，今も未知な点が多く残されている。力学的刺激に対する細胞内の情報伝達メカニズムを構成する各要素過程は，例えば図2.23に示すように，近年の分子生物学的手法の発展によって，一つ一つ明らかにされつつある[77]。ここでは，力学的な刺激情報を伝達するメカニズムを担う可能性が指摘されている細胞内Ca^{2+}，細胞骨格，および接着因子の三つの要素に絞って説明する。

〔1〕 細胞内 Ca^{2+}

細胞内Ca^{2+}は，多くの細胞において，さまざまな生理的機能を特徴づける生化

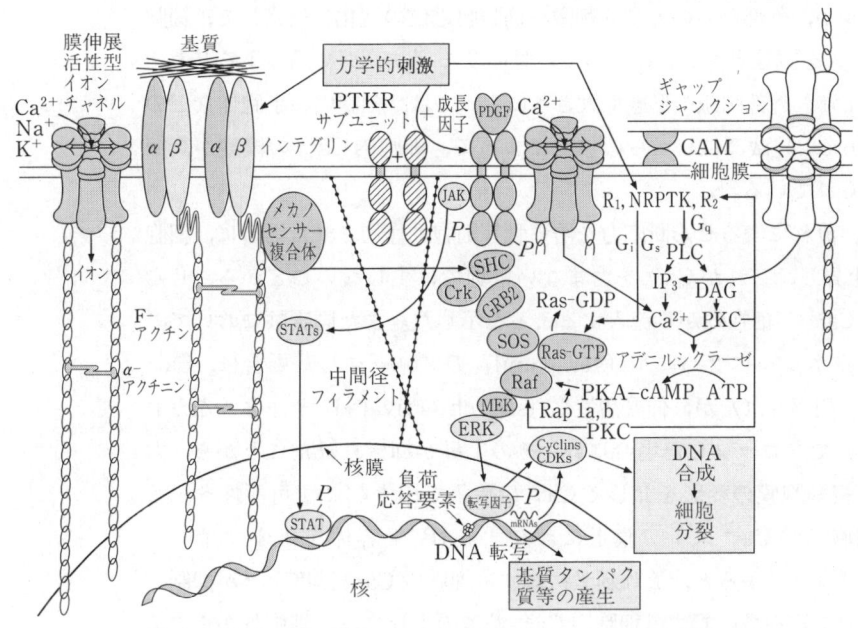

(a) 力学的刺激に対するメカノ・エレクトロケミカル応答系

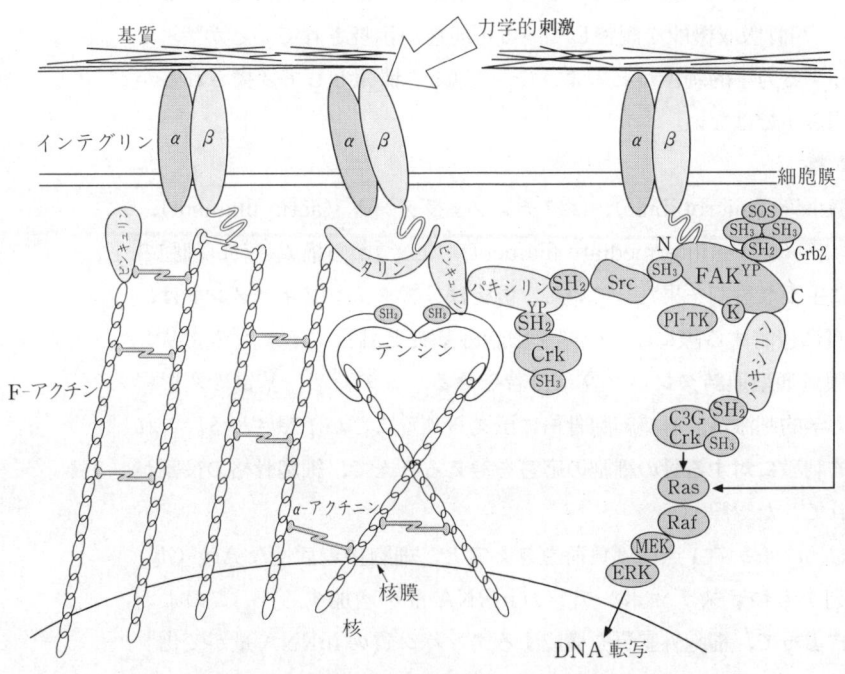

(b) 細胞骨格と連結した力学的負荷のメカノセンサ複合体

図 2.23 力学的刺激に対する細胞の情報感知・伝達モデル〔Banes, A.J. *et al.*: Mechanoreception at the cellular level: The detection, interpretation, and diversity of responses to mechanical signals, Biochem. Cell Biol., 73, pp. 349-365 (1995)〕

学的な応答過程の中で，2次メッセンジャーとして情報伝達の重要な役割を果たしている．骨芽細胞や破骨細胞にも他の多くの細胞と同様に Ca^{2+} チャネルが存在す

る.このチャネルが,外部からの力学的刺激や細胞膜電位の変化に反応して,細胞内への Ca^{2+} の流入を調整することによって,骨のリモデリングに関与すると考えられている[78].また,外部刺激の形態や大きさによっては,細胞内の小胞体などの Ca^{2+} ストア(store:貯蔵部位)からの放出によって,細胞内 Ca^{2+} の濃度が調節されることが知られている.

Hung ら[79]は,流れによるせん断応力を培養骨芽細胞に作用させた場合に,細胞内 Ca^{2+} 濃度が上昇し,これが Ca^{2+} を含まない培地では生じないことから,せん断応力によって Ca^{2+} が細胞外から流入することを示した.また同実験において,膜電位依存型チャネルをベラパミル(verapamil)でブロックした場合は,Ca^{2+} 濃度上昇が同様に観察されたが,伸展活性化(stretch activated)チャネルをガドリニウム(Gd^{3+})でブロックした場合には,その上昇が抑えられたことから,力学的な刺激が直接細胞膜の変形を介して Ca^{2+} の流入を引き起こす可能性を示した.さらに,細胞内の Ca^{2+} ストア膜上に存在する IP_3 受容体をネオマイシン(neomycin)でブロックすると,流れ刺激に対する細胞内 Ca^{2+} 濃度上昇が抑制されたことから,力学的刺激に対する細胞内 Ca^{2+} 濃度の上昇には,細胞外からの流入と細胞内ストアからの放出が関与していることがわかる.破骨細胞においても同様に,細胞内 Ca^{2+} が骨吸収機能を調整している可能性が示唆されているが[80],これらの細胞が感知する力学的刺激がどのようにして Ca^{2+} 情報として変換されるかなどは,いまだ明らかではない.

〔2〕 細 胞 骨 格

細胞骨格は,微小管(microtubule),アクチンフィラメント(actin filament),および中間径フィラメント(intermediate filament)の三つから構成され,細胞の形態形成や運動に主要な役割を果たしている.例えば,アクチンフィラメントは,細胞が細胞外基質に接着する際に,その端を細胞外基質と結合するインテグリン(integrin)等の膜貫通型連結タンパク質に付着させる.このため,基質の変形により与えられた力学的刺激が,直接細胞骨格に伝えられることが予想される.これまでにも,力学的刺激に対する骨の細胞の応答を考えるうえで,細胞骨格の役割が実験的に検討されてきた[81],[82].

ラットの脛骨に in vivo で4点曲げ負荷を与えると,細胞接着活性な Arg-Gly-Asp(RGD)配列をもつオステオポンチンの mRNA 量が増加する[83].このように,力学的刺激によって,細胞外基質を構成するタンパク質の mRNA 量が変化することが知られている.このことは,in vitro の実験でも確認されており,Toma ら[84]は,鶏胎児由来の骨芽細胞に1.3%の2軸ひずみを0.25 Hz で2時間だけ与えると,図 2.24 に示すように,オステオポンチンの mRNA レベルが,9時間後に約4倍に上昇したことを報告している.一方,アクチンフィラメントの重合抑制剤であるサイトカラシン D(cytochalasin-D)を添加して同様の実験を行ったところ,オステオポンチンの mRNA レベルの上昇が抑えられた.さらに,微小管の形

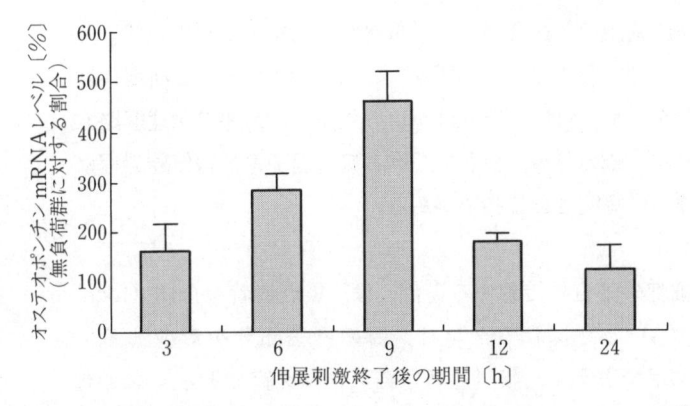

図2.24 2軸伸展刺激によるオステオポンチンmRNAレベルの変化
〔Toma, C.D. *et al.*: Signal transduction of mechanical stimuli is dependent on microfilament integrity: Identification of osteopontin as a mechanically induced gene osteoblasts, J. Bone. Min. Res. 12, 10, pp. 1626-1636 (1997)〕

成阻害剤であるコルヒチン（colchicines）を添加した場合にはその上昇が抑制されなかったことから，細胞骨格の中でもアクチンフィラメントが，力学的刺激の情報伝達に不可欠な要素であることがわかる。

さらに，Meazziniら[85]は，同実験系において，同じひずみを2時間ずつ4日間与えると，**図2.25**に示すように，RGD配列を持つフィブロネクチン（FN：fibronectin）のmRNAレベルが約150%に上昇したのに対して，先の結果とは定性的に異なり，オステオポンチンのmRNAレベルが約60%に低下したことを報告している。これらの結果から，力学的刺激に対する遺伝子発現の調整メカニズムの複雑さが伺える。

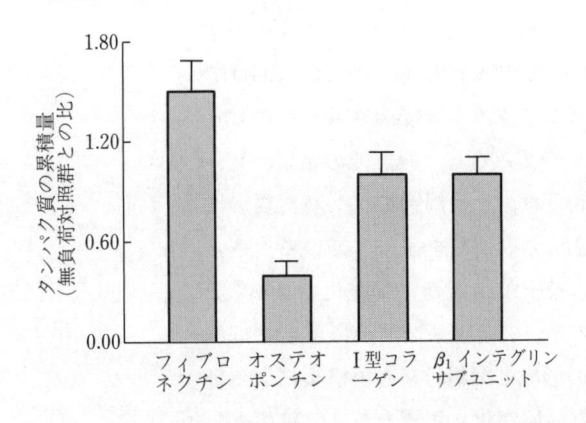

図2.25 2軸伸展刺激による基質接着関連タンパク質の量的変化
〔Meazzini, M.C. *et al.*: Osteoblast cytoskeletal modulation in response to mechanical strain in vitro, J. Orthop. Res., 16, 2, pp. 170-180 (1998)〕

以上のように，基質の変形に対して，細胞骨格を介した応答が明らかになりつつあるが，基質変形と同時に細胞に対して培地の相対的流れが生じるので，厳密に基質の変形のみの影響を探ることは困難である。例えば，流れによるせん断応力に対しても，培養骨芽細胞を用いた実験で，骨芽細胞内のCOX-2とc-fosのレベルが，アクチンフィラメントの再構成を通じて上昇することが示されている[86]。この

ように，細胞骨格が，力学的刺激の伝達経路として重要な役割を果たしていることは明らかである。しかしながら，図2.23(b)に示すように，細胞骨格と細胞外基質との相互作用にかかわるタンパク質は，そのほかにも数多く，情報の伝達経路も複雑であることが予想される。そのため，つぎに述べる接着因子の情報伝達過程における役割を含めて，実験的に解明される必要がある。

〔3〕 接着因子

骨芽細胞や破骨細胞が細胞外基質に接着する場合には，焦点接着複合体（focal adhesion complexes：FACs）と呼ばれるタンパク質の密集部分を形成する。FACsでは，図2.23(b)に示すように，膜貫通型連結タンパク質であるインテグリンをはじめとして，テーリン（talin），ビンキュリン（vinculin），α-アクチニン（α-actinin），パキシリン（paxillin），テンシン（tensin）などの数種のタンパク質を介して，細胞外基質と細胞内のアクチンフィラメントの束が結合しており，細胞骨格のネットワーク形成に重要な役割を果たしている[87]。

一般にインテグリンは，α鎖とβ鎖が会合するヘテロ二量体からなる糖タンパク質であり，細胞と細胞外基質の間の接着をつかさどる[88]。これまでに，α鎖は16種類，β鎖は8種類が知られており，それらの組合せにより，リガンド特異性の異なる20種類以上のインテグリンが存在する[89]。骨の細胞外基質中には，インテグリンのリガンドとなり得る多くのタンパク質が存在しており，フィブロネクチン（FN），オステオポンチン（OPN），オステオネクチン（ON：osteonectin），ビトロネクチン（VN：vitronectin）などのRGD配列含有タンパク質と$\alpha_V\beta_3$, $\alpha_2\beta_1$, $\alpha_V\beta_1$, $\alpha_5\beta_1$等のインテグリンとの結合が知られている。

インテグリンをはじめとするFACsに存在する接着因子は，図2.23(b)に示すように，細胞外基質と細胞内部の細胞骨格を結びつけていることから，外部の力学的な刺激の情報伝達にかかわることが予想される[70),77),90]。Wangら[91]は，RGDでコーティングしたマイクロビーズを細胞膜上のインテグリンに結合させ，そのビーズを磁場により回転させることで，直接細胞膜にひずみを与えた。その結果，ビーズの周囲には，接着して20分間でFACsが形成され，その周囲のタンパク質の増加や細胞骨格の再構築が生じ，細胞の剛性が増加することを報告している。さらに，同様の力学的刺激は，mRNAとリボソームをFACs近傍に局在化させる[92]。この局在化は，サイトカラシンDを用いたアクチンフィラメントの再重合の抑制により阻害される。これらのことから，FACsの形成と細胞骨格の再構築による細胞骨格内の張力の変化が，mRNAやリボソームの局在化に影響を与え，結果としてFACs周囲のタンパク質の合成量が調整されることになる。

2.6 数理モデルとシミュレーション

骨のリモデリング現象を数理モデルとして表現し，計算機シミュレーションを通

じて理解を深めることは，実験的検討と同様に，リモデリングのメカニズム解明のための重要なアプローチの一つである．これは，動物実験の代替としての役割だけではなく，数値的な実験としてとらえると，さまざまな状況を予測する有用な手段となる．さらには，人工関節やインプラント等を挿入する際に生じるリモデリングの予測やそれら人工物の設計手法の確立など，臨床医学への応用が期待される．前述のように，in vivo および in vitro において骨のリモデリングに関するさまざまな実験が行われ，多くの仮説が提案されている．しかしながら，細胞レベルから巨視的なレベルまで，統一した考え方や数理モデルが構築されているわけではなく[93]，どのような現象を理解し，どのように応用するかなど，それぞれの適用範囲に応じた数理モデル化が必要となる．

2.6.1 定性的・直感的モデル

応力やひずみと関連づけられた骨のリモデリングの数理モデルは，一般的にリモデリング速度の支配式として記述される[94]．このリモデリング速度式が，骨に与えられる力学的刺激と骨の成長・吸収とを関係付ける構成式の役割を果たし，それがどのような形式で表現されるか，すなわち，骨の成長・吸収量がどのような変化量として表現され，それらがどのような力学的刺激量によって記述されるかが，数理モデル化の基本となる．

骨のリモデリングに関する最も直感的かつ基本的な自己調節機構の考え方は，生理的な範囲内の力学的刺激に対して，刺激量，例えば応力が増加すると骨組織は成長し，減少すると吸収が生じると仮定する力学的刺激の自己調節の定性的概念に基づく．これが，Pauwels の法則（Pauwels' Law）として知られる考え方である．

この考え方を表す数理モデルとして，Kummer[95] は，**図 2.26** に示すモデル

$$R = C\{(T_s - T_u)^2(T - T_s) - (T - T_s)^3\} \tag{2.1}$$

を提案した．ここで，R はリモデリングを表す量であり，R が正の場合は成長を，負の場合は吸収を表す．また，T は力学的刺激を代表する値，例えば応力であり，骨組織の成長と吸収が平衡となる最適値 T_s の存在を仮定する．さらに，下限値

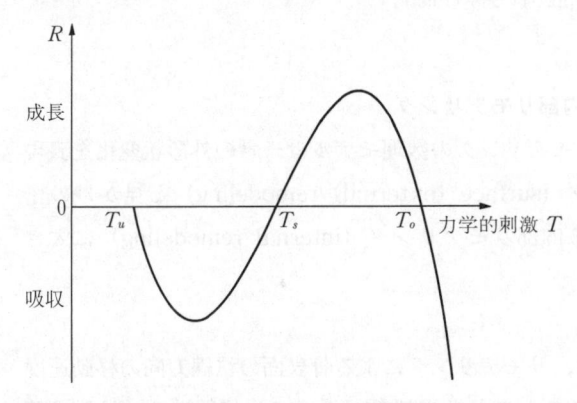

図 2.26 Pauwels の自己調節モデル

T_u と上限値 $T_o(=2T_s-T_u)$ を用いて，$T_u<T<T_s$ の範囲では骨の吸収が，$T_s<T<T_o$ の範囲では成長が生じ，$T_o<T$ の過負荷に対しては逆に吸収が生じると仮定している．このモデルは，リモデリング量 R と力学的刺激量 T の具体的な意味が不明であるが，数理モデルを用いてリモデリング現象を理解しようとする最も基本的な考え方を与えるものである．

さらに Frost[96] は，リモデリング平衡をもたらす生理的なひずみの大きさには，ある程度の幅 (physiological loading zone) があると考え，図 2.27 に示すメカノスタット理論 (Mechanostat Theory) と呼ばれるモデルを提案した．このモデルには，平衡ひずみの範囲の上限値，すなわち，それよりも大きなひずみが生じると骨の成長量が吸収量を相対的に上回るとする MES (minimum effective strain : 最小効果ひずみ) の考え方が導入された．これに対して，その範囲の下限値以下では，相対的に骨の吸収が生じるとするものである．さらに病的な過負荷領域 (pathological overload zone) として，過負荷に対する修復応答としての線維性骨 (woven bone) の形成も考慮している．具体的には，Frost は，図 2.27 に示すように，1 500〜2 500 μ のひずみを不感帯の上限値，50〜200 μ を下限値とし，さらに 4 000〜5 000 μ 以上のひずみを過負荷領域としている．基本的な考え方は Pauwels や Kummer らのモデルと同じであるが，平衡点が Kummer の式(2.1)に導入された T_s という一点ではなく，幅をもたせたところに特徴がある．このような，リモデリングが見かけ平衡に見える範囲を不感帯 (dead zone, lazy zone) とする考え方は，後述のモデルにおいても一般的に導入されている．

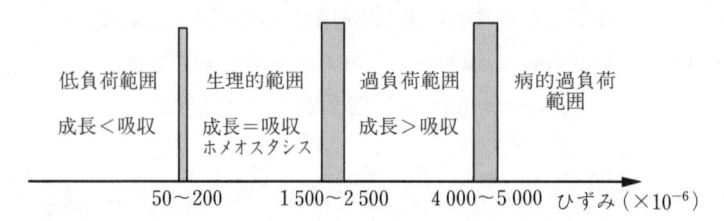

図 2.27　Frost のメカノスタット理論〔Duncan, R.L. *et al*. : Mechanotransduction and the functional response of bone to mechanical strain, Calcif. Tis. Int., 57, 5, pp. 344-358 (1995)〕

2.6.2　表面リモデリングと内部リモデリング

骨を連続体としてとらえたリモデリングの数理モデルは，骨の外形状変化を表現する表面（外部）リモデリング (surface (external) remodeling) と見かけの密度や体積分率の変化を表現する内部リモデリング (internal remodeling) に大きく分けられる[21]．

〔1〕　表面リモデリング

一般に，表面リモデリングは，リモデリングによる骨表面の法線方向の移動速度 $\dot{R}_s$ が，骨に生じる応力やひずみなどの力学的刺激 S とその目標値あるいは最適値

S^0 の関数 f として表される。さらに,式(2.1)で示した Pauwels のモデル(図2.26)の中で,リモデリングを平衡点近傍に限定し,線形化した形式

$$\dot{R}_S = f(S, S^0) = C_S(S - S^0) \tag{2.2}$$

が一般的に用いられる。ここで,C_S は表面リモデリングの速度定数である。

Cowin ら[97]は,力学的刺激 S としてひずみテンソル ε_{ij} を用い,その目標値 ε_{ij}^0 とリモデリング速度定数 C_{ij} を用いて,表面リモデリング則を

$$\dot{R}_S = C_{ij}(\varepsilon_{ij} - \varepsilon_{ij}^0) \tag{2.3}$$

と表現した。さらに式(2.3)を,Hooke の法則を用いて,応力 σ_{ij} を用いた形式に書き換え,その表面リモデリング則を用いた解析解と,長骨に対するリモデリング実験[23),28),29)](図2.8)との比較によって,リモデリング定数を同定している[98]。

一方 Huiskes ら[99]は,力学的刺激 S としてひずみエネルギー密度を用い,リモデリング平衡点近傍に不感帯を導入した数理モデルを提案した。これは,あるいき値範囲内の力学的刺激に対しては見かけのリモデリングが生じないとする考えであり,Frost のメカノスタット理論[96]における生理的負荷範囲(図2.27)と同様の考え方である。

〔2〕 内部リモデリング

一般に,内部リモデリングは,海綿骨の体積分率 ν や見かけの密度 ρ の変化速度 $\dot{R}_I$ が,表面リモデリングと同様の形式で

$$\dot{R}_I = g(S, S^0) = C_I(S - S^0) \tag{2.4}$$

と表現される。ここで,C_I は内部リモデリングの速度定数である。例えば,骨の密度 ρ は,巨視的な力学特性と密接に関連しており,Carter ら[100]によって示された弾性係数 E と見かけの密度 ρ との関係

$$E = E_0 \rho^n \tag{2.5}$$

を用いることによって,内部リモデリングによる見かけの弾性特性の変化が表現される。ここで,E_0 および n は,実験で決定される定数である。

Cowin ら[101]は,表面リモデリングと同様に,力学的刺激 S としてひずみ ε_{ij} を用い,後述の適応弾性体(adaptive elasticity)モデルを提案した。一方,Huiskes らは,同様に力学的刺激 S としてひずみエネルギー密度を用いた数理モデルを提案した。また,Carter らは,骨に作用する荷重様式とその履歴を考慮した力学的刺激量 ψ を提案し,リモデリングによる自己最適化の考え方を導入した後述の数理モデルを提案している。これらのモデルに基づいて,有限要素法を用いたリモデリングのシミュレーションが行われ,人工股関節のステムが骨髄腔に挿入された際に生じる骨形態変化やステム周辺の応力遮蔽(stress shielding)による骨吸収の予測など,整形外科分野への応用例が示されている[102),103)]。

〔3〕 適応弾性体モデル

Cowin ら[101]は,骨のリモデリングによる適応をひずみの調整過程としてとらえた適応弾性体モデルを提案した。このモデルは,内部リモデリングのモデルとし

て，骨の体積分率の ν の参照値 ν_0 からのずれ $e=\nu-\nu_0$ の時間変化速度，すなわちリモデリング速度を，ひずみ ε_{ij} を力学的刺激として

$$\dot{e}=a(e)+A_{ij}(e)\varepsilon_{ij} \tag{2.6}$$

と表している。ここで，係数 $a(e)$ および $A_{ij}(e)$ は，体積分率 e に依存したリモデリング係数であり，これらを2次の項まで考慮した場合のリモデリング解の特性が，髄内釘を挿入した長骨の軸対称モデルを用いて検討されている。さらに，係数 $a(e), A_{ij}(e)$ を3次の項まで拡張すると，Kummer[95] によって提案された Pauwels の定性的な考え方を示す式(2.1)の3次式が表現されることを示している。また，Hart ら[104] は，この内部リモデリング則を三次元有限要素シミュレーションに適用し，単純な長骨のリモデリングシミュレーションを行った。この例は，骨のリモデリングの計算機シミュレーションとしては，最も初期の研究の一つである。

〔4〕 自己最適化モデル

Carter ら[105]~[107] は，海綿骨の見かけの密度と力学因子を関連づけたリモデリングの数理モデルを提案し，骨材料の最適配置の観点から，Roux[5] の最小材料・最大強度説の説明を試みている。このモデルは，骨組織が，荷重支持機能に対して，局所的に自己最適構造を形成していると解釈した，応力刺激量の目標値を目指す内部リモデリングモデルである。このモデルでは，骨に作用する負荷の履歴を考慮した時間平均的な値として，1日当りの応力刺激量

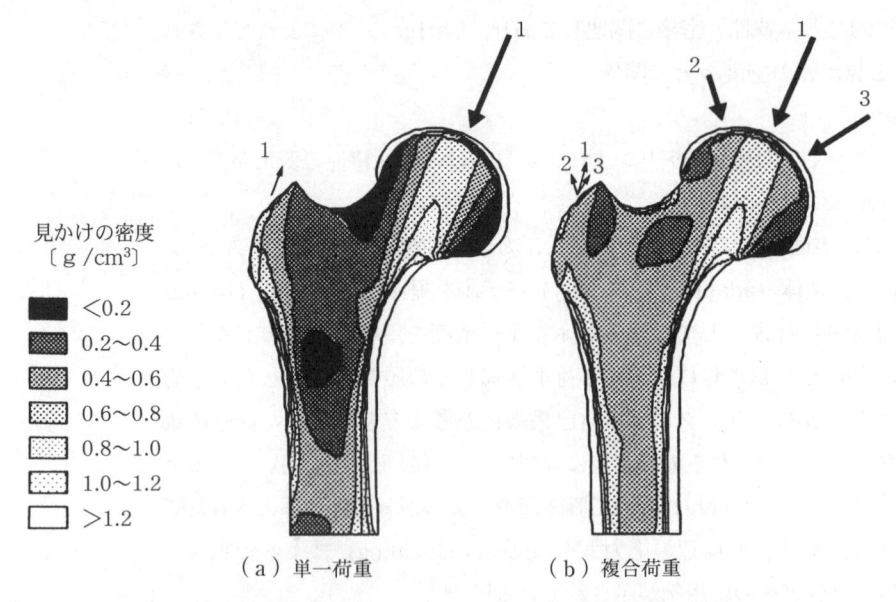

図2.28 大腿骨近位部のリモデリングシミュレーション（荷重1＝骨頭2317 N，24度，大転子702 N，28度；荷重2＝骨頭1158 N，−15度，大転子351 N，−8度；荷重3＝骨頭1548 N，56度，大転子468.5 N，35度）〔Carter, D.R.: Mechanical loading history and skeletal biology, J. Biomech., 20, 11/12, pp. 1095-1109 (1987)〕

$$\psi = \left(\sum_{day}^{N} n_i \sigma_i^m \right)^{\frac{1}{m}} \tag{2.7}$$

を定義した。これがある平衡値 ψ_{AS} (attractor state) に向かうように，すなわち，応力刺激量 ψ とその平衡値 ψ_{AS} との差 $\psi - \psi_{AS}$ を駆動力として，リモデリングが生じると仮定した。ここで，N は荷重様式の数，n_i は荷重様式 i が1日当りに負荷される回数，σ_i はその荷重に対する相当応力，m は経験的に得られる重み指数である。さらにこのモデルに基づいて，有限要素を用いたリモデリングシミュレーションを行い（**図2.28**），大腿骨頭部に見られる特徴的な見かけの密度分布との比較によって，モデルの妥当性を検討している。

2.6.3 骨梁構造を考慮したリモデリング

海綿骨に対するリモデリングの数理モデルは，内部リモデリングのモデルとして，見かけの骨密度変化が，巨視的な応力やひずみなどの力学的刺激量と関連付けられていた。しかしながら，海綿骨は，微視的な骨梁が網目状に結合した内部構造を有しており，その力学特性は，骨梁構造の配向性および骨梁密度に大きく依存する[108]。また，リモデリング現象は，前述のように，エンベロープ上に存在する各種細胞の活動[13]によるものであるため，微視構造レベルにおける細胞への力学的刺激が重要な因子となる。そこで，骨梁レベルの微視的力学状態と，巨視的力学状態との対応を明らかにするために，微視構造を考慮した巨視連続体としての骨の力学モデルの構築と，微視構造レベルにおける力学状態を連続体解析から評価する理論的枠組みの両者が不可欠となる。

従来，海綿骨の力学特性は，スカラー量である見かけの密度 ρ や体積分率 ν を用いて，等方体として評価されることが多かった。その後，海綿骨の骨梁構造の異方性を定量的に評価するファブリックテンソル $\boldsymbol{H}$ を用いることによって，海綿骨の直交異方性体としての弾性係数テンソル $\boldsymbol{E} = \boldsymbol{E}(\boldsymbol{H}, \nu)$ を実験的に同定することが可能となった[109]。さらに，正規化されたファブリックテンソルの偏差成分 $\boldsymbol{K}$ と体積分率 ν の参照値 ν_0 からのずれ $e = \nu - \nu_0$ のリモデリングによる時間発展式を，それぞれ，ひずみ $\boldsymbol{\varepsilon}$ の調整過程として

$$\dot{\boldsymbol{K}} = \dot{\boldsymbol{K}}(\boldsymbol{K}, e, \boldsymbol{\varepsilon}), \quad \dot{e} = \dot{e}(\boldsymbol{K}, e, \boldsymbol{\varepsilon}) \tag{2.8}$$

と記述する[108]ことで，リモデリングによる骨梁構造変化，さらには，それらにともなう力学特性変化 $\dot{\boldsymbol{E}} = \dot{\boldsymbol{E}}(\dot{\boldsymbol{K}}, \dot{e})$ も検討されるようになってきた。

一方，Jacobs[109]らは，従来の骨の密度 ρ の発展式に付与する形として，リモデリングによる瞬間散逸速度の最小化の考え方に基づいて導出された弾性係数テンソル $\boldsymbol{E}$ の発展式

$$\dot{\boldsymbol{E}} = \frac{\beta \dot{\rho}}{\rho} \frac{\boldsymbol{\sigma} \otimes \boldsymbol{\sigma}}{\boldsymbol{\sigma} : \boldsymbol{\varepsilon}} \tag{2.9}$$

を提案し，大腿骨近位部の二次元リモデリングシミュレーションを通してモデルの

特性を検討している．ここで，β は弾性係数と密度を関係付けるべき乗則の指数である．このモデルは，ファブリックテンソル等により表される骨梁構造の特徴量そのものの発展式としては表現されておらず，また，一般に仮定されることの多い海綿骨の直交異方性をあらかじめ仮定することなく，完全な異方性体モデルを用いている点がほかとは大きく異なる．

以上のモデルは，骨を巨視的にとらえたいわゆる古典連続体としての枠組みの中で，骨の見かけの密度や力学特性の異方性の発展をリモデリング速度として記述するものである．しかしながら，海綿骨の力学的ふるまいは，微視構造のスケールに応じた空間的尺度に大きく依存する．

そこで，古典連続体理論の拡張として，物体内部の微視構造の影響を考慮し得る理論の一つであるコッセラ連続体理論に基づいた，海綿骨の力学モデルとそのリモデリングの数理モデルが提案されている．田中と安達ら[112]〜[114]は，骨梁構造を有する海綿骨の力学モデルとして，図 2.29 に示す三次元格子連続体モデルを提案した．さらに，格子部材，すなわち骨梁の表面における応力一様化[115]を目指した表面リモデリングの結果として導き出される構造パラメータ（格子部材の幅 W_{ij}，間隔 L_i，角度 θ_i）の発展式をリモデリング速度式として提案した．このリモデリング則を用いて，椎体の三次元リモデリングシミュレーションを行い，実際の骨梁構造とよく一致した骨密度，骨梁配向および残留応力分布を得ている．さらに，海綿骨のリモデリングによる適応が，骨梁構造の形態変化に加えて，残留応力の再配置により達成される新たな可能性を示している．

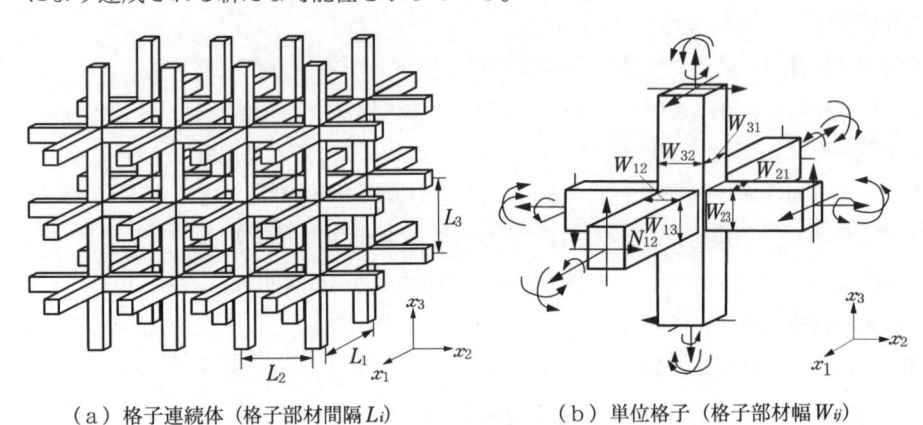

（a）格子連続体（格子部材間隔 L_i）　　（b）単位格子（格子部材幅 W_{ij}）

図 2.29　海綿骨の三次元格子連続体モデル

このように，海綿骨の骨梁構造とその異方性を考慮したリモデリングの数理モデルが，巨視連続体レベルで提案され，それぞれのモデルの有用性が検証されている．しかしながら，これらの連続体モデルは，骨梁形態変化の平均的な挙動を示す場合には適用可能であるが，骨梁構造が極端に不均質となる領域，例えば，インプラントやスクリューと骨の界面近傍などの局所領域に適用することは不可能である．そこで，骨梁レベルのリモデリング現象を直接的に表現する数理モデルとシミ

ュレーション手法が必要となる。

2.6.4 骨梁リモデリング

骨のリモデリングの数理モデル化とシミュレーションにおいて，細胞レベル，あるいは細胞のおかれた微視構造レベルで細胞が感知する力学的刺激そのものを考慮することの重要性が指摘され始めた[17]。これは，骨のリモデリング現象が，巨視的なレベルではある程度理解できるようになったが，微視的なレベル，例えば人工関節と海綿骨との界面近傍においては現象が非常に複雑であるために，実験的検討だけではなく，シミュレーションを援用した現象の理解が不可欠となってきたためと考えられる。

Sadeghら[116]は，表面リモデリングの考え方を微視的な骨梁レベルに直接適用し，境界要素法を用いて，人工関節と海綿骨との界面，あるいはスクリュー近傍のリモデリングシミュレーションを行った。最終的には，人工物と骨の間の結合が重要となることから，このシミュレーション手法を活用することは，ステム等の表面形状の設計，あるいはスクリュー形状やスクリューに与える力学負荷を検討するうえで有用な手法となり得る。さらにLuoら[117]は，このモデルを発展させて，力学的刺激としてひずみ速度を考慮した骨梁の形態変化モデルを提案している。

一方，Weinbaumら[118]は，骨梁レベルの力学状態と細胞レベルの力学状態を関連づけるために，骨基質の変形に起因する骨小腔-骨細管ネットワーク内の流れの数理モデルを提案した。ここでは，スケールが異なる三つのモデル，すなわち，プロテオグリカンのネットワーク，骨細胞の突起と骨細管の壁との間隙，および骨細胞の存在する骨小腔のモデルを用いて，骨基質の変形によって生じる流体の流れが骨細胞の突起（process）に及ぼすせん断応力を計算している。また，Mullenderら[119]は，骨細胞を力学的刺激の受容体と考え，その数密度と骨梁形態変化との関係を，骨梁構造の形態を直接表現した二次元シミュレーションモデルを用いて検討している。

安達ら[120]は，力学構造体としての骨の機能的適応の観点から，局所の応力一様化[115]を規準とした骨梁表面リモデリングの数理モデルを提案し，大腿骨近位部の二次元リモデリングシミュレーション[121]を行い，骨梁微視構造の形態と巨視的な応力場との関連を検討している（**図2.30**）。実際に大腿骨近位部に作用する代表的な3種類の負荷状態（同図中左）を3：1：1の頻度で作用させることにより，実際に観察される海綿骨の骨梁パターンが再現されることがわかる。また，X線 μCTによって得られる骨構造データ[122],[123]から作成される，三次元海綿骨モデルを用いた大規模なリモデリングシミュレーション（**図2.31**）を行い[124],[125]，得られた骨梁構造変化を *in vivo* 実験の結果[39],[40]と直接比較することによって，モデルの妥当性を検証している。この手法によって，実際の現象を詳細に反映したリモデリングシミュレーションの可能性が示されている。また，このような微視構造の形態変化を

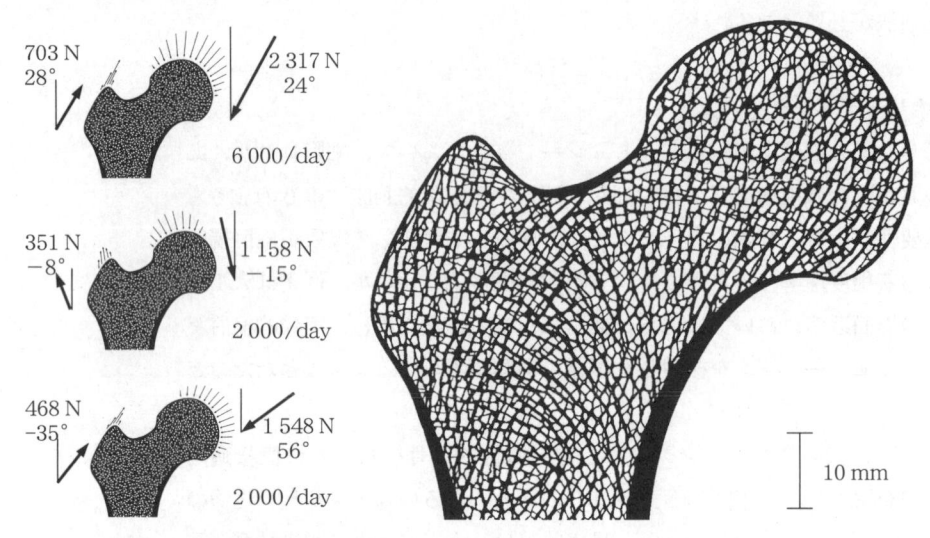

44   2. 骨のリモデリングのバイオメカニクス

図2.30 複合負荷を考慮した大腿骨近位部海綿骨のリモデリングシミュレーション

(a) 初期形態

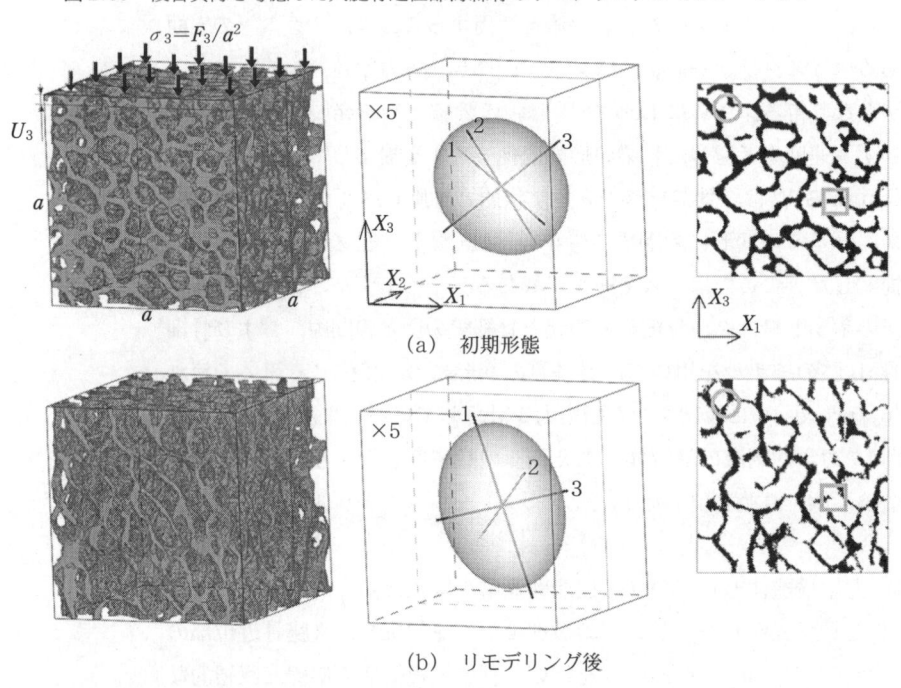

(b) リモデリング後

図2.31 X線 μCT データのディジタルイメージから構築された三次元海綿骨のリモデリングシミュレーション

直接表現したシミュレーションは，リモデリング現象を計算機内で直接的に観察するという意味での可視化ツールとして有用であり，リモデリングのメカニズムの理解により一層役立つものと考えられる。

リモデリングのメカニズムを探るための計算機シミュレーションが行われる一方で，さらに安達ら[126],[127]は，整形外科領域における臨床への応用として，挿外固定具の一部であるスクリュー近傍の微視的な骨梁形態変化のシミュレーション（図

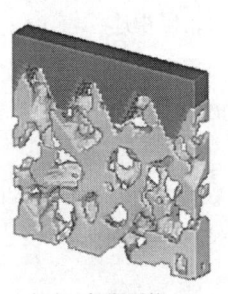

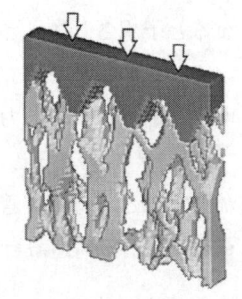

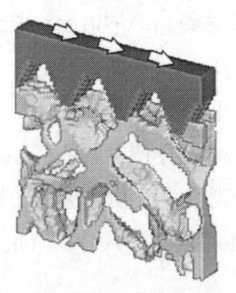

| (a) 初期形態 | (b) 圧縮 | (c) せん断（引抜き） |

図 2.32 スクリュー近傍の海綿骨のリモデリングシミュレーション

2.32）を行った。そして，骨組織に装着する人工物の形状設計に対する，リモデリングシミュレーションの適用の可能性について検討を行っている。人工関節等の人工物を骨に固定する際には，その界面における人工物と骨の機械的な結合が重要となる。そのために，このような骨梁微視構造の形態変化を直接表現したリモデリングシミュレーションは，骨と人工物の界面の問題を考慮する際に，有用な手段となるものと考えられる。

2.6.5 ま と め

巨視的なレベルにおける骨のリモデリングが，現象論的に数理モデル化され，計算機シミュレーションにより，さまざまな検討が行われてきた。そのメカニズムをさらに詳細に掘り下げるに従い，骨自身のもつ構造の階層性に応じて，各階層レベルの現象を個別に記述することが必要となった。そこで，例えば，海綿骨の骨梁レベルにおける局所的な力学因子とリモデリングとを関連づけた数理モデルとシミュレーション手法が提案された。力学的な因子が，さらに下層のレベル，すなわち細胞のレベルまで関与していることは，これまでの *in vivo* および *in vitro* における実験的検討から明らかである。これらの下層にあるメカニズムは，力学的な因子から生化学的な応答への橋渡しをなすものであり，今後ますます，分子生物学的手法を駆使することによって，個々の要素過程が明らかにされていくと考えられる。しかしながら，その一方で，それらの個々の要素からつくり出される複雑な相互作用と，その結果として現れる巨視的な現象を理解するためには，階層間を貫く，新たな数理モデルの構築と計算機シミュレーション手法が不可欠となる。

微視構造レベルにおける力学状態と骨形態変化とを直接関連づけたリモデリングシミュレーションは，今後も，計算手法および計算機能力そのものの進歩によって発展し，その計算可能な系が拡大すると予想される。したがって，微視構造レベルのリモデリングのメカニズムを定量的に評価する際に，詳細な構造モデルを用いた大規模なリモデリングシミュレーションは，実験的な手法と相補的に活用することによって，重要な役割を果たすと考えられる。また，ポーラスコーティングされた表面のような，微視的な表面構造を有する人工物の設計においては，骨との界面近

傍のふるまいを考慮するための不可欠な手段になると予想される。さらに，巨視連続体レベルと微視構造レベルが連成したシミュレーション手法を確立することによって，階層の異なる，巨視的な骨リモデリング現象と細胞レベルの力学的刺激との関連が明らかになるものと期待される。

一方で，生体組織工学／再生医工学的な観点から見ると，骨に装着する人工物の形状や，骨組織の再生を促す骨代替物（足場：scaffold）の構造設計に対して，リ

☕ **コーヒーブレイク** ☕

骨のリモデリングと構造最適設計

　直感的ではあるが，Roux[5]の最小材料・最大強度説の考え方は，構造設計の考え方に通じるものがあり，古くから骨のリモデリングに関する研究と構造最適設計の分野は，たがいに影響を及ぼし合って発展してきたようである[130]。

　力学的刺激に対する骨のリモデリングによって形成される構造形態に，何らかの最適性が存在するとの考え方がある。その一方で，骨のリモデリングには最適化則は存在せず，単に変化則，すなわち速度型で記述される適応過程のみが存在するとの考え方がある。骨のリモデリングによる力学的適応の数理的研究では，最適化問題としてのアプローチは比較的少なく，2.6節で概観したように，機能的刺激に対する変化則（リモデリング則）から出発するアプローチが取られることが多い。いずれにおいても，リモデリング平衡において形成・維持される形態の形成過程を模倣することによって，構造物の形状決定を行おうとする考え方はごく自然である。

　梅谷ら[131]は，骨の外力に対する適応過程の考え方を参照した形態設計法として，生長変形法を提案した。生長変形法は，構造物の表面あるいは内部の応力が，目標値に一致するように表面形状あるいは構造物の肉厚や密度を変化させる骨の力学的適応に類似した過程を繰り返す手法であり，構造物の外形状だけでなく，構造物内部の粗密分配を決定しようとする方法である。一方，畔上[132]は，生体の成長・吸収を模擬した体積変化を構造物に導入し，構造強度の均一化を最適基準とする成長ひずみ法を提案した。この方法は，構造物全体において応力分布の均一化を目標として，応力比に応じて体積ひずみを発生させることにより，形状を修正する方法である。さらに，Bendsøeら[133]は，連続体内部に微視的な構造を考え，微視構造から巨視的材料定数を決定する際には均質化法を用い，微視構造パラメータを最適化することで，構造内部の位相と外部形状を同時に決定する手法を提案した。

　これらとは逆に，骨について提案されたリモデリング則を用いて，構造物の形状と位相を同時に決定しようとする試みも見られる。これは，基本的な考え方としては確立された骨のリモデリング則を用いているが，そこに含まれるモデルパラメータの選択には自由度を残すことによって，用いるモデルの関数形やパラメータを骨の力学におけるものから適宜変更し，さまざまな構造物の形態を設計しようとするものである。

モデリングシミュレーションを応用することが考えられる。すなわち，新たな骨の成長 (ingrowth)，骨代替物の吸収・劣化 (degradation)，および形成された骨の適応的なリモデリングといった不可逆かつ複雑な過程を計算機内で追跡し，人工物の形状設計の最適化問題と組み合わせることによって，最終的に再生される骨組織にとって最適な人工物や骨代替物の構造設計を行うことが可能である[128]。さらに，X線μCT等による骨の微視構造形態の計測とそのデジタルイメージに基づく構造のモデリング技術を組み合わせることにより，数値シミュレーションを基本とした，人工物，骨代替物の総合的な設計システムの構築が期待される。

3 力学的負荷に対する腱・靱帯の機能的適応

3.1 はじめに

　骨に比べて，腱や靱帯などの生体軟組織のホメオスタシスに及ぼす応力や運動の影響に関する研究は少なかったが，近時，これらの組織も機能的に適応し，再構築することがしだいに明らかになってきている。ここでは，主として関節，とりわけ膝関節の腱・靱帯を取り上げ，これらの形態，寸法や力学的性質に及ぼす除荷や負荷軽減，その後の再負荷，および過負荷の効果について，著者らの研究を中心に述べる。

　非侵襲的に膝関節の腱・靱帯に作用する負荷を除いたり軽減させるには，下肢を固定したり，使用しない操作を施す。また，過負荷を与えるには運動させればよい。しかしながら，このような方法では，実際にどの程度の大きさの負荷が変化したのかを定量的に知ることは難しく，正確な測定はほとんど不可能である。このために，実験的に負荷応力を変化させる方法で詳細な研究も行われている。

　このような研究は，腱・靱帯の基本的性質と機能を理解するうえで重要であるのみならず，何らかの理由で歩行等の運動が制限された場合や，健康法などで運動負荷した場合にこれらがどのように変化するのか，手術後のリハビリテーション中や，移植による腱・靱帯再建後のいずれの時期に，どの程度の大きさの負荷を作用させれば回復に有効であるか，などの知識を得るうえでも非常に重要である。

3.2 腱・靱帯の組成と組織

3.2.1 腱と靱帯

　腱（tendon）は骨格筋と骨とを連結し，関節では筋の収縮と弛緩にともなって関節を動かすとともに，過剰な関節運動を制限する。これに対して靱帯（ligament）は，骨と骨とを連結する組織で，関節にあってはその安定性を保ちつつ必要な動作を行わせる。

　例として，図3.1は膝関節にある腱と靱帯を示す。左側の二つの図は右膝関節をそれぞれ前方，および側方から見たものであり，右端にある図は大腿四頭筋を切断して膝蓋骨（patella）と膝蓋腱（patellar tendon）を取り外し，関節内部が見え

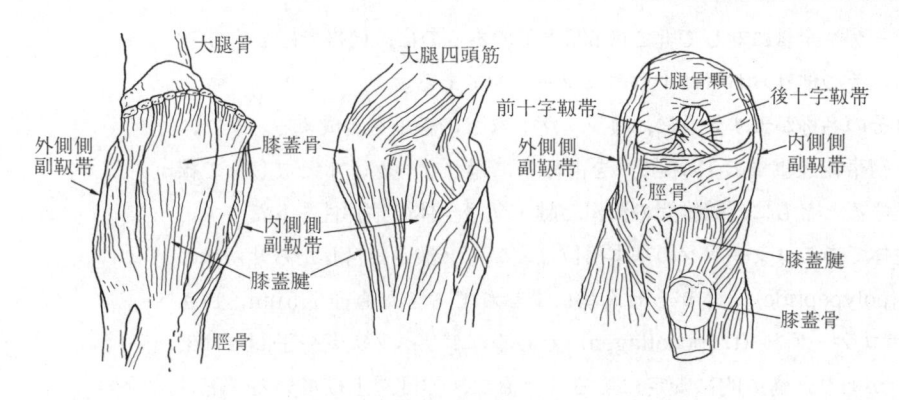

図 3.1 膝関節にある腱と靱帯

るようにしたものである。

大腿骨 (femur) と脛骨 (tibia) は，関節の内側では互いに十字に交差する前十字靱帯 (anterior cruciate ligament：ACL) と後十字靱帯 (posterior cruciate ligament：PCL) で，また関節の外側では外側側副靱帯 (lateral collateral ligament：LCL) と内側側副靱帯 (medial collateral ligament：MCL) で連結されている。さらに，大腿四頭筋につながっている膝蓋骨と脛骨の間には膝蓋腱がある。膝蓋腱は骨 (膝蓋骨) と骨 (脛骨) を連結しているので，最初に述べた定義によれば，厳密には靱帯と言うことができ，実際にこれを膝蓋靱帯 (patellar ligament) と呼ぶこともあるが，その組織は靱帯より腱に近い。

脛骨側の関節面は比較的平らで，その上で大腿骨の下端にある二つの半円柱状の骨顆 (condyle) が回転するようになっている。膝関節は，これらの腱と靱帯によって，安定な構造を保持しながら，前後方向 (anterior-posterior)，内側-外側方向 (medial-lateral)，および近位-遠位方向 (proximal-distal) の並進成分と，屈曲・伸展 (flexion–extension)，内・外反 (varus–valgus)，および内・外旋 (internal-external) の回転成分の，合計6自由度の運動ができるようになっている。

3.2.2 組成と組織

上述のように，腱と靱帯は解剖学的には異なるが，組成や組織は若干の違いがあるものの非常によく似ている。これらは，重量にして60〜80%の水分のほかは，コラーゲン (collagen)，エラスチン (elastin) と呼ばれるタンパク質線維，線維芽細胞 (fibroblast)，およびプロテオグリカン (proteoglycan) やグリコサミノグリカン (glycosaminoglycan) などを含む基質 (ground substance) から構成されている。

腱や靱帯の乾燥重量の75〜85%はコラーゲンであるが，靱帯に比べて腱のほうがコラーゲン量が多く，逆にグリコサミノグリカンが少ない。また，治癒組織や未成熟組織に多く観察され，負荷に応じて比較的早くその量を変化させるIII型のコラ

ーゲンは，コラーゲン全量に対して腱では5％以下であるのに，靱帯では2倍の10％程度を占める。その他はおおむねⅠ型のコラーゲンである。

線維芽細胞はその名称が表すように，コラーゲンなどの線維を合成する。また，基質成分は腱・靱帯乾燥重量の1％程度[1]を占めるに過ぎないが，水となじんで線維間の隙間(すきま)を埋めるとともに，線維間の潤滑と腱・靱帯全体の粘弾性をもたらす。

腱・靱帯の主体であるコラーゲンの基本単位は，アミノ酸が結合したらせん状のポリペプチド（polypeptide）3本がらせん状によじれてできた直径1.5 nm，長さ300 nmのトロポコラーゲン（tropocollagen）である。ポリペプチド分子間には架橋（crosslink）があり，構造的に安定にするとともに，強度を上げている。トロポコラーゲンを1方向につなぎ，つなぎ目を順次ずらした分子鎖を平行にして束ねたものがマイクロフィブリル（microfibril）で，さらに順次束ねていくと直径10 nm程度のサブフィブリル（subfibril），直径100 nm程度のフィブリル（fibril），直径1 μm前後の線維（fiber），直径200 μm程度の線維束（fascicle）へと階層的に大きな構造になり，最終的に腱や靱帯となる（図3.2）。

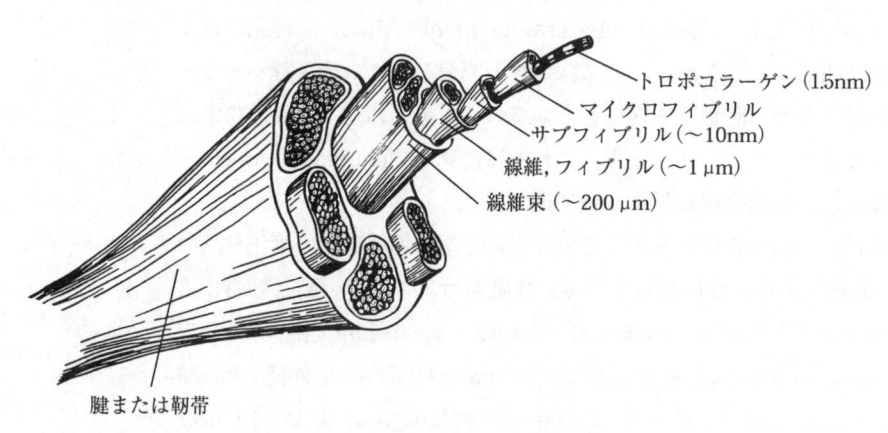

図3.2 腱・靱帯の階層構造〔文献2を変更〕

図3.3は，無負荷の状態の家兎(かと)膝蓋腱の組織である[3]。線維束にクリンプ（crimp）と呼ばれる周期的なアコーデオン状，あるいは正弦波状の，腱・靱帯に特有の模様が観察される。この構造は，腱や靱帯を小さい負荷で容易に変形させるとともに，損傷のバッファーともなり，また衝撃荷重を緩衝する[1]。線維間の隙間や線維束の間には，紡錘形の線維芽細胞がある。内側側副靱帯では棍棒(こんぼう)状の線維芽細胞が増え，前十字靱帯の線維芽細胞の形状は卵形から円形である。

家兎膝蓋腱の断面を透過電子顕微鏡で観察すると，直径30 nmから360 nmまでのフィブリルが分散しているが，直径のヒストグラムは60〜90 nmと180〜210 nm付近にピークをもつ2峰性の分布をとる（図3.4, 図3.5）[4]。断面積1 μm^{2}中のフィブリル数は平均して24.4で，これが占める面積割合は平均68.0％である。後に述べるように，膝蓋腱がリモデリングするとフィブリルのサイズや数量が変化する。

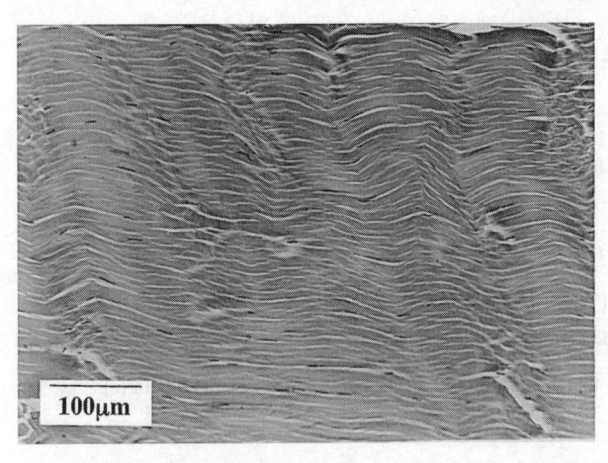

図3.3 家兎膝蓋腱の組織（ヘマトキシリン／エオジン染色，写真の左右方向が腱の長軸方向）〔Yasuda, K. *et al.*: Remodeling of tendon autograft in ligament reconstruction, Biomechanics – Functional Adaptation and Remodeling, Hayashi, K. *et al.* (Eds.), pp. 213-250, Springer-Verlag (1996)〕

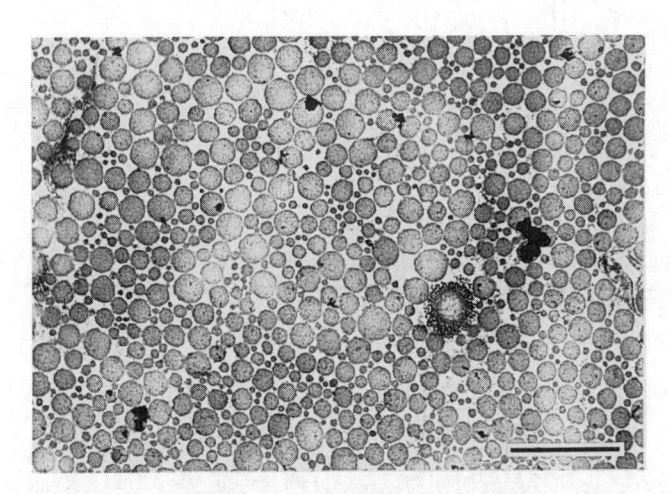

図3.4 家兎膝蓋腱断面の透過電子顕微鏡写真（黒線の長さは1 μm）〔Tsuchida, T. *et al.*: Effects of in situ freezing and stress-shielding on the ultrastructure of rabbit patellar tendons, J. Orthop. Res., 15, pp. 904-910 (1997)〕

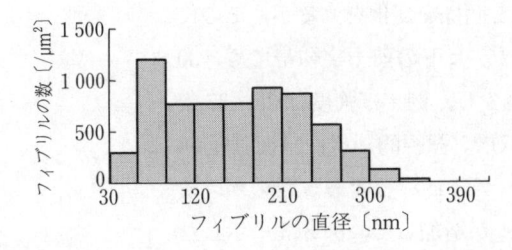

図3.5 家兎膝蓋腱断面上で計測したフィブリルの直径の分布（ヒストグラム）〔Tsuchida, T. *et al.*: Effects of in situ freezing and stress-shielding on the ultrastructure of rabbit patellar tendons, J. Orthop. Res., 15, pp. 904-910 (1997)〕

3.3 成長と加齢にともなう力学的性質の変化と適応

成長によって体重が増加し，骨格も構造的に変化するので，組織に作用する負荷が増加する．組織の力学的環境が変わるので，これに応じて腱や靱帯の大きさや力学的性質も変化する．例えば家兎膝蓋腱では，1月齢に対して2，6月齢の家兎ではそれぞれ，体重は3.2倍，6.8倍に，膝蓋腱の断面積は2.5倍，3.5倍に，引張強度は1.4倍，2.0倍に増加する（図3.6）[5]．また，アキレス腱（Achilles tendon）でも，3週齢に比べて8〜10月齢で断面積は約4.7倍に，引張強度は約2.8倍に増加するが，その後は変化しないようで4〜5年齢でもこれらはほぼ同じ値を取る[6]．家兎は生後約1か月で離乳し，3か月までに急成長し，6か月に達するころには性的にも，骨格的にも成熟すると言われている．

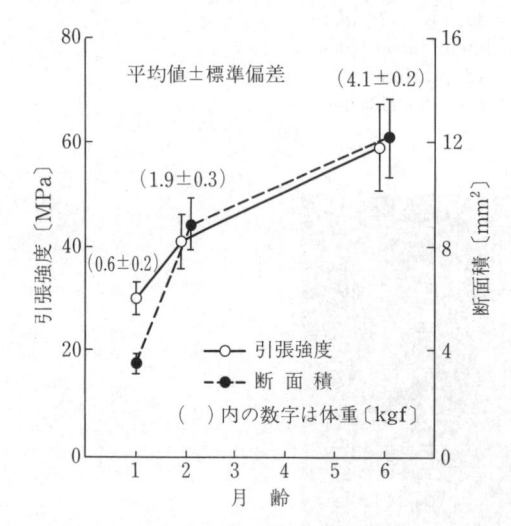

図3.6 成長過程にある家兎の膝蓋腱の引張強度，断面積，および体重の変化〔文献5から作成〕

引張荷重と断面積の積から家兎膝蓋腱が破断するときの荷重（最大荷重）を求めると，1，2，6月齢でそれぞれ105，359，709 N となり，1月齢に対して2月齢で3.4倍に，6月齢で6.8倍に増大し，体重の増加割合とほぼ同じになる．通常に走行する家兎の膝蓋腱に作用するピーク張力の体重に対する比は月齢を問わずほぼ2.2である．以上の結果から，成長による体重の増加にともなって膝蓋腱に作用する張力が増大するが，同じ割合で強度を増加させて適応していることになる[5]．

家兎の内側側副靱帯でも6か月までは上記膝蓋腱と同様な変化をするが，その後は安定し，36か月を過ぎると強度は低下し始める[7],[8]．ヒトの前十字靱帯でも，30歳を過ぎると加齢とともに剛性と強度はしだいに減少し，例えば強度は22〜35歳に比べて60〜97歳では30%にまで低下する（図3.7）[9]．微視的には，当初直径50 nm あるいは100 nm より細いコラーゲンフィブリルがほとんどであったのが，成熟とともに200 nm 前後やそれよりも太いフィブリルが増加して，図3.5に示したような2峰性の分布となる[10]．その後老化とともに，しだいに太いフィブリルが減少して再び細い径のフィブリルが大半を占め，単峰性の分布になるようである[11]．

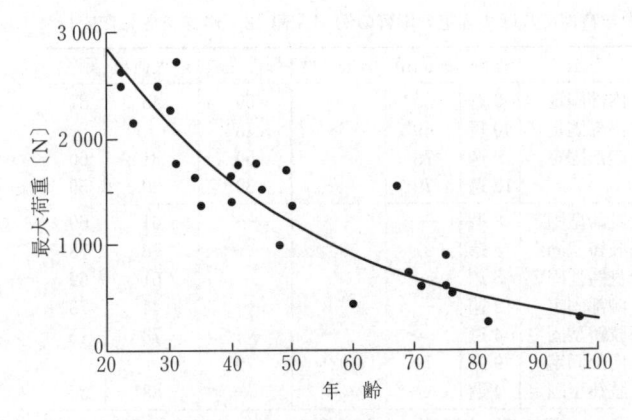

図3.7 ヒト前十字靱帯の最大荷重の加齢にともなう変化〔Woo, S. L-Y. *et al.*: Tensile properties of the human femur-anterior cruciate ligament-tibia complex. The effects of specimen age and orientation Am.J. Sports Med., 19, pp. 217–225 (1991)〕

3.4 除荷・負荷軽減と再負荷の効果

　筋骨格系の損傷を治療した後のしばらくの間は，治癒組織に過大な負荷が作用しないように患部とその周辺を固定するが，このためにもともと健常であった腱や靱帯に変化が生ずる。さらに，治癒が進んでリハビリテーションの段階になると，これらに再び負荷が作用する。また，他の疾患であっても安静期間中には腱や靱帯の負荷が軽減し，回復して通常の生活に戻るともとの負荷が作用するようになる。

　このような臨床的にも日常的に頻繁に起こる除荷や負荷軽減と，その後の再負荷の影響については，動物の下肢や全身をギプス（plaster cast）などで固定したり，その後これを取り外したりする方法を用いて実験的に研究されている。この節の前半では，これらの研究の概要を紹介する。

　しかしながら，いかに下肢などを固定する方法を講じても，筋肉を収縮させたり，弛緩させることは可能であり，そのために多かれ少なかれ何らかの負荷が，直接あるいは間接的に腱や靱帯に作用する。そこで，除荷の影響をより正確に調べるために，負荷を完全に除去したり，定量的に軽減させる実験モデルが開発されている。この節の後半では，この方法で腱や靱帯に及ぼす除荷，負荷軽減の効果を検討した研究について述べる。

3.4.1 下　肢　固　定

　下肢内で大腿骨と脛骨の間にロッドをピンで固定する方法（内部固定）や，下肢あるいは全身を外部から石膏で固定する方法（それぞれ下肢ギプス固定，全身ギプス固定）などで膝関節を固定し，腱や靱帯に作用する負荷を軽減させる実験を行い，所定の期間経た後に摘出した靱帯の引張試験を行った結果の例を**表3.1**にまとめる。結果はかなりばらついているが，側副靱帯（LCL，MCL）では引張強度，

3. 力学的負荷に対する腱・靱帯の機能的適応

表3.1 膝関節靱帯の断面積と力学特性に及ぼす固定の影響の例〔文献12, 13をもとに作成〕

著者	動物	部位	方法	期間	断面積	引張強度	弾性係数	最大荷重	剛性
Amiel ら [14]	家兎	LCL	内部固定	9週	85*	---	50	45	37
Binkley ら [15]	ラット	MCL	内部固定	40日	89*	38	43	---	---
Woo ら [16]	家兎	MCL	内部固定	9週	78	---	50	31	60
				12週	79	---	30	29	50
Noyes ら [17]	サル	ACL	全身鋳型固定	8週	---	---	---	61	60
Noyes [18]	サル	ACL	下肢鋳型固定	8週	97*	80	---	78	78
			全身鋳型固定	8週	---	---	---	61	69
Klein ら [19]	イヌ	ACL	内部固定	12週	---	---	---	44	73
Larsen ら [20]	ラット	ACL	下肢鋳型固定	4週	---	---	---	73	75
Newton ら [21]	家兎	ACL	内部固定	9週	74	102*	79*	---	---
Larsen ら [20]	ラット	PCL	下肢鋳型固定	4週	---	---	---	88*	67

データは対照群に対するパーセント（一部のデータは図から読み取り）を，* 印は有意差なしを表す．ACL＝前十字靱帯，LCL＝外側側副靱帯，MCL＝内側側副靱帯，PCL＝後十字靱帯

弾性係数が有意差[†]をもって大きく低下し，断面積も幾分小さくなるので，最大荷重（引張強度と断面積の積に相当）や剛性（荷重-伸び曲線の傾き）も著しく低くなる．

例えば，**図3.8**は，内部固定した家兎膝関節から摘出した内側側副靱帯の引張試

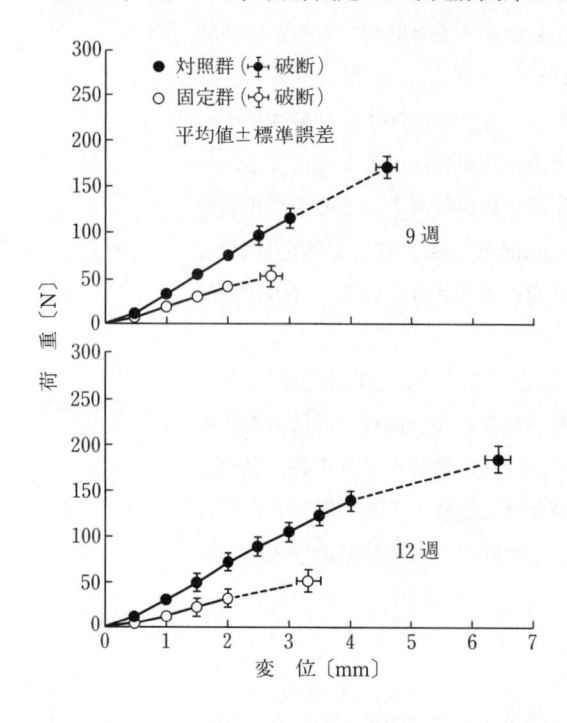

図3.8 内部固定した家兎膝関節から摘出した内側側副靱帯の引張特性〔Woo, S.L-Y. *et al.*: The biomechanical and morphological changes in the medial collateral ligament of the rabbit after immobilization and remobilization, J. Bone Joint Surg., 69A, pp. 1200-1211 (1987)〕

† 生体を使う実験では，個体差や実験操作などの影響がかなり大きく現れることもあって，得られる結果のばらつきは大きい．このために，結果を比較，評価する場合には，結果そのものや結果間の差が統計学的に意味がある（有意差あり，statistically significant）のかどうかを検定する必要がある．二つの結果の間の差が統計学的に意味があるのか，グループ内で三つ以上の結果の間で統計学的に意味のある違いがあるのかなどによって，種々の統計学的手法が使われる．

験結果で，9週間の固定で最大荷重，伸びともに大きく低下するが，さらに3週間固定を継続してもこれらの値には変化が見られていない[16]。しかしながら，材料の性質を表す弾性係数は，9週間に比べて12週間の固定でさらに減少する（表3.1）。9週間の固定で材料特性，断面積ともに大きく変化するが，その後は断面積よりも材料特性の変化が継続して起こるようである。

表3.1によれば，側副靱帯に比べて十字靱帯のほうが固定による力学的性質の変化は小さい。すなわち，除荷や負荷軽減という力学的環境の変化に対する抵抗は，側副靱帯より十字靱帯のほうが大きいようである。

Amielら[14),22),23)]は，家兎に放射性同位元素を投与し，膝関節固定が内側側副靱帯，前十字靱帯，および膝蓋腱の放射能に及ぼす影響を計測して，コラーゲンのターンオーバーを調べた。その結果，内側側副靱帯と膝蓋腱では，9週間の固定によって新生コラーゲンは有意に増加し，逆に既存のコラーゲンは有意に消失したが，差し引きのコラーゲン量は変化しなかった（表3.2）。これらに対して，前十字靱帯ではコラーゲンの新生も多いが，既存コラーゲンの消失のほうがはるかに多く，結果として正味のコラーゲン量は有意に減少した。12週間固定すると，前十字靱帯ではこの傾向がさらに進むが，内側側副靱帯ではコラーゲンは新生されなくなり，既存のコラーゲンが著しく減少し，その結果コラーゲン量は前十字靱帯と同程度に大きく減少した。9週から12週の間に内側側副靱帯で見られる既存コラーゲンの消失は，弾性係数などの材料特性の劣化（表3.1）を招く。また，コラーゲンのターンオーバーは靱帯のほうが，膝蓋腱よりはるかに大きい（表3.2）。

表3.2 膝関節固定による靱帯と膝蓋腱のコラーゲンのターンオーバー
〔文献14，22，23から作成〕

	内側側副靱帯		前十字靱帯		膝蓋腱
	9週間固定	12週間固定	9週間固定	12週間固定	9週間固定
新生コラーゲンの造成〔％〕	11.3±3.4*	1.2±3.6	18.5±2.6*	14.9±3.3*	8.7±2.8*
既存コラーゲンの消失〔％〕	14.0±5.8*	27.8±5.1*	31.9±3.6*	38.8±6.5*	6.1±2.6*
コラーゲン量の変化〔％〕	−2.1±3.1	−26.8±5.2*	−13.4±2.8*	−23.9±5.2*	2.7±4.1

（平均値±標準誤差，*は対照群と比較して有意差ありを表す）

Nakagawaら[24)]は，6週齢のラットの尾をつり上げて後肢に負荷がまったくかからないようにする実験を行い，5週後にアキレス腱を摘出して透過電子顕微鏡観察を行っている。その結果，コラーゲン線維の面積と径は有意に減少し，細い線維がきわめて多くなると述べている。

一方，Binkleyら[15)]は，ラット下肢を40日間固定すると，内側側副靱帯の断面積は少ししか減少しない（表3.1）ものの，靱帯当りのコラーゲンフィブリルの総数と単位面積当りのフィブリル数とは有意に減少し，しかも小径のフィブリルの割合が減って径の大きいフィブリルが相対的に増加する結果を得ている。そして，小

径のフィブリルが減少するためにフィブリルと基質の間の相互作用が低下して，靱帯の引張強度や弾性係数が減少するとしている。一般に，新生コラーゲンは小径であることが確認されているので，彼らの結果は上述の Amiel らの観察とは異なる。

このように，固定による腱や靱帯の力学的性質の変化の機構についてはまだ明確な結論は得られていない。

3.4.2　下肢固定解除による再負荷

ある期間下肢を固定した後に，これを解除して再び靱帯に通常の負荷を作用させると，構造特性である最大荷重や剛性は非常に大きく増加するが，固定の期間に比べてかなり長期間経てももと（対照群）には戻らない（**表3.3**）。

表3.3　膝関節固定解除による再負荷が靱帯の断面積と力学特性に及ぼす影響の例〔文献12をもとに作成〕

著者	動物	部位	固定期間	再負荷期間	断面積	引張強度	弾性係数	最大荷重	剛性
Woo ら [16]	家兎	MCL	9週	9週	103(131)	---	96(178)	79(256)	98(169)
			12週	9週	86(111)	---	107(254)	63(226)	80(144)
Noyes [18]	サル	ACL	8週	35週	---	---	---	79(129)	93(134)
			8週	84週	---	---	---	91(149)	98(142)
Larsen ら [20]	ラット	ACL	4週	6週(水泳)	---	---	---	90(175)	76(166)
		PCL	4週	6週(水泳)	---	---	---	103(141)	82(152)

データは対照群に対するパーセント，（　）内の数値は固定群に対するパーセント
ACL＝前十字靱帯，MCL＝内側側副靱帯，PCL＝後十字靱帯（一部のデータは図から読み取り）

例えば，Noyes[18] によると，サルの全身を8週間ギプス固定すると，前十字靱帯の最大荷重は39%減少するが，その後固定を解除して，35週間もの間通常の活動させてもなお21%低いままであり，さらに49週間経過（合計84週間の再負荷）してようやく対照群との間に有意差がなくなる（表3.1，表3.3，**図3.9**）。Wooら[16] が報告している家兎内側側副靱帯の弾性係数の変化を見ると，材料特性は固

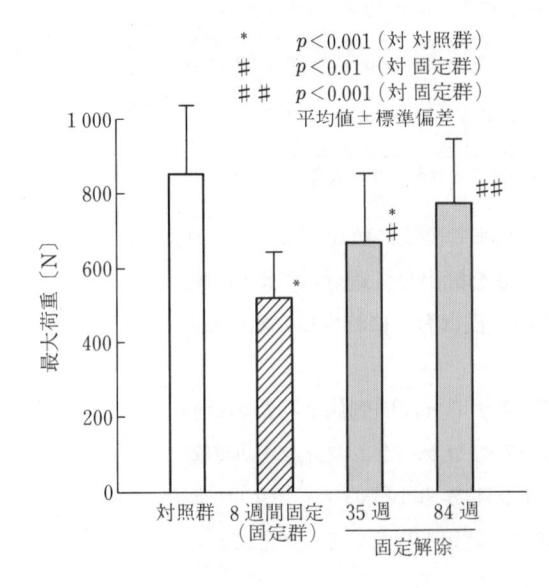

図3.9　8週間全身ギプス固定したサルの前十字靱帯の最大荷重と，その後の固定解除（再負荷）による変化〔文献18をもとに作成〕

定解除によって正常まで回復するようである．しかしながら，材料特性に関するデータが少ないので，現時点でこのように結論することは難しい．再負荷によって弾性は比較的早く回復するが，強度の回復は非常に遅れる可能性もある．

3.4.3　実験的ストレスシールド（応力遮蔽）

表3.1や表3.3で結果に大きなばらつきがある原因の一つとして，下肢を固定しても対象とする組織に作用する応力や負荷が完全には除かれないことが考えられる．そこでYasudaやHayashiら[25)~28)]は，組織に作用する応力を完全に除去したり，所定の大きさの応力を定量的に軽減する以下に述べる方法（ストレスシールド法：stress shielding method）を開発した．

家兎の膝蓋腱を露出させた後，膝蓋骨と脛骨結節にそれぞれ直径1mmのステンレス鋼製ピンと外径3mmのステンレス鋼製ネジを横方向に刺入し，これらを利用してステンレス鋼製の軟らかいワイヤーか高分子材料製の人工靱帯をかけ，これを引っ張って固定して，膝蓋腱に負荷がまったくかからない状態（完全除荷），あるいは通常作用する負荷の30%の大きさの負荷が作用する状態（負荷軽減）にする（**図3.10**）．負荷軽減の場合は，3週までは正常負荷の30%前後に負荷は維持されるが，低負荷に対して適応することもあって腱はしだいに短縮するために，6週後では正常負荷の約40%に，12週後には50%近くに増加する[29)]．完全除荷の場合には，実験期間中膝蓋腱にはまったく負荷が作用しない[26)]．

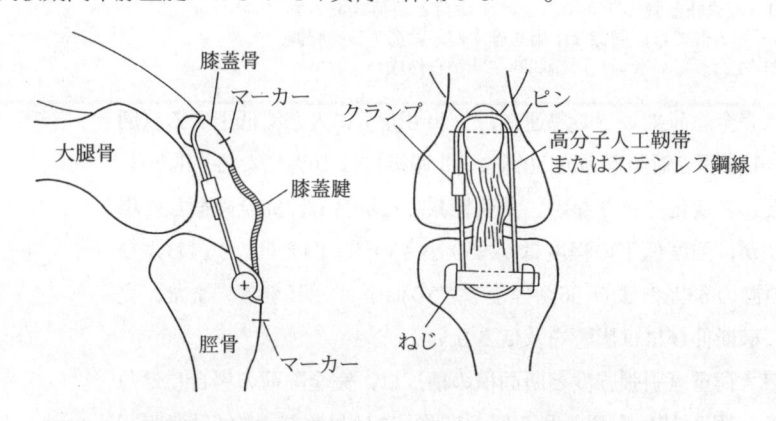

図3.10　膝蓋腱に作用する負荷を完全に取り除いたり軽減するストレスシールド法〔Majima, T. *et al.*: Deterioration of mechanical properties of the autograft in controlled stress-shielded augmentation procedures - An experimental study with rabbit patellar tendon, Am. J. Sports Med., 22, pp. 821-829 (1994)〕

このような手術操作の後，通常の日常活動を行わせながら飼育し，所定の期間を経た後に膝蓋腱を摘出して引張試験を行う．この方法によれば，膝関節は正常と同様に自由に回転でき，しかも膝蓋腱周囲の環境をほぼ生理的な状態に維持することができる．

除荷，あるいは負荷軽減された膝蓋腱の断面積は，まったく手術操作を施さない

そのままの腱（対照群）や同様な手術のみを施すだけで除荷や負荷軽減の操作をしなかった腱（シャム群[†]）に比べて有意に増加する（**図 3.11**）[26),29)]。完全除荷すると，断面積は急激にしかもきわめて大きく増加し，3週後には対照群の230％までに達し，その後は減少する。負荷軽減の場合にも初期には完全除荷群と同様に断面積は大きく増加するが，2週後に対照群の170％程度の最大値を取った後はしだいに減少する。しかしながら，6週や12週後でも，断面積はもとには戻らない。

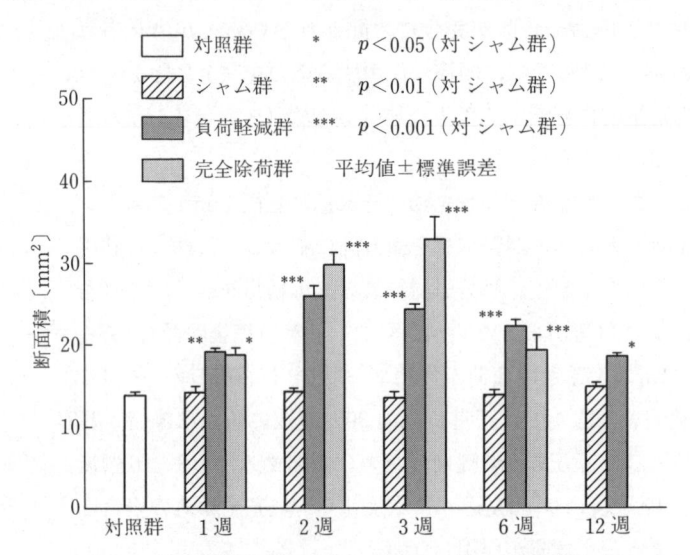

凡例：
- □ 対照群　　　＊　　$p<0.05$（対 シャム群）
- ▨ シャム群　　＊＊　　$p<0.01$（対 シャム群）
- ▨ 負荷軽減群　＊＊＊　$p<0.001$（対 シャム群）
- ▨ 完全除荷群　　平均値±標準誤差

図 3.11 家兎膝蓋腱の断面積に及ぼす除荷と負荷軽減の影響（シャム群では，同様な手術を施すが，除荷や負荷軽減の操作を行っていない）〔文献 26, 29 から作成〕

膝蓋腱の引張強度は完全除荷によって急速に，しかも非常に大きく低下する（**図 3.12**）[26),29)]。例えば，1週間で対照群の約50％に，3週後には10％になる。しかしながら，その後はほとんど変化を示さない。負荷軽減した場合も，完全除荷した場合と同様な変化を示すが，強度低下の程度はかなり小さい[29)]。例えば，2週および6週で，それぞれ対照群の53％および56％程度までの低下にとどまる。また，完全除荷や負荷軽減は，破断伸びには影響を及ぼさない。

構造的強度を示す最大荷重（引張強度と断面積の積）は，完全除荷の場合には急速に，大きく低下する（**図 3.13**）[26),29)]。例えば，1週後には対照群の約65％に，2週では25％になる。しかしながら，断面積が大きく増加するために，引張強度の減少に比べて最大荷重の低下はかなり小さい。一方，負荷軽減の場合の最大荷重は，実験期間とともに若干減少する傾向を示すものの，減少の程度は非常に小さく，対照群やシャム群とほとんど変わらない。この場合には，引張強度の低下を断

[†] 生体に手術操作を加える実験では，この操作を加えるだけで結果に影響が生ずる可能性がある。このために，手術の際に目的とする操作を加える正規の実験群のほかに，同じ手順で手術のみを行う実験群（シャム群，sham-operated group）を設けて，結果を比較することが多い。

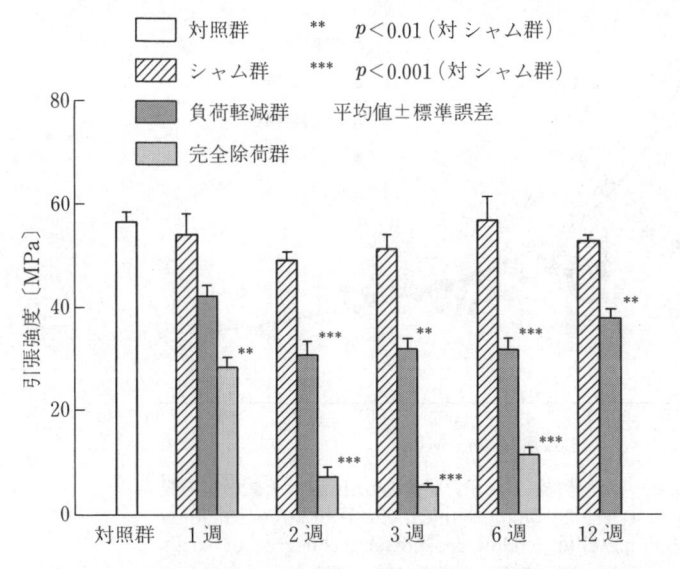

図 3.12 家兎膝蓋腱の引張強度に及ぼす除荷と負荷軽減の影響
〔文献 26, 29 から作成〕

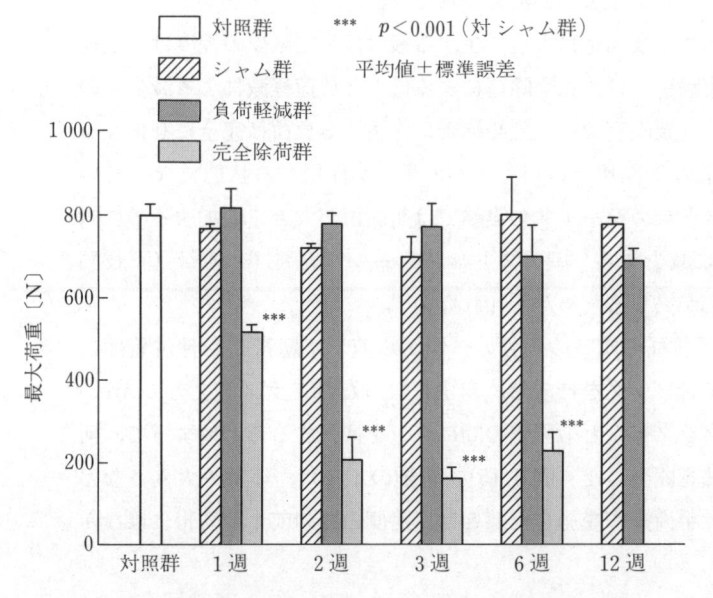

図 3.13 家兎膝蓋腱の最大荷重に及ぼす除荷と負荷軽減の影響
〔文献 26, 29 から作成〕

面積の増加で補うが，完全除荷の場合にはこのような補償は行われないようである（**図 3.14**）[29]。いずれの場合でも，剛性（スティフネス：stiffness）は最大荷重とほぼ同様な変化を示す。これらの結果で興味があるのは，膝蓋腱には通常の活動で作用する負荷の 30% 以上の負荷を作用させておけば，機能的（ここでは最大荷重に相当）には問題がないという点である。

なお，このような応力に対する反応は年齢によって異なり，生後 1，2 か月の家兎の膝蓋腱の断面積や引張強度に及ぼす除荷の影響は，上に示した成熟家兎におけ

3. 力学的負荷に対する腱・靱帯の機能的適応

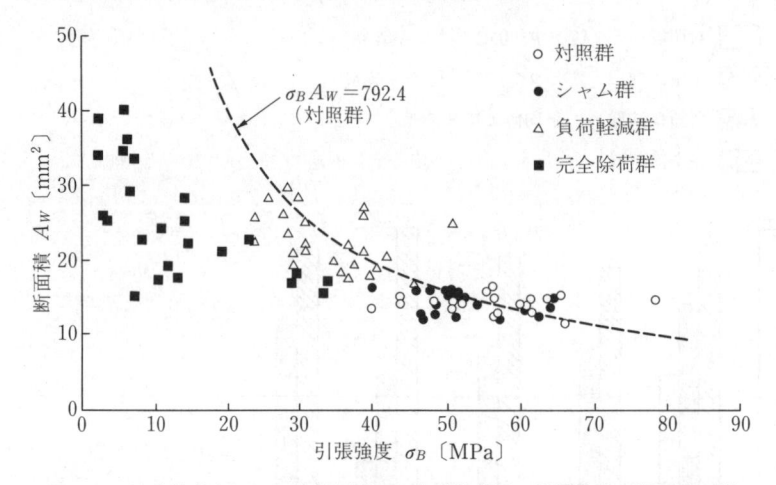

図 3.14 完全除荷あるいは負荷軽減した家兎膝蓋腱の引張強度と断面積の関係〔Majima, T. *et al.*: Biomechanical effects of stress shielding of the rabbit patellar tendon depend on the degree of stress reduction, J. Orthop. Res., 14, pp. 377-383 (1996)〕

るよりもはるかに大きく，しかもより早期に現れる[30]。

ところで，前節で述べた下肢固定によって生ずる最大荷重の減少の程度は，上述のストレスシールドの実験における完全除荷による低下と負荷軽減による減少との間にある。この結果は，下肢固定では，腱や靱帯に作用する負荷は完全に0になっているのではなく，正常の30％以下のいくらかの負荷が作用する状態になっていることを示している。ストレスシールドの実験では断面積が大きく増加するのに対して，下肢固定では逆に減少する。腱（ストレスシールド実験）と靱帯（下肢固定）で負荷に対する反応が異なるためかも知れない[12]。

そこでKeiraら[31]は，雑種のイヌの脛骨の外側から前十字靱帯の脛骨付着部にわたって円柱状に切って骨プラグを作成し，自由になった骨プラグを上方に3mmだけ移動させた後，骨プラグともとの脛骨の間にネジを挿入することによって，前十字靱帯を除荷する方法を開発した（**図 3.15**）。雑種のイヌは，年齢や大きさなどがまちまちであるので，手術操作を施した膝とは反対側の膝の前十字靱帯にはなん

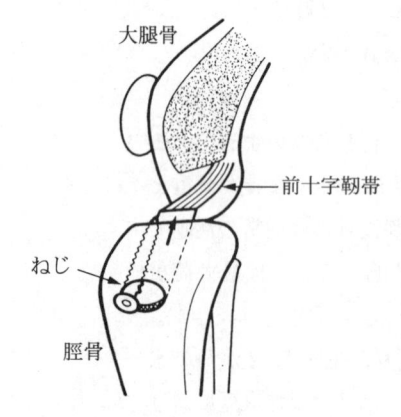

図 3.15 前十字靱帯に作用する負荷を除去する方法〔Keira, M. *et al.*: Mechanical properties of the anterior cruciate ligament chronically relaxed by elevation of the tibial insertion, J. Orthop. Res., 14, pp. 157-166 (1996)〕

ら手術操作を施さない（無処置群）で，これら左右の靱帯で得られた結果の比をとり，また別のイヌでは，一方の膝には同様な方法で作成した骨プラグを 3 mm だけ挙上させた後にもとの位置に戻して固定（シャム群）して得られた結果と，反対側の膝の無処置前十字靱帯（無処置群）の結果との比をとり，最終的にこれら二つの比を比較して結果の評価を行っている。

その結果，術後 6 週では除荷した前十字靱帯の断面積は有意に増加し，12 週でも有意差はなかったもののこの傾向が引き続き観察された。また，靱帯の引張強度は，シャム群に比べて 6 週でかなり減少し，12 週では有意差をもって低い値になった（図 3.16）。これらの結果は，上述の家兎膝蓋腱に対するストレスシールド実験の結果と同様な傾向を示しているが，除荷による変化は前十字靱帯のほうが膝蓋腱よりもはるかに小さい。また，表 3.1 に示した固定に対する靱帯の反応の結果に近い結果となっている。すでに述べたように，腱と靱帯では組成や微視的構造に幾分の違いがあるうえに，前十字靱帯は膝関節内にあって関節液にさらされていること，また日常的動作で両者に作用する負荷が大きく異なることなどが，膝蓋腱との間で除荷に対する反応の大きさに違いが現れた理由と考えられる[31]。

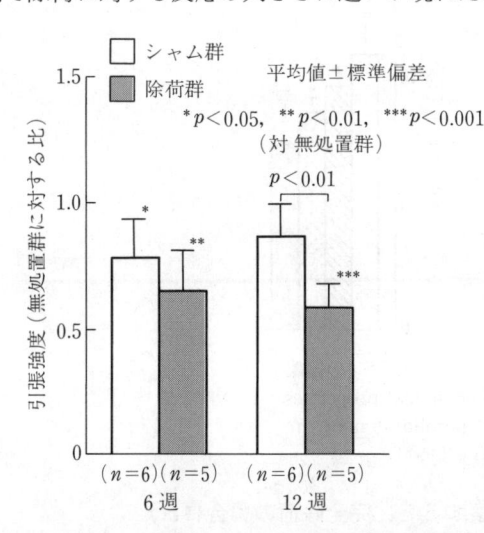

図 3.16 イヌ前十字靱帯の引張強度の除荷による変化（縦軸は処置群と反対側の無処置群との比で，n は試料数）〔Keira, M. et al.: Mechanical properties of the anterior cruciate ligament chronically relaxed by elevation of the tibial insertion, J. Orthop. Res., 14, pp. 157-166 (1996)〕

ところで，すでに述べたように，腱や靱帯はコラーゲンを主体とする結合織線維，線維芽細胞，およびプロテオグリカンなどの基質から構成されている。応力除荷や負荷軽減の影響がこれらの下部組織とどのような関係にあるのかは興味のあるところである。そこで，Yamamoto ら[32]は，膝蓋腱などから直径約 300 μm のコラーゲン線維束を摘出し，引張試験を行う技術を開発した。そして，正常な家兎膝蓋腱から摘出したコラーゲン線維束の接線係数[†]や引張強度は，腱そのもので得ら

[†] 生体軟組織や多くの高分子材料の応力-ひずみ関係は非線形であるので，弾性を表すのに線形弾性体である金属におけるヤング率のような弾性係数を用いることはできない。そこで，適当に選んだひずみ範囲の応力-ひずみ曲線を直線と見なしてその傾きや，あるひずみにおける応力-ひずみ曲線の接線の傾きを，接線係数（tangent modulus）と定義して用いる。

れる値よりかなり小さく，破断ひずみが大きくなると報告している。線維束の特性には，コラーゲン線維間の相互作用や基質の影響が少なく現れるために，このような結果が得られたものと考えられる。

この方法を利用して，図3.10に示した方法で完全除荷した家兎膝蓋腱からコラーゲン線維束を摘出して，その接線係数や引張強度を調べると，除荷によるこれらの値の低下（**図3.17**）は腱で得た結果（図3.12）よりもかなり小さく現れる[33]。この結果は，除荷という負荷の変化が膝蓋腱の力学的性質に及ぼす影響には，コラーゲン線維はもとより，線維間の相互作用や基質が関与することを示している。換言すれば，負荷変化に対する腱の再構築には，コラーゲンのみならずこれらすべてが関係することになる。

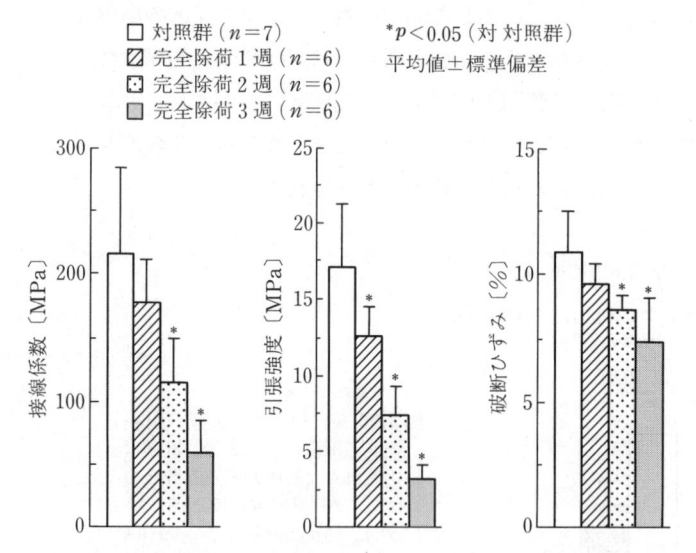

図3.17 完全除荷した家兎膝蓋腱から摘出したコラーゲンの線維束の力学的性質〔Yamamoto, E. *et al.*: Mechanical properties of collagen fascicles from stress-shielded patellar tendons in the rabbit, Clin. Biomech., 14, pp. 418-425 (1999)〕

また，図3.10に示す実験を行った後に組織を観察すると，完全除荷の場合には，2から3週後の線維芽細胞の数は対照群の4から5倍に増加し，その後6週まで変化しない[26]。この結果は，除荷や負荷軽減による膝蓋腱の力学的性質の変化には線維芽細胞が密接に関係することを示唆する。負荷の変化に応じて線維芽細胞が増殖し，コラーゲンの産生と吸収が活発に行われ，腱や靭帯の大きさや性質が変わるものと推察される。

そこで，山本ら[34]は，家兎の膝蓋腱を直径 $0.1\,\mu\mathrm{m}$ の微細な孔を無数にもつ薄膜で包んで，周囲からの線維芽細胞の侵入を抑制した状態にして，図3.10に示す方法で2週間完全除荷する実験を行っている。その結果，膜で包んだ腱の線維芽細胞の数は，膜のない場合の40%以下になり，これに対応して，完全除荷による腱の断面積の増加は対照群に比べて40%にとどまり，膜を取り付けない場合の増加

(110%，図 3.11) よりもはるかに小さくなる．また，引張強度も膜を取り付けない場合よりも有意に低くなる (**図 3.18**)．これらの結果から，除荷によって生ずる断面積の増加や引張強度の低下は，周囲組織から侵入した線維芽細胞によって産生される未成熟なコラーゲンによることが示唆される．

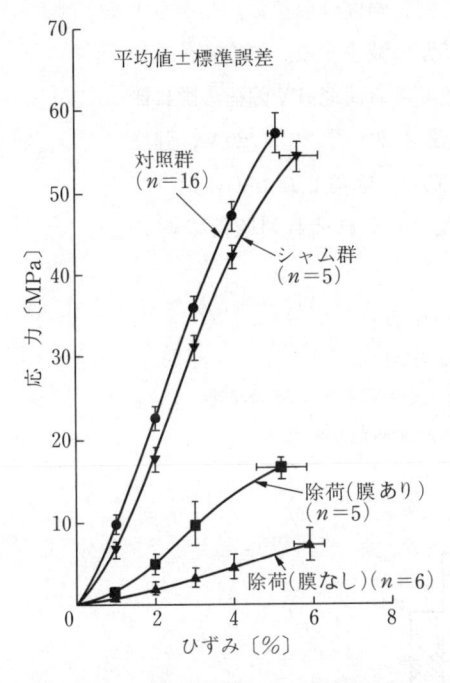

図 3.18 微細孔をもつ薄膜で包んだ家兎膝蓋腱と，膜で包まない腱の引張特性に及ぼす除荷の影響の違い（n は試料数）〔山本憲隆，ほか：家兎膝蓋腱の力学的性質に及ぼす Stress shielding の影響——線維芽細胞の侵入抑制の効果について——，日本臨床バイオメカニクス学会誌，16, pp. 119-122 (1995)〕

実際に，3 週間完全除荷した家兎膝蓋腱を透過電子顕微鏡で観察すると，直径 90 nm 以下のコラーゲンフィブリルの数が大きく増加し (**図 3.19**)，フィブリルの分布には対照群で見られたような 180〜240 nm 付近のピーク（図 3.5）が見られなくなる[35]．単位面積当りのフィブリルの数（平均 17.6/μm^2）は対照群（24.4/μm^2）より減少するが，6 週後では細いフィブリルの数が増加するためにこの数は増加（26.5/μm^2）する．また，フィブリルが占める面積割合は，対照群（平均 68%）に比べて 3 週後（49%）でも 6 週後（55%）でも少ない．したがって，除荷による強度の低下は，フィブリルが占める面積割合の減少と，細い未成熟なフィブリルの増加によるものと考えることができる．

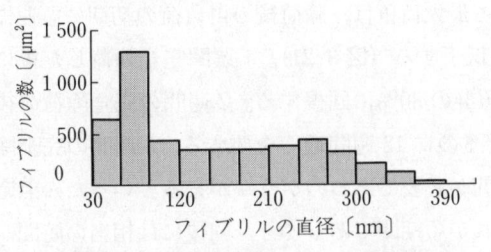

図 3.19 3 週間完全除荷した家兎膝蓋腱におけるコラーゲンフィブリルの直径の分布（ヒストグラム）

3.4.4 ストレスシールド法による除荷,負荷軽減後の再負荷

図3.10に示したストレスシールド法で,所定の期間,正常の30%に負荷を軽減,あるいは完全に除荷した後,膝蓋骨と脛骨の間にかけた人工靱帯,あるいは鋼線を切断すると,膝蓋腱に再びもとの正常な負荷を作用させることができる[36]。

すでに述べたように,負荷軽減や完全除荷によって引張強度は急速に,しかも大きく低下し,2週間ではそれぞれもとのほぼ55%,15%に減少する。再度負荷を作用させると,引張強度はしだいに増加するが,その速度は負荷軽減や除荷の際に観察される強度減少の速度に比べてはるかに小さい(図3.20)[27),36]。しかも,強度の回復は,負荷を正常の30%に軽減した膝蓋腱より完全に除荷したもののほうが大きくて早い。さらに,再負荷12週間後の引張強度は,それぞれ対照群の約75%,60%で,もとの強度に比べてかなり低い。

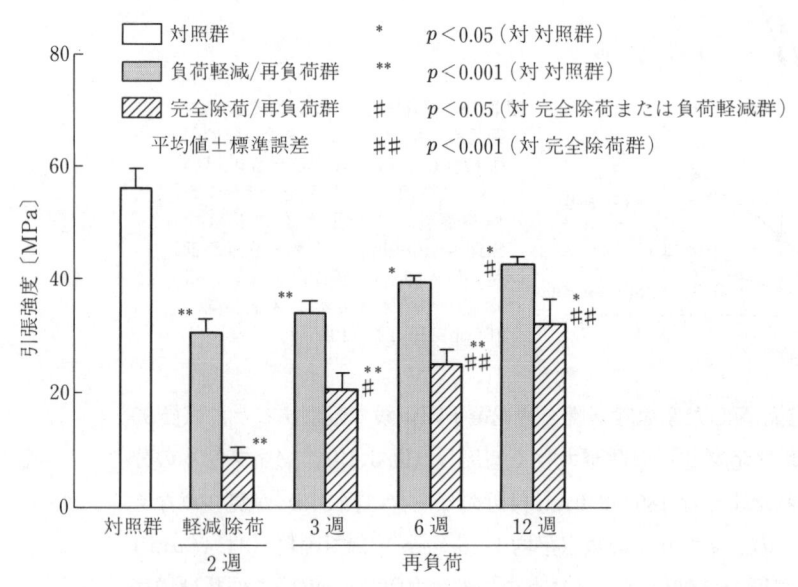

図3.20 2週間正常値の30%に負荷軽減,あるいは完全除荷した家兎膝蓋腱に,その後3,6,12週間正常負荷を作用させた場合の引張強度の変化〔Hayashi, K. et al. : Response of knee joint tendons and ligaments to mechanical stress, Biomechanics − Functional Adaptation and Remodeling, Hayashi, K. et al. (Eds.), pp. 185-212, Springer-Verlag, (1996)〕

負荷軽減や除荷の場合とは対照的に,再負荷によって腱の断面積はしだいに減少する。引張強度と断面積の積である最大荷重は,除荷後の再負荷の初期に急速に増加するが,増加の速度はしだいに低下する(図3.21)。1週間完全除荷した後に再負荷すると,6週間の再負荷で対照群の80%に回復する。2週間の完全除荷の後では,もとの最大荷重の80%まで戻るのに12週間近くを要する。3週間の完全除荷の場合には,回復にはさらに長期間が必要であるのがうかがえる。いったん無応力の状態にさらされると,いかにそれが短期間であっても,回復には相当の時間が必要なようである[27]。

さらにここで注目されるのは,このようにかなり長期間再負荷しても,除荷の期

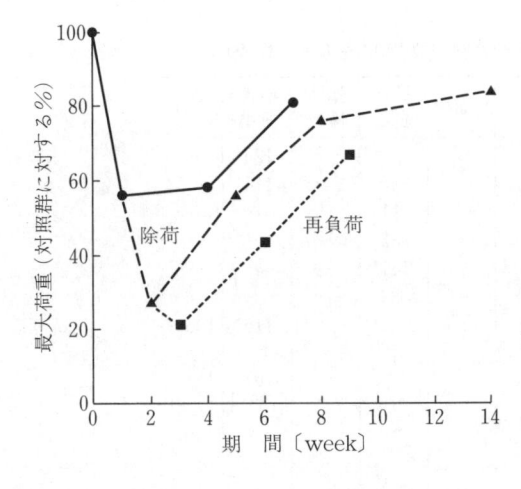

図 3.21 1，2，3週間完全除荷した後に再負荷した家兎膝蓋腱の最大荷重の変化〔文献36から作成〕

間によらず最大荷重はもとの80％程度までしか戻らないことである。この程度まで強度が回復すれば，機能的に問題がないことを生体が知ってそれ以上の変化を生じないのか，または生体特有の冗長性（redundancy）によるのか低い検出精度のために，この程度まで達すれば生体はすでに回復したとみなすのかも知れない。

3.5 過負荷の効果

　健康の維持と増進のためにわれわれは運動を行う。これによって，骨の代謝が亢進して強度低下が防止できるとともに，筋力が増大するし，血液循環や呼吸の機能が向上するといわれている。これらの効果から考えると，腱や靱帯にも影響が出るはずであり，運動負荷に対して何らかの適応反応を示すことが予想される。

　このために，腱や靱帯に及ぼす運動負荷や荷重増大の影響に関する研究が比較的多く行われている。しかしながら，上述の固定の場合と同様に，得られている結果には相違やばらつきが多い。これは，運動負荷中の腱や靱帯に作用する荷重，応力の大きさがまちまちであるためである。腱や靱帯に直接作用する負荷の大きさを正確に計測するのは非常に難しく，いくつかの方法が検討されているものの，実際に正確な計測を行った報告はない。

　そこで，運動負荷の実験とは別に，特殊な方法で腱や靱帯に作用する負荷，あるいは応力を定量的に増加させる試みが進められている。

3.5.1　運動負荷の効果

　動物に運動負荷を与えた後に，摘出した腱，靱帯の引張試験を行った結果の例を**表3.4**にまとめる。動物種，運動量，部位などが異なることもあって，力学特性にはかなりのばらつきが見られるが，構造的強度である最大荷重などは運動負荷によって増加する傾向となっている。これに対して，引張強度などの材料特性にはあまり明確な影響は現れていない。

表 3.4 腱・靱帯の力学特性に及ぼす運動負荷の影響の例〔文献 12 をもとに作成〕

著者	動物	運動量	期間	部位	断面積	引張強度	弾性係数	最大荷重	剛性
Tipton ら [37]	ラット	1.6 km/h, 1 h/d	6〜12 週	MCL	---	---	---	128*	---
Tipton ら [38]	イヌ	1 h/d, 6 d/w	6 週	MCL	---	---	---	114	---
Tipton ら [39]	サル	3.2-4.0 km/h	20 週	MCL	---	91	---	---	---
		15-20%傾斜		LCL	---	82	---	---	---
		60-75 min/d		PT	---	141*	---	---	---
				AT	---	89	---	---	---
Viidik [40]	家兎	3 回/d, 5 d/w Total 100 km	40 週	ACL	---	---	---	116*	106
Woo ら [41]	ブタ	6 km/h, 1 h/d (8 km/h, 30 min/d を隔日に追加) 5 d/w	12 月	MCL	---	---	---	107 [138*]	114
Woo ら [42,43]	ブタ	同上	3 月	DFT	99	---	100	106*	---
			12 月	DFT	108	---	100	120*	123*
Woo ら [43,44]	ブタ	同上	3 月	DET	---	---	---	86	---
				(DLET	90	---	---	85	---)
			12 月	DET	---	122*	129*	123*	---
				(DLET	121*	---	---	162*	158*)
Cabaud ら [45]	ラット	1.8 km/h, 8%傾斜, 30 min/d, 6 d/w	8 週	ACL	---	117*	107	117*	107*
		同上 60 min/d, 6 d/w	8 週	ACL	---	109	108	109	107
Wang ら [46]	イヌ	3 km/h, 75 min/d 11 kg backpack 5 d/w	420〜557 週	MCL	---	97	136	110	104

データは対照群に対するパーセント（一部のデータは図から読み取り）を，［ ］の中の数値は体重変化を考慮したパーセントを，* 印は対照群と比較して有意差ありを表す。ACL＝前十字靱帯，AT＝アキレス腱，DET＝指伸筋腱，DFT＝指屈筋腱，DLET＝指外側伸筋腱，LCL＝外側側副靱帯，MCL＝内側側副靱帯，PT＝膝蓋腱

　Cabaud ら[45]は，効果はあまり大きくはないが，短時間の運動を毎日行わせるほうが，長時間の運動を毎日か隔日行わせるよりも，ラット前十字靱帯の最大荷重を増加させる結果を得ている（図 3.22）。これらの結果から彼らは，スポーツ選手には短時間の運動を繰り返して行うのが有効であると述べている。

　また，家兎に 40 週間や，ブタに 12 か月間など，比較的長時間運動負荷を与えると強度が増加するが，Wang ら[46]のイヌの実験結果を見ると，一生に匹敵するほどきわめて長期間運動させるとその効果は消えてしまうようである。先に述べたように，加齢によって組織の強度が低下し，これが運動負荷による強度増加と相殺したり，長い期間中に組織が荷重に対して適応してしまい，通常の性質に戻るのかも知れない。

　Woo ら[42],[44]が行った組織学的観察によると，ブタ指屈筋腱では運動によって腱の重量やコラーゲン量に変化は現れないが，強度増加の大きい指外側伸筋腱ではコラーゲン量は有意に増加するようである。また，運動によってコラーゲン量が増加するとともに，線維束の径も増加するという報告がある[38]。

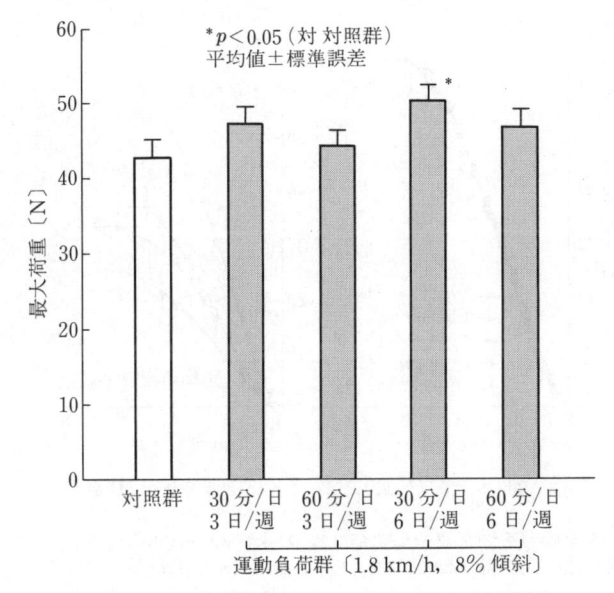

図 3.22 ラット前十字靱帯の最大荷重に及ぼす運動時間と頻度の影響〔文献 45 から作成〕

3.5.2 実験的過負荷

上述の運動負荷の実験では，それぞれで運動量がかなり異なることもあって，結果には大きなばらつきが現れる。運動によって，当該組織にどの程度の大きさの荷重や応力が作用するのかを定量的に求めればよいが，これは非常に難しい。そこで，腱や靱帯に作用する応力を定量的に増加させる動物実験が行われている。

Yamamoto ら[27),47)]は，家兎膝蓋腱の両側から幅にして合計で 1/4 あるいは 1/2 を切除して，これに作用する応力を正常のそれぞれ 133% あるいは 200% に増加させる実験を行っている。

その結果，幅の 1/4 を切除して応力を 33% だけ増加させた場合には，引張強度は術後 3 週でやや減少するが，その後は回復し，12 週まで応力-ひずみ曲線や引張強度にはほとんど変化が見られない（図 3.23（a））。腱の断面積は 3 週で増加し，その後はほとんど変化しない。幅 1/4 を切除したときには断面積はもとの 3/4 になったのであるから，最大荷重も 3/4 になるが，3 週後には引張強度は減少するものの，断面積の増加によって最大荷重は切除時の値を維持する。その後は，断面積は変化しないものの引張強度が回復するために，最大荷重は正常の 85% 程度に落ち着く（図 3.24）。

一方，膝蓋腱の幅を半分切除して，応力をもとの 2 倍に増加させた場合には，半数の腱（N 群，図 3.23（b））では対照群とほとんど同じ応力-ひずみ曲線や引張強度を示すが，残りの約半数の腱（D 群，図 3.23（c））では，これらは対照群とは大きく異なり，弾性係数や引張強度は非常に大きく低下する。N 群では 3 週後には切除時に比べて断面積が 10% 程度増加するが，その後は変化しない（図 3.24）。

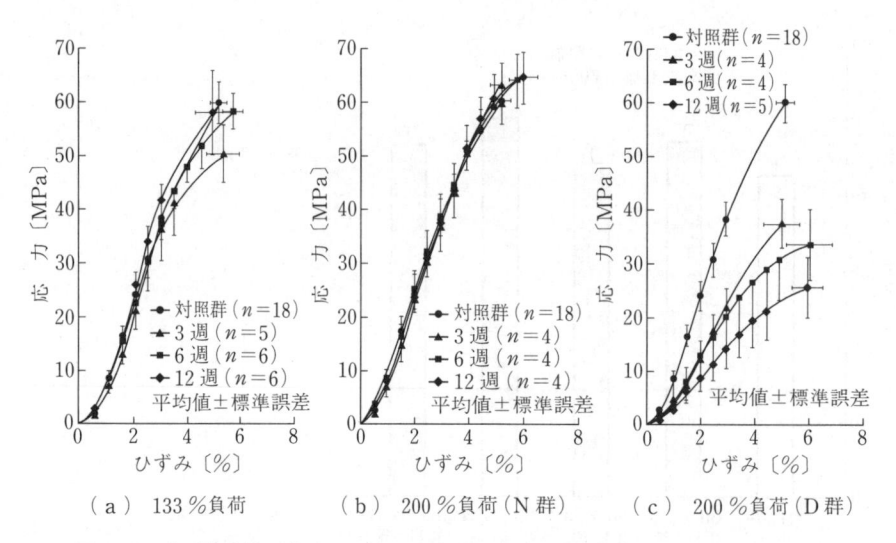

(a) 133%負荷　　(b) 200%負荷（N群）　　(c) 200%負荷（D群）

図3.23 家兎膝蓋腱に作用する応力を通常値の133%（a），および200%（b，c）に増加させて，所定の期間経た後に得られた応力-ひずみ曲線（n は試料数）〔Yamamoto, N. *et al.*: Biomechanical studies of the rabbit patellar tendon after removal of its one-fourth or a half, Trans. ASME, J. Biomech. Eng., 121, pp. 323-329 (1999)〕

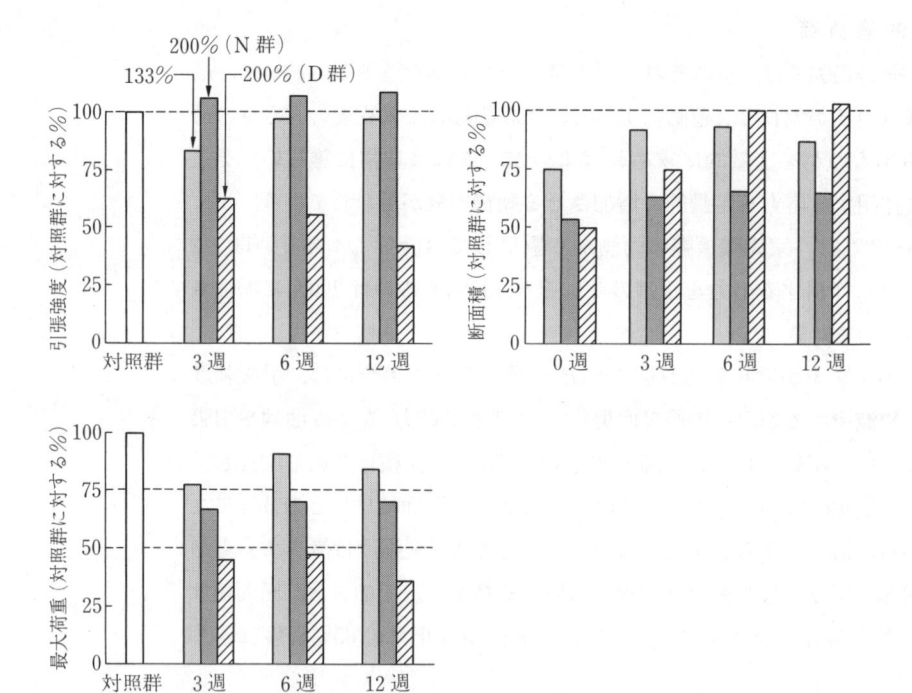

図3.24 作用する応力を通常値の133%，および200%に増加させたことによる家兎膝蓋腱の引張強度，断面積，最大荷重の変化〔Hayashi, K. *et al.*: Response of knee joint tendons and ligaments to mechanical stress, Biomechanics—Functional Adaptation and Remodeling, Hayashi, K. *et al.* (Eds.), pp. 185-212, Springer-Verlag, (1996)〕

引張強度が若干増加することもあって，最大荷重は切除時（正常の1/2）より高くなり，正常の75％近くまで増加する．これに比べてD群では，断面積は急速に増加し，6週や12週後では切除時の2倍程度に達するものの，引張強度が非常に大きく減少するために，最大荷重は切除時の値（正常の1/2）よりも低くなり，この傾向は時間とともに著しくなる．

組織を観察すると，N群ではいずれの期間でも正常との違いは認められず，スピンドル形の線維芽細胞が一様にしかもまばらに分布する．しかしながらD群では，非常に多数の円形の線維芽細胞の存在する領域が現れ，コラーゲン束の断裂や瘢痕（はんこん）組織の浸潤が観察される[47]．すなわち，応力を正常の2倍に増加させた膝蓋腱には何らかの損傷が生じ，このために適応効果が追いつかないものと推察される．

以上の結果から，膝蓋腱は，作用する応力を正常の30％程度増加させても力学的に適応するが，2倍に増加させると半数は適応の傾向を示すが，残りの半数は適応しないことになる．過負荷に対する適応の限界はこれらの間にあるようである．

ところで，後に述べるように損傷した前十字靱帯は保存的な方法では治癒しないために，自己の膝蓋腱の中央の幅にして約1/3を切りはずし，これを移動させて靱帯再建を行うことが多い．再建に用いた膝蓋腱のその後の変化に関する研究は多いが，残りの膝蓋腱についてもいくつかの報告[48]~[51]がある．上に述べた過負荷の実験と違って，この場合には中央の幅1/3分を取り除いた残りの両側の腱が負荷を支えることになる．

例えば，Hanselmannら[50]は，ヒツジの膝蓋腱の中央部幅1/3を前十字靱帯再建のために移植した後の1年後に，残存する膝蓋腱の断面積を計測したところ，反対側の対照群に比べて有意に増加し，一方弾性係数は有意ではないものの大きく減少し，これらの結果，剛性にはほとんど違いがなかったと報告している．

これと同様に，Kampsら[49]は，切除後3か月間家兎を運動（速度0.48 km/h，1日10分間，週5日）させたところ，断面積はもとの650％（反対側対照群の411％）まできわめて大きく増加し，一方，弾性係数は対照群の24％に減少するが，最大荷重は138％に増加して対照群との間には有意差がなくなるという結果を得ている．また，切除後に膝関節を内固定すると，断面積や弾性係数の変化はかなり大きく低下する．

Kampsと同じ研究グループのAtkinsonら[51]も同様な結果を報告しており，膝蓋腱中央の幅1/3を除去した後12週間上記と同じ程度の運動をさせたところ，切除しない対照群に比べて断面積は200％に，弾性係数は46％に大きく変化するが，剛性と最大荷重はそれぞれ75％，77％まで回復する．さらに，切除した部分にナイロンのフィラメントを取り付けて残存する腱に作用する負荷を減少させると，これらの変化は大きく低下するという結果を得ている．

上述のYamamotoら[27],[47]の実験と同様な方法として，膝蓋腱の内側の幅1/3を除去する実験も行われている[52],[53]．例えば，Linderら[53]は，イヌで3, 6か月後

に，残った膝蓋腱の断面積はそれぞれもとの493％，361％（反対側対照群の275％，288％）に増加し，一方接線係数はもとの30％，37％まで減少したと報告している。材料特性の変化を断面積増加で補うように，構造特性である剛性は3，6か月でもとの145％，155％に増加し，対照群の85％，91％になる。同様に，最大荷重はもとの141％，135％に増えて，対照群の83％，79％にまで変化する。

以上の結果は，膝蓋腱の一部を除去して過負荷の状態にすると断面積が大きく増加することを示しており，Yamamotoら[27),47)]の結果と定性的に一致する。しかしながら，材料特性に及ぼす影響については，一部で同様な結果が得られているものの，両者の間には大きな違いがある。Yamamotoらは過負荷が腱の材料特性に及ぼす直接的影響を調べるために，腱の周囲に形成される瘢痕組織をほぼ完全に除去した後に引張試験を行っている。これに対して，他の研究者は靱帯再建の臨床を意識して，大量に形成される瘢痕組織には一切手を加えず，一部を欠いて残存する膝蓋腱とその周囲の瘢痕組織とを合わせた試料に対して試験を行っている。このために，後者の場合には断面積が非常に大きく計測され，その結果弾性係数などが低値になっているものと考えられる。このことは，いずれの実験でも最大荷重が正常値の75％以上に達することからも推察される。

靱帯に対する過負荷の影響に関する実験はほとんど報告されていない。Gomez[54)]は，長さ9.5mm，直径1.6mmのステンレス鋼製のピンを家兎の内側側副靱帯の裏側に挿入して，この靱帯に作用する負荷を増大させる実験を行っている[1)]。あらかじめ行ったin vitroの計測によれば，90度の屈曲角度では，靱帯に作用する負荷は5.8Nから18.0Nに増加する。反対側靱帯のシャム群に比べて，12週を通して断面積は少し増加し，最大荷重は術後6週後には約26％増加するものの，12週後にはこの変化は消失する。しかしながら，引張試験でひずみ3％における応力は，シャム群に比べて6週後では43％も低いのに対して，12週後では逆に84％も高くなる結果を得ている。

一方Yamamotoら[27),55)]は，家兎前十字靱帯の外側あるいは内側の約1/2を取り除いて，残りの部分に作用する応力を増大させる実験を行っている。あらかじめ行った死体の家兎に対する実験で，外側を取り除いて残った内側の靱帯には正常の靱帯に作用する応力に比べて30％から50％高い応力が，また内側を取り除いたあとに残った外側の靱帯には，300％から700％も高い応力が負荷されることを確かめている。

その結果，内側の靱帯では，反対側の正常靱帯（対照群）に比べて断面積は3週後にやや減少するものの6週後では増加し，接線係数はいずれの期間でも漸増する（図3.25）。したがって，剛性は3週では変化が現れないものの，6週後には幾分高くなる。しかしながら，過応力の影響はほとんど現れない。一方，負荷応力を大きく増加させた外側の靱帯では，いずれの期間でも断面積，接線係数，剛性のいずれも減少し，特に6週における接線係数と剛性の低下は統計学的に有意となってお

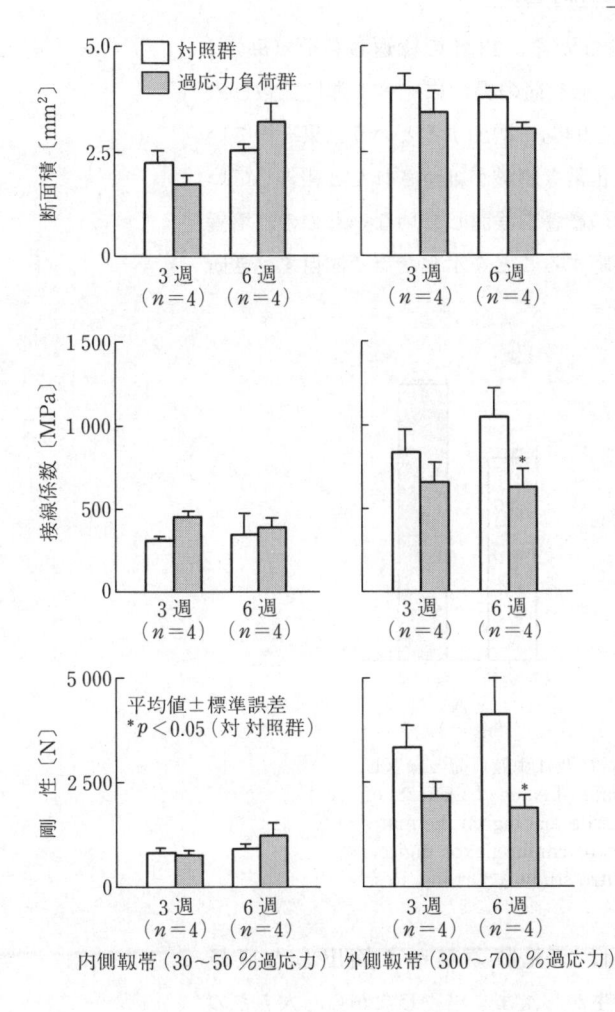

図 3.25 家兎前十字靱帯で，通常値に比べて 30 から 50％高い応力を作用させた内側の部分（左側の 3 図）と，300 から 700％高い応力を作用させた外側の部分（右側の 3 図）の，断面積，接線係数，および剛性（対照群は反対側の靱帯，n は試料数）〔Hayashi, K. et al.: Response of knee joint tendons and ligaments to mechanical stress, Biomechanics—Functional Adaptation and Remodeling, Hayashi, K. et al. (Eds.), pp. 185-212, Springer-Verlag, (1996)〕〔Yamamoto, N. et al.: Mechanical response of rabbit anterior cruciate ligament to overloading, Proc. 7th Int. Conf. Biomed. Eng., J.C.H. Goh and A. Nather (Eds.), pp. 110-112 (1992)〕

り，それぞれ対照群の 60，45％まで減少する．これらの結果は，前十字靱帯は通常の応力に比べて 30％から 50％高い応力が作用しても適応するが，300％から 700％もの高い応力が負荷されると適応できないことを示しており，先に述べた膝蓋腱に対する過負荷の影響に関する結果と定性的には同じとなっている．

3.6　培養組織の負荷に対する反応

上述のような，腱や靱帯の負荷に対する反応が，生体外培養下の腱，靱帯やコラーゲン線維束でも生ずるのであれば，組織の環境や実験条件の設定が容易で，しかも任意にできるので，メカニズム解明の研究に利用できる．しかしながら，この方面の研究はまだ非常に少ない．

Hannafin ら[56]は，イヌの深指屈筋腱 (flexor digitorum profundus tendon) を生体外で培養しながら，無応力と繰返し応力が力学的性質と組織に及ぼす効果を調べている．無負荷状態におくと，弾性係数は 2 週間で対照値の 80％に，4 週間で

68%へと有意に減少する（図 3.26）。しかしながら，43 gf の繰返し負荷（毎分1回，1日2時間，毎週5日）を作用させると，無負荷の場合に比べて弾性係数は大きくなり，2週間で対照値の 87%に，4週間で 93%に増加するという結果を得ている。また，繰返し負荷を作用させた腱では，正常な組織が維持されたと報告している。この実験では，応力の大きさや静的負荷の影響を検討していないものの，培養組織であっても生体内実験と同様に負荷に反応することを示した点で注目すべき研究である。

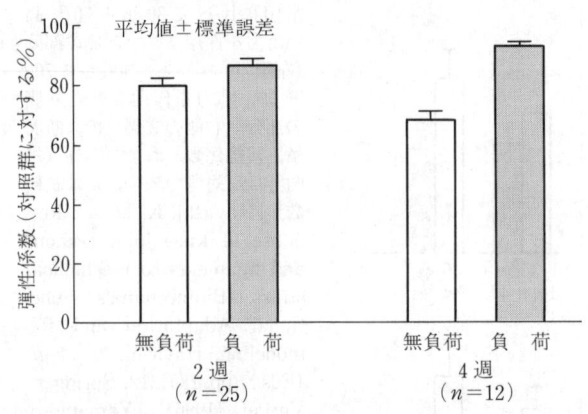

図 3.26 培養深指屈筋腱の弾性係数に及ぼす無負荷と繰返し負荷の効果（n は試料数）〔Hannafin, J.A. et al.: Effects of stress deprivation and cyclic tensile loading on the material and morphologic properties of canine flexor digitorum profundus tendons: An in vitro study, J. Orthop. Res., 13, pp. 907-914 (1995)〕

これに引き続いて Yamamoto ら[57]～[60]は，家兎膝蓋腱から摘出した直径 200～300 μm のコラーゲン線維束を，細胞を生かしたまま培養しながら，大きさの異なる静的負荷，あるいは繰返し負荷を作用させて，1，2週間経た後に引張試験を行い，負荷応力が力学的性質に及ぼす影響を調べている。

無負荷状態で培養すると，期間によらず引張強度はもとの 1/2 程度に低下する（図 3.27）[58]。しかしながら，一定の静的負荷を作用させた状態で培養すると，負荷応力とともに強度はしだいに増加し，最高値をとった後は徐々に減少する。最大引張強度はもとの強度にほぼ等しい。また，このときの負荷応力は約 1.2 MPa で，生体内で1本のコラーゲン線維束に作用するピーク応力の約 1/2 に等しい。すなわち，この応力を負荷させればコラーゲン線維束はもとの強度を維持し，これより小さい応力や大きい応力を負荷すると強度を失うことになる[61]。

生体内では，数日間といえども，腱や靱帯に所定の大きさの静的負荷を作用させた状態で維持することは非常に難しく，ほとんど不可能である。しかしながら，生体外の培養実験ではこのような負荷を作用させることが可能であり，組織の環境や実験条件の設定が容易に行える。

生体内の腱や靱帯には，つねに繰返し応力が負荷される。そこで，Yamamoto

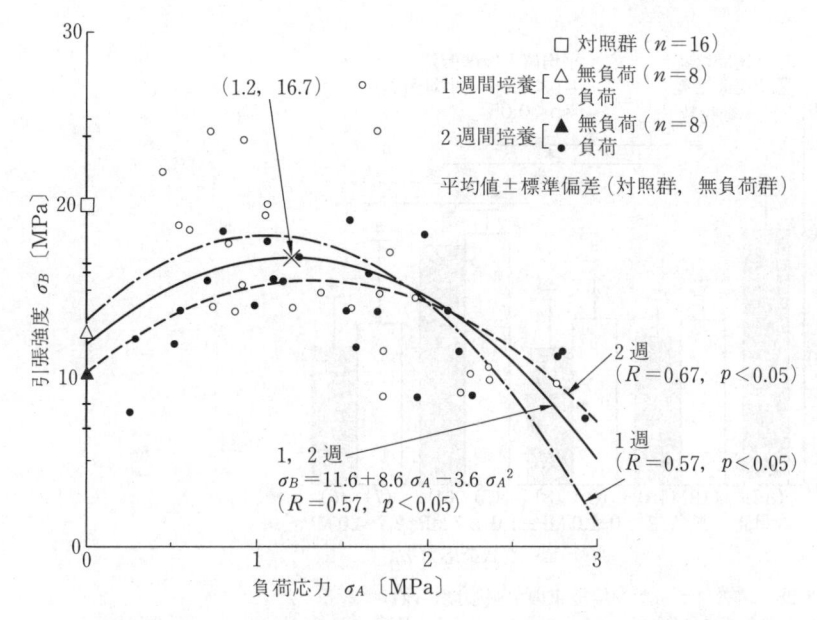

図 3.27 培養コラーゲン線維束の引張強度に及ぼす静的応力負荷の影響（n は動物数，R は相関係数）〔Yamamoto, E. *et al.*: Effects of static stress on the mechanical properties of cultured collagen fascicles from the rabbit patellar tendon, Trans. ASME, J. Biomech. Eng., 124, pp. 85-93 (2002)〕

ら[59),60)]は，上述の実験と同様にコラーゲン線維束を培養しながら，家兎が走行する際に膝蓋腱に生ずる張力の周波数に等しい 4 Hz[62)]の繰返し応力を，1 日に 1 時間作用させる実験を行っている。この場合も，ピーク応力に対して上述の静的負荷応力の場合と類似の結果が得られており，ピーク応力が 1.0 MPa 以下の場合には強度が有意に減少するが，1.0〜2.7 MPa の間の応力を作用させればこのような減少が抑制され，対照値とほぼ同じ強度が維持される（**図 3.28**）。この結果は，先に述べた Hannafin ら[56)]が観察した結果と定性的には同じである。また，2.7〜4.0 MPa の範囲の応力を作用させると，強度は応力を作用させない場合と同じ程度に低下する。なお，動的応力負荷の場合に最大強度を与える応力は，生体内で 1 本のコラーゲン線維束に作用するピーク応力にほぼ等しく，静的応力負荷の場合の約 2 倍になっている。

培養による生体外実験において，ウシ屈筋腱で生体内で引張荷重が作用する部位では，プロテオグリカン量が少なく，コラーゲン合成の速度が大きかったという報告[63)]や，ニワトリ胎児の腱に繰返し引張荷重を作用させると，タンパク質，DNA，グリコサミノグリカンの合成が促進したとする報告[64)]がある。また，Hsieh ら[65)]は，ヒト前十字靱帯と内側側副靱帯から採取した線維芽細胞を培養しながら，5.0% あるいは 7.5% の大きさの等 2 軸の繰返し引張ひずみ（1 Hz，24 時間以内）を作用させる実験を行っている。その結果，いずれの細胞でもひずみの効果によってコラーゲンの遺伝子発現が増加するが，前十字靱帯からの細胞ではⅠ型のコラーゲンの，内側側副靱帯からの細胞ではⅢ型のコラーゲンの遺伝子発現が顕

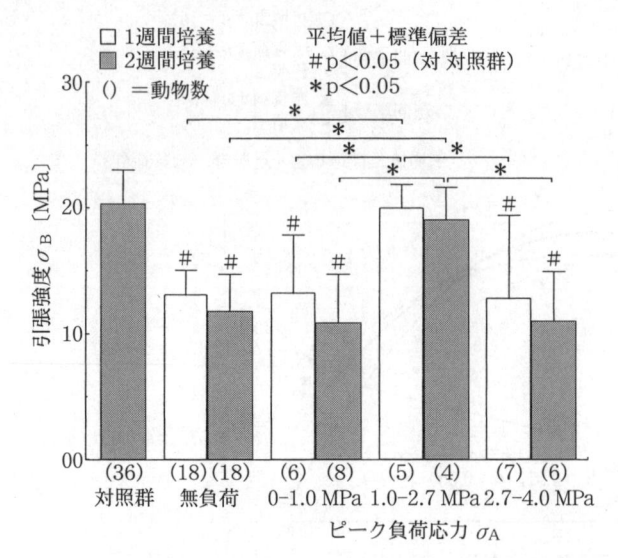

図3.28 培養コラーゲン線維束の引張強度に及ぼす繰返し応力負荷の影響〔Yamamoto, E. *et al.*: Effects of cyclic stress on the mechanical properties of cultured collagen fascicles from the rabbit patellar tendon, Trans. ASME, J. Biomech. Eng., 投稿中〕

著であったと報告している。損傷靱帯の治癒はこれら二つの靱帯で大きく異なり、内側側副靱帯では保存的治療法で容易に治癒し、これにはIII型のコラーゲン増殖が大きく寄与するのに対して、前十字靱帯では保存的治療法では治癒しないことが知られており、これらは上記の結果と密接に関係する。

5章で述べるように、血管内皮細胞などの細胞が、力学的刺激を検知し、これに反応して種々の機能を発揮する現象の詳細がしだいに明らかになってきている。今後は、腱や靱帯内の線維芽細胞についても、どのように力学的刺激を検出し、情報を伝達して、コラーゲン合成などの機能を発現し、腱・靱帯の再構築を行うのかについて、詳細な研究を行う必要がある。これには、ここで述べた生体外培養実験が威力を発揮するものと考えられる。

3.7 移植腱・靱帯に対する負荷効果

靱帯再建（ligament reconstruction）のために移植した組織の再構築は臨床的に非常に重要である[66]。膝関節にある腱・靱帯の損傷は発生する頻度が高いうえに、いったん損傷が生じると日常動作に大きな支障を来すために、治療法に関する臨床研究のみならず関連する基礎研究が盛んに行われている。米国サンディエゴにある膝損傷専門病院の調査によると、人口10万人当り年間に60名の割合で膝関節靱帯に病的損傷が発生し、年齢別では15歳から29歳で全体の55%、30歳から44歳の間で35%を占める[1]。損傷の頻度は、前十字靱帯（全体の48%）で最も高く、

ついで内側側副靱帯（29%），前十字靱帯と内側側副靱帯の同時損傷（13%）の順になっている。

前十字靱帯は関節包の内部に位置し，一方，内側側副靱帯は外側にあるために，これらの間では周囲の環境が大きく異なり，代謝が違うことや，先に述べたように線維芽細胞に本質的な相違があることなどのために，内側側副靱帯に比べて前十字靱帯の治癒能力は非常に低い。このために，内側側副靱帯では切断端の縫合などによる保存的方法が利用できるが，前十字靱帯ではこのような手法では治癒しない。

前十字靱帯損傷を修復するために，人工靱帯（ligament prosthesis）[67),68)]や，適当な自己組織（autograft），または他人の組織（allograft）の移植[66)]が行われる。これまでにいろいろな種類の人工靱帯の開発が進められてきたが，靱帯材料の劣化や靱帯による骨損傷などの問題のために臨床利用が減少している。そこで最近では，前十字靱帯と同程度の強度をもつ膝蓋腱や半腱様筋/薄筋（semitendinosus/gracilis），ハムストリング筋腱（harmstring tendon）などの自己組織を移植して，靱帯を再建することが多い[66)]。

自己の膝蓋腱を利用する場合は，すでに述べたように，中央の幅にして約1/3を大腿骨側の骨片とともに切り出し，前十字靱帯の位置に移動させてこれを再建する。残ったもとの膝蓋腱には通常よりも大きい応力が負荷されるが，その影響についてはすでに述べたとおりである。問題は，移植した腱がもともとあった前十字靱帯と同様な力学特性をもち，同じ機能を発揮することができるかどうかである。ここでは，前十字靱帯再建のために臨床でしばしば行われている膝蓋腱の自己移植を取り上げ，前十字靱帯の部位に移植した後のこの腱の生物学的反応と力学的性質の変化について述べる。

3.7.1 移植膝蓋腱の生物学的反応

移植腱は，強度の高い線維性組織を形成する前に，大きな生物学的変化を示す[66)]。まず，炎症反応（inflammation）を生ずるとともに，細胞が壊死（necrosis）する。ついで，血管再生（revascularization）と線維芽細胞の増殖（repopulation）をともないながら，移植腱はしだいに再構築しつつ，コラーゲン様組織へと転化していく。移植直後にはもともとあった細胞は壊死するのであるから，この過程で最も重要な細胞増殖は，周囲からの細胞侵入によって行われる。

Amielら[69)~71)]が行った家兎を使った実験によると，移植2週後では膝蓋腱周縁部に細胞が観察されるものの，中央部にはまったく細胞が存在しないが，3週後には中央部でも局部的に細胞の増殖が見られ，4週後には細胞は一様に分布する。そして，30週後には，靱帯様の組織となり（ligamentization），もとの膝蓋腱には見られないタイプⅢのコラーゲンの量が正常な前十字靱帯程度になる。また，膝蓋腱では少量であるグリコサミノグリカンが増加して，前十字靱帯程度になる。また，Arnoczkyら[72)]は，イヌの前十字靱帯を膝蓋腱で置換する実験で，周囲組織から血

管新生が起こり，移植腱の起始部と末梢部から中央部に向かって血管再生が進行し，20週後には血管が全体に行き渡るのを観察している．そして，1年後には血管構築，組織のいずれも正常な前十字靭帯に類似になったと報告している．Yasudaら[73]は，臨床例で関節鏡を用いて同様な変化を観察している．

一方，Jacksonら[74]は，ヤギの前十字靭帯を置換した膝蓋腱の微細構造を透過電子顕微鏡で調べている．それによると，6か月後には直径25nmから50nmのフィブリルの数が大きく増加し，それらはフィブリル全体の84%も占める．これは，図3.5に示した正常な膝蓋腱とは大きく異なる．同様に，Oakes[75]はヒト患者の移植膝蓋腱の生検（biopsy）で，6か月後にはきわめて多数の小径のフィブリルが現れる一方で，大きなサイズのフィブリルが消失していたと報告している．この小径のフィブリルは，正常な膝蓋腱のようには密度高くは集積しておらず，このためにフィブリル周辺の細胞外基質の面積が増加する．移植後5～9年後になってようやく，100nm以上の径のフィブリルが増加し，小径のフィブリルが占める面積が減少するようである．

上に述べた研究や他の研究から，膝蓋腱を用いる前十字靭帯再建の場合に限ると，現段階の結論はつぎのようである[3]．すなわち，移植後のごく初期には線維芽細胞が壊死する．移植ののち数週後に，移植腱は周囲組織を起源とする血管が豊富な滑膜様組織に包まれ，これによって移植腱内に血管再生が進行する．そして，滑膜などの周囲組織から細胞が侵入しながら増殖する．さらに，これらの細胞によって小径のフィブリルが新生され，しだいに大きなサイズへと変化しながら移植腱は再構築し，きわめて長期間をかけて靭帯に近い組織へと変化していくようである．

3.7.2 移植腱の力学的性質

動物を使って，膝蓋腱の幅1/3から1/2の部分を切離して前十字靭帯の位置に移植し，所定の期間の後にその力学的性質を調べる研究が行われている．それらによると，移植後しばらくは，上述のように細胞の壊死や種々の生物学的反応が生ずるために，剛性や強度は大きく低下するが，時間とともにこれらはしだいに増加の傾向を示す（図3.29, 図3.30）[52),76)~80]．しかしながら，1年を経過した後でも，剛性や強度は，正常な前十字靭帯の高々50%程度までにしか到達しない．

例えば，Butlerら[79]は，カニクイザルの前十字靭帯を幅にして約1/2の膝蓋腱（内側）で置換し，その力学的性質の変化を詳しく調べている．引張強度は，もともと86.0MPaであったのが，術後7週で10.4MPa（術前の12.1%）へと大きく減少するが，その後はしだいに増加して，14, 29, 53週ではそれぞれ19.6MPa（22.8%），28.3MPa（32.9%），37.3MPa（43.4%）となる．この動物の前十字靭帯の引張強度は137.2MPaであるので，これに対する移植後の膝蓋腱の引張強度はそれぞれの週で7.5%, 14.3%, 20.6%, 27.2%にすぎない．これらと比べて，図3.30で示されている最大荷重がかなり大きくなっている（例えば7週で

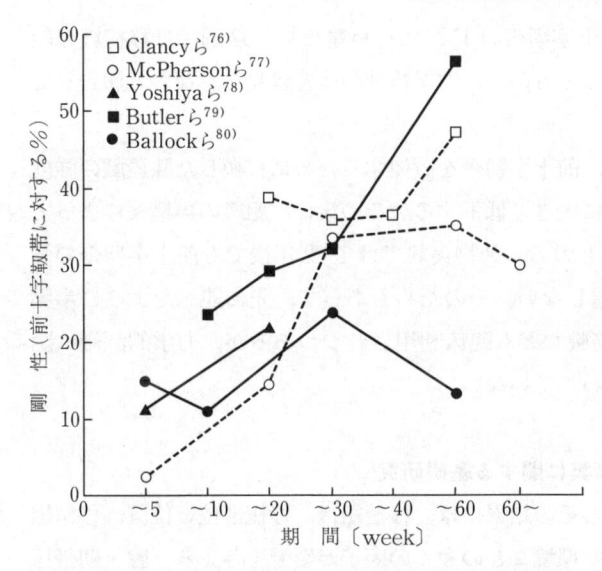

図 3.29 前十字靱帯の位置に自己の膝蓋腱の一部を移植した後の剛性の変化〔文献 76〜80 から作成〕

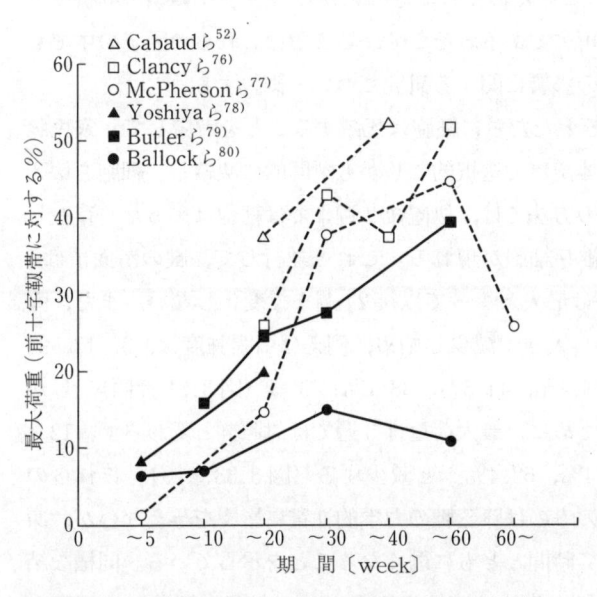

図 3.30 前十字靱帯の位置に自己の膝蓋腱の一部を移植した後の最大荷重の変化〔文献 52, 76〜80 から作成〕

15.8％，53 週で 39.5％）のは，移植腱の断面積（当初 8.9 mm²）が前十字靱帯（4.9 mm²）の断面積の 2 倍近いことと，移植後の初期に非常に大きく増加したためである．すなわち，移植腱の断面積は，移植後 7 週と 14 週でそれぞれもとの 153％（前十字靱帯の 278％），146％（同 265％）に増加する．その後 29, 53 週では断面積はもと（同 156％）に戻る．

これらの結果に比べて，家兎を使った Ballock ら[80] の結果は，前十字靱帯再建への膝蓋腱利用の可能性を低下させる（図 3.29, 図 3.30）．すなわち，30 週間移

植した膝蓋腱の最大荷重は前十字靱帯の15%にしか達せず，52週では移植腱の組織は前十字靱帯とほぼ同様になるものの，力学特性の改善は見られないと報告している。

これらの結果をまとめると，前十字靱帯を置換するために移植した膝蓋腱の強度は，移植後の早い時期に非常に大きく低下する。その後は，組織の再構築によって力学特性はしだいに回復するものの，動物実験では1〜2年後でも前十字靱帯の強度の30%から50%までしか達しない。そのためもあって，先に述べたように半腱様筋/薄筋やハムストリング筋腱なども臨床利用されつつあるが，力学的評価に関する詳細な研究はほとんど行われていない。

3.7.3 移植腱・靱帯の再構築に関する基礎研究

移植腱・靱帯の再構築過程とその結果には，移植組織，移植部位と位置，移植組織の固定方法，移植組織の力学環境などの多くの因子が影響を与える。腱・靱帯移植の有効性を見極め，より良い方法を探るためには，それぞれの因子が及ぼす効果を詳細に調べる必要がある[3]。このためには，目標にかなうような実験・解析モデルを使用した精細な研究が不可欠である。そこで，ここではこれらの因子の中でも重要な，細胞壊死と負荷応力の影響に関する研究について概説する。

Ohnoら[81]は，腱を移植するとただちに細胞は死滅することを考慮して，家兎膝蓋腱を露出させて，これを液体窒素で選択的にしかも瞬間的に凍結し，細胞を壊死させるモデルを開発した。この方法では，処置後2週までは細胞はまったく存在しないが，3週後には多数の線維芽細胞が現れる。これと並行して，腱の断面積は3週から増加し始め，12週後には最大となって以後24週まで変化しない。また，弾性係数や引張強度も3週後から大きく減少し始め，例えば引張強度は，3，12，24週後にはそれぞれ対照群の78.4%，44.5%，38.1%になる（図3.31参照）。しかしながら，断面積が増加するために，最大荷重は3週では対照群と変わらず，12，24週でそれぞれ対照群の81.4%，62.4%へと減少する（図3.33参照）。これらの結果は，線維芽細胞の壊死そのものは膝蓋腱の力学的性質に影響を与えないが，凍結した腱は組織再構築によって時間とともに弱くなることを示している。同様な結果は，ヤギの前十字靱帯を特別な方法で凍結するJacksonら[82]の実験でも観察されている。

いったん凍結した膝蓋腱の微細構造を透過電子顕微鏡で観察すると，凍結後3週間以内では，正常な膝蓋腱と同様にフィブリルのサイズは2峰性の分布（図3.5）を示すが，6週以後になると直径90nm以下の細いフィブリルが増加して，単峰性の分布に移行し，断面積に占めるフィブリルの割合が減少する[4]。フィブリルの微細化，面積分率の減少，ならびにフィブリル間の摩擦力の低下などが，凍結膝蓋腱の強度低下を招くものと推察される。

移植腱に及ぼす物理学的因子，特に負荷応力の影響は，移植後の機能を保証する

うえで非常に重要である。どの程度の大きさの負荷を作用させた状態で移植腱を固定すればよいのか，移植腱の強度を補うためにこれと並列に人工靱帯を移植して補強する方法（augmentation）[67),68)]があるが，この場合に移植腱にどの程度の大きさの負荷を作用させればよいのか，また移植後のリハビリテーションでどの時期にどの程度の大きさの負荷を作用させれば回復が促進されるのか，さらには負荷を作用させないほうがよいのか，などの問題がある。動物実験で，実際に膝関節前十字靱帯を他の腱で置換して，その後の経過を観察，検討した研究は多い。しかしながら，それらの実験では，非常に多くの因子が結果に影響を与えるので，負荷の影響を直接的に知ることは難しく，これまで得られている結果は一定していない[3)]。

これらの因子の中で最も基本的で，しかも臨床的にも重要なものは，先に述べたストレスシールド，すなわち除荷や負荷軽減の効果である。単独で腱などを移植した後や，補強のために人工靱帯を移植腱とともに埋植した場合などでは，移植腱には負荷が作用しなかったり，小さい負荷しか作用しないので，除荷や負荷軽減の効果は非常に重要である。

そこで，Yasudaら[3),25),28),83)]は，上述のような方法で膝蓋腱を凍結して細胞を壊死させた移植腱モデルを作成し，これに図3.10で示したストレスシールドの方法を適用して，負荷がまったくかからない状態（完全除荷），あるいは通常作用する負荷の30%の大きさの負荷が作用する状態（負荷軽減）にする実験を行っている。この方法を用いれば，すでに述べたように作用する負荷を定量的に制御することができるので，移植腱に及ぼす負荷の影響を直接的に知ることが可能となる。

その結果，正常な膝蓋腱（図3.11～3.13）と同様に，凍結膝蓋腱に対しても除荷や負荷軽減が大きな影響を及ぼすことが明らかになっている。例えば，たった1週後でも引張強度は大きく減少し，凍結のみを施して除荷や負荷軽減の操作を取らなかった凍結群に比べて，凍結/負荷軽減群では約60%に，除荷群では約55%に低下する（図3.31）[28)]。2週以後になると，凍結/負荷軽減群ではかなり遅い速度で徐々に減少するに過ぎないが，凍結/除荷群では3週後までかなり大きく減少する。3週後や6週後では，両群の間に有意差が見られ，負荷の程度が力学的性質に影響を与えることがわかる。これに対して，凍結群の引張強度は，先に述べたように2週後まではほとんど変化せず，その後になってしだいに減少する。

最も注目されるのは，すでに述べたように2週までは細胞はまったく存在しないにもかかわらず，引張強度が大きく変化していることである。そして，3週後には多数の線維芽細胞が現れるが，力学的性質は改善しない。これらの結果は，細胞が存在しなくても組織が再構築することを意味する。そして，細胞のほかの，例えばプロテオグリカンなどの細胞外基質が何らかの役割を果たすことを伺わせる。

断面積は，凍結/負荷軽減群では2週で，凍結/除荷群では2週と3週で，凍結群より有意に増加し，2週後では凍結群に比べて凍結/負荷軽減群では133%に，凍結/除荷群では156%になる（図3.32）[28)]。このために，凍結/負荷軽減群の最大荷

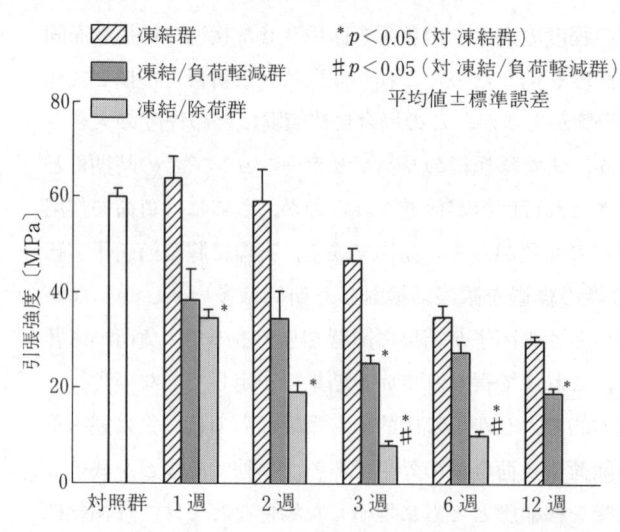

図 3.31 凍結操作を施した家兎膝蓋腱の引張強度に及ぼす除荷と負荷軽減の影響（凍結群では，凍結操作を施すが，除荷や負荷軽減の操作を行っていない）〔Majima, T. et al.: Deterioration of mechanical properties of the autograft in controlled stress-shielded augmentation procedures—An experimental study with rabbit patellar tendon, Am. J. Sports Med., 22, pp. 821–829 (1994)〕

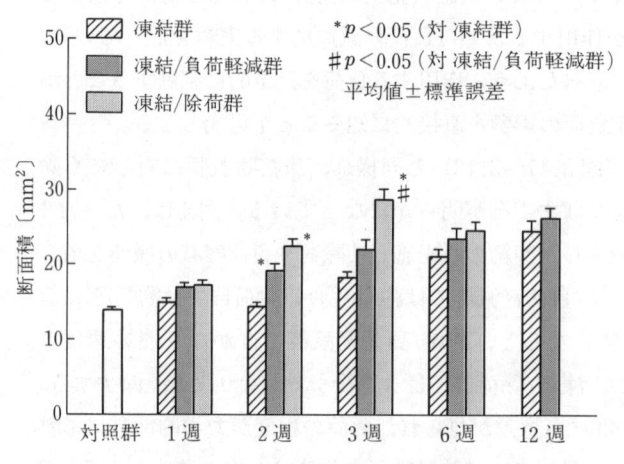

図 3.32 凍結操作を施した家兎膝蓋腱の断面積に及ぼす除荷と負荷軽減の影響〔文献 28 から作成〕

重は，1週後に凍結群の約70%に減少するものの，その後はほとんど変化しない（図3.33）[28]。これに対して，凍結/除荷群の最大荷重は，引張強度と同様に3週までは着実に減少する傾向を示し，その後は一定値に落ち着く。すでに述べた正常腱の場合と同様に，移植腱であっても，負荷をある限度内で軽減した場合には引張強度の低下を断面積の増加で補うが，完全に除荷するとこのような補償は行われないようである。すなわち，負荷の効果はその大きさに依存して異なる。

正常腱の場合と同様に，Yamamotoら[84]は，上記のような操作を施した凍結群と凍結/除荷群の膝蓋腱の前方（表皮側）と後方から，直径約300 μmのコラーゲ

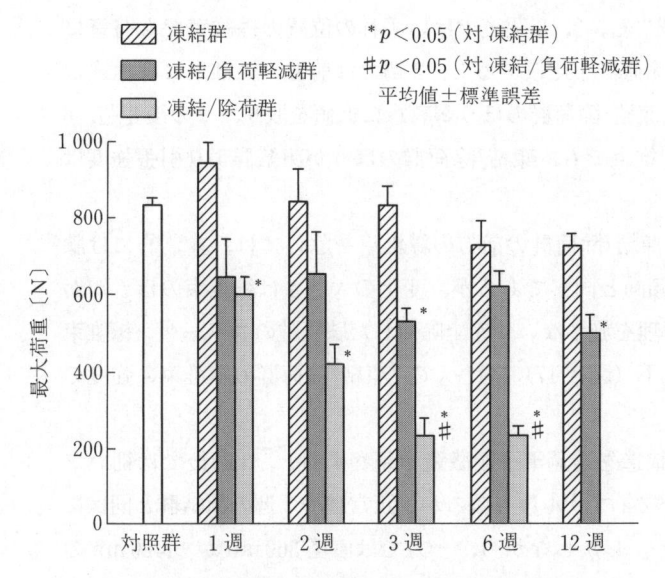

図 3.33 凍結操作を施した家兎膝蓋腱の最大荷重に及ぼす除荷と負荷軽減の影響〔文献 28 から作成〕

ン線維束を摘出し，接線係数や引張強度を調べている。その結果，引張強度は，凍結群の前方の線維束は6週後までは変化しないが，後方では3週までは変化しないものの6週になって有意に減少する（**図 3.34**）。一方，凍結/除荷群の引張強度は，何の操作も施さない対照群に比べて，2週後では前方の線維束には変化が現れない

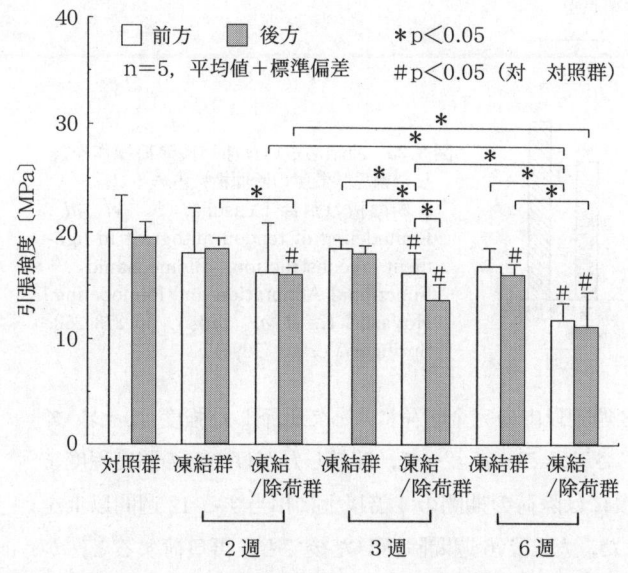

図 3.34 凍結あるいは凍結後完全除荷した家兎膝蓋腱の前方（表皮側）と後方から摘出したコラーゲン線維束の引張強度〔Yamamoto, E. *et al.*: Mechanical properties of collagen fascicles from in situ frozen and stress-shielded rabbit patellar tendons, Clin. Biomech., 15, pp. 284-291 (2000)〕

ものの，後方では有意に減少し，3，6週後ではいずれの位置の線維束でも有意に低下する．凍結群と凍結/除荷群を比較すると，2週では前方の線維束には相違は認められないが，後方では凍結/除荷群のほうが有意に低値を取り，その後3週，6週では，いずれの位置の線維束でも，凍結/除荷群のほうが凍結群より引張強度は有意に低い．

これらの結果は，2週の凍結/除荷群の前方の線維束を除いては，本質的には膝蓋腱で得られた図3.31の傾向と同じであるが，変化の大きさは線維束のほうがかなり小さい．また，凍結処理を施さないで完全除荷した膝蓋腱のコラーゲン線維束で観察された引張強度の低下（図3.17）に比べて，凍結/除荷群の線維束の強度の変化はかなり小さい．

凍結/除荷群の組織微細構造を透過電子顕微鏡で観察すると，3週後では細いフィブリルの数が減少し，全フィブリル数も減るが，正常腱や3週の凍結腱と同様になお2峰性の分布を示す[3),4)]．しかしながら，一方では直径360 nmから420 nmのフィブリルが観察されるので，フィブリルサイズの分布はかなり広がったものとなる．この特徴は6週後にはより顕著となり，すでに述べたように直径90 nm以下の細いフィブリルが増えて，単峰性の分布となる凍結群とは大きく異なってくる．さらに特徴的な点は，正常腱や凍結群に比べて凍結/除荷群では，全断面積に占めるフィブリルの断面積の割合がかなり小さいことである（**図3.35**）[3),4)]．この結果は，除荷による引張強度の大きな減少をよく説明する．

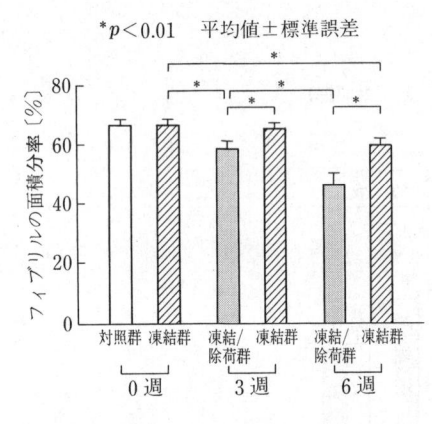

図3.35 凍結あるいは凍結後除荷操作を施した家兎膝蓋腱の断面積に占めるフィブリル断面積の割合〔Yasuda, K. *et al*.: Remodeling of tendon autograft in ligament reconstruction, Biomechanics - Functional Adaptation and Remodeling, Hayashi, K. *et al*. (Eds.), pp. 213-250, Springer-Verlag (1996)〕

いったん凍結処理した後3週間以内の完全除荷によって低下した強度は，ついで正常な負荷を作用（再負荷）させることによって，凍結しただけの腱の強度程度まで戻る．しかしながら，回復には除荷の期間の4倍以上に相当する12週間以上を必要とする（**図3.36**）[85)]．また，たとえ6週間除荷した後でも，再負荷すると，かなり長期間を経ると強度は回復する傾向を示す．このように，再負荷による強度の回復は除荷期間の長さに依存する．これらの結果は，臨床的には，人工靱帯を用いた補強などによる除荷や負荷軽減によって生ずる移植腱の強度低下は，術後早期に負荷を作用（再負荷）させることによって防止することができることを示唆する．

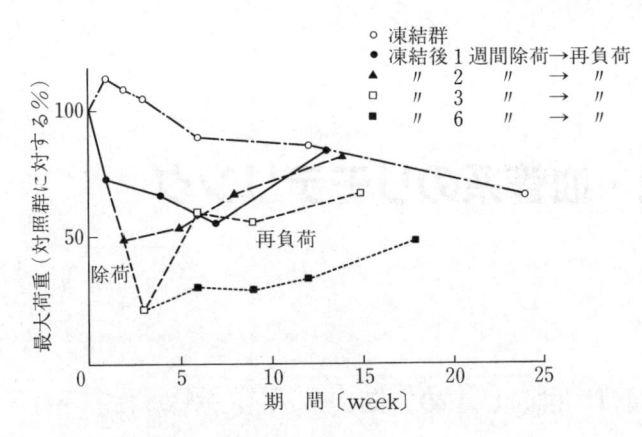

図 3.36 凍結処理後所定の期間完全除荷したあと正常負荷を作用させた場合の家兎膝蓋腱の強度の変化〔Ishida, H. et al.: Effects of resumption of loading on stress-shielded autografts after augmentation procedures – An experimental study, Am. J. Sports Med., 24, pp. 510-517（1996）〕

　膝蓋腱などを移植して前十字靱帯を再建する場合には，術後の膝の動作を安定させるために，移植腱に初期張力を加えた状態で固定することが多い[86),87)]。しかしながら，与える張力が再建結果に及ぼす影響を詳細に調べた実験的基礎研究はほとんどない。

　そこで，Katsuragi ら[88)]は，イヌの前十字靱帯にらせん状のステンレス鋼製細管を巻き付け，管内に液体窒素を通して組織を約1分間凍結して細胞を壊死させたのち，図 3.15 に示した方法を援用して，前十字靱帯に 20 N の張力を加えた状態で固定した。6週後に前十字靱帯を摘出して引張試験を行ったところ，凍結処理を施しただけの靱帯と比べて接線係数や引張強度にはほとんど違いは見られなかったのに対して，12週後ではかなり大きく減少していた。これらの結果は，すでに述べた正常腱に対すると同様に，過度な負荷軽減や除荷のみならず，過度な張力も移植腱の力学的機能を低下させる可能性があることを示唆している。

4 心臓・血管系のリモデリング

4.1 はじめに

　心臓，血管には，血圧と血流による負荷が絶えず作用する。径が比較的大きい多くの動脈では，血圧によって生ずる壁円周方向応力と半径方向応力に加えて，分岐や周囲組織からの拘束によって生ずる管軸方向応力が作用している。さらに，血流によって動脈壁内面にはせん断応力がはたらいている。後に述べるように，血圧による壁円周方向応力と血流による壁せん断応力の大きさの間には数桁(けた)の違いがあるが，いずれの応力の変化に対しても動脈は敏感に反応して，径や厚さ，性質などを変える。また，心臓の壁に生ずる応力は，血圧によって動脈に作用する壁応力よりかなり小さいものであるが，心臓はこれに反応して変化する。

　このような現象は生物学的，基礎医学的にみても非常に興味深く，生命体の本質にかかわる重要なものであるが，臨床的にも大きな関心が寄せられている。例えば，高血圧は非常に一般的な疾患であるし，動脈硬化や血栓によって一部の動脈に狭窄(きょうさく)などが形成されると，ある部位では血流が減少し，また別の部位では血流が増加するということがよく起こる。また，心臓では，例えば出口の大動脈弁の開きが悪くなる（大動脈弁狭窄症）と心室内の血圧は大きく増加するし，この弁の閉鎖が不完全になる（大動脈弁閉鎖不全症）と心臓からの血液拍出量が増える。このような疾患による血圧と血流の変化は，血管や心臓の壁の応力状態を変え，これに応じて形態や性質を変化させる。

　ここでは，まず心臓と血管壁の構造と組成を簡単に説明したのち，上記のような負荷に対する反応を，特に動脈壁に焦点を当ててバイオメカニクスの立場から解説する。

4.2　心臓と血管壁の構造と組成

4.2.1　血液循環系

　血液循環系は，心臓（heart）を中心にして体循環（systemic circulation），肺循環（pulmonary circulation），および冠循環（coronary circulation）に分けられる。

ヒトの心臓には，左右の心房（atrium）と心室（ventricle）があり，それぞれ心房中隔（interauricular septum）と心室中隔（interventricular septum）で区切られている。右心房と右心室の間には三尖弁（tricuspid valve），右心室と肺動脈（pulmonary artery）の間には肺動脈弁（pulmonary valve），左心房と左心室の間には僧帽弁（mitral valve），左心室と上行大動脈（ascending aorta）の間には大動脈弁（aortic valve）があり，これら四つの弁はほぼ同一の平面上にある。三尖弁，僧帽弁とそれぞれの心室内壁の間には，コラーゲンを豊富に含む腱索（chorda tendinea）を介して紡錘形の太い乳頭筋（papillary muscle）が付いているので，両心室の中は単純な形状の空洞にはなっていない。

体循環では，左心室から大動脈弁を通って大動脈（aorta）に出た動脈血は，分岐を繰り返しながら動脈（artery），細動脈（arteriole）を経て，最も細い毛細血管（capillary）に達し，静脈血となって細静脈（venule），静脈（vein）を経て，最後は上下2本の大静脈（vena cava）から心臓の右心房（right atrium）に戻る（図4.1）。

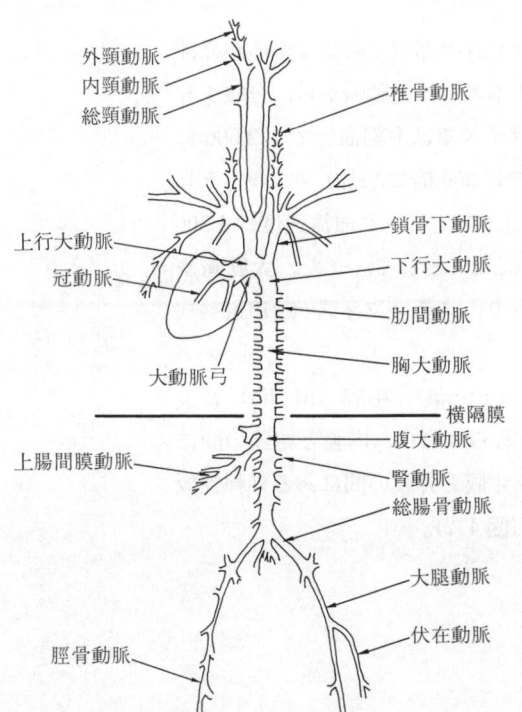

図4.1 主要な体循環系の動脈の部位と名称〔林紘三郎：バイオメカニクス，コロナ社（2000）〕

肺循環では，右心室から肺動脈へ出た静脈血が，肺胞（alveolus）でガス交換を行って動脈血となったのち，肺静脈（pulmonary vein）を経て左心房に戻る。

また，冠循環では，左心室を出た直後に動脈血が，上行大動脈起始部に入り口がある冠動脈（coronary artery）に入り，心臓の壁の中を通過しながらガス交換などを行い，心筋の収縮による心臓ポンプ機能を生み出すエネルギーの源である酸素

などを組織に供給する。

4.2.2 心筋の構造と組成

心筋（cardiac muscle）は，おもに直径 10 μm 前後の細長い線維状の細胞である心筋線維（cardiac muscle fiber），細胞間に豊富に存在するコラーゲン（collagen），縦方向に細胞間隙にある介在板（intercalated disc）などから構成される。心筋線維はきわめて整った配向性をもち，心臓壁の最外層では心臓の縦方向（経線あるいは子午線方向）に配向しているが，壁の内側に入るにつれて周方向（緯線方向）へと回転し，壁厚さの中央付近では線維の方向は完全に周方向に一致する[2]。さらに内側に入ると，線維はそのまま回転を続け，最内層では再び心臓の縦方向に配向する。このような心筋線維の巧妙な配向のために，単一の線維はその長軸方向の力にしか耐えられず，おおむねこの方向にのみ伸縮するにもかかわらず，心臓全体はあらゆる方向に強く，効率よく収縮，弛緩することができるのである。

4.2.3 動脈壁の構造と組成

動脈壁の寸法や性質は部位によって異なり，それぞれの部位で必要な機能が発揮できるようになっている。例えば，左心室に続く1本の上行大動脈から，分岐を繰り返しながら末梢に進むにつれて径は減少（例えばイヌでは毛細血管で 1/2 500 に減少）していくが，総断面積は大きく増加（イヌでは 300 倍に増加）する[3]。そして，血流速度やレイノルズ数は上行大動脈で最大（イヌでピーク血流速度は 1 200 mm/s）であったのが，毛細血管では最小（0.7 mm/s）となる。また，大動脈や動脈では，心臓から遠くなるにつれて変形し難くなり，スティフネス（stiffness）が増加する。

動脈壁（arterial wall）は，大きく分けて内膜（intima），中膜（media）および外膜（adventitia）の3層構造となっており，これら3層は，内膜と中膜の間にある内弾性板（internal elastic membrane）と，中膜と外膜の間にある外弾性板（external elastic membrane）で区切られている（図 4.2）。

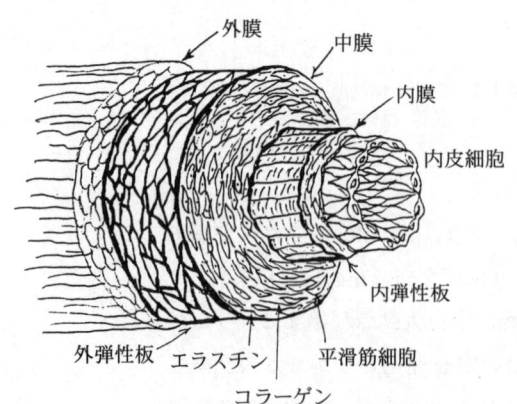

図 4.2 動脈壁の構造〔林紘三郎：バイオメカニクス，コロナ社（2000）〕

動脈壁はおもにエラスチン（elastin），コラーゲン（collagen）の微細線維と，内膜の血液に触れる側を1層の敷石のように覆っている血管内皮細胞（vascular endothelial cell），およびおもに内膜や中膜に存在する血管平滑筋細胞（vascular smooth muscle cell）などから構成される。

エラスチンとコラーゲンはともに長鎖のタンパク分子でできており，その成分は非常に似ている。構造が発達していないエラスチン線維はきわめて弱くて変形しやすいが，コラーゲン線維は発達した階層構造をもつためにエラスチンに比べてはるかに強く，変形しにくい。これら二つの複合によって，動脈壁は60 mmHg程度以下の低内圧範囲では内圧増加にともなって径は大きく増加するが，内圧の増加とともに径の増加割合が次第に低下し，160 mmHg以上になると径変化は非常に少なくなる[1]。

5章で述べるように，血管内皮細胞は，血液凝固の防止や，血管生理にかかわる各種物質の分泌など，多くの重要な機能を行っている。また，血管平滑筋細胞は，自ら収縮，弛緩して血圧調節を行ったり，細胞外基質成分（extracellular matrix component）を合成したりする。血圧や血流などによる力学的刺激に対してこれらの細胞が反応して，血管壁は再構築する。

動脈壁内のエラスチン，コラーゲン，および血管平滑筋の含有率や配向は，各部位動脈の機能に密接に関係するので，部位によって変化する。例えば，心臓に近い胸大動脈（thoracic aorta）では，1心拍ごとに心臓から拍出された血液を受け入れるために，その壁は弾性に富む（すなわち弾性係数が低い）必要があり，したがってエラスチンを多く含む。これより大腿動脈（femoral artery）へと，心臓から遠くなるにつれてエラスチンはしだいに減少し，コラーゲンと平滑筋細胞が増加して，コラーゲン量のエラスチン量に対する比が多くなる。さらに進んで，細動脈などのより細い動脈になると，平滑筋細胞の占める割合が非常に高くなり，血圧の調節を行うようになっている。

4.2.4 静 脈 壁

体積にして，循環血液の70％前後が静脈に貯留するので，静脈は容量血管とも呼ばれる。静脈壁の厚さの径に対する比は0.01～0.02であり，比較的大きい径の動脈壁（0.06～0.08）に比べてはるかに薄い[3]。その構造は，動脈壁とはかなり違っており，内弾性板と外弾性板は見られず，中膜は薄くて平滑筋細胞が少なく，エラスチン線維はほとんどない。3層のなかでは外膜が最も厚く，これはコラーゲンとエラスチンの線維からなっている。

静脈は，0～5 mmHgの間の低い内圧範囲では内圧増加によって径は大きく増加するが，10 mmHg以上になると内圧増加に伴う径の増加は非常に少ない[4]。壁が非常に薄いために，内外圧差が0からほんの少しだけマイナスになるだけで，管断面は円形を保つことができなくなり，圧平（collapse）する[5]。

4.3 動脈壁のスティフネスと弾性

以後使用される血管弾性などの力学特性を表すパラメータ[1]について簡単に説明しておく。

図 4.3(a) は，体外に摘出して生理的溶液（Krebs-Ringer 液）中に浸漬したヒト大腿動脈について，内圧をしだいに増加させて得られた内圧（P）と外径（D_0）の関係[6]を示す。生理的環境下にある動脈壁は非線形の径-内圧関係を有し，先に述べたように，60 mmHg 以下の低内圧領域では内圧増加にともなって径は非常に大きく増加するが，160 mmHg 以上の高内圧領域では伸展性が大きく低下する。

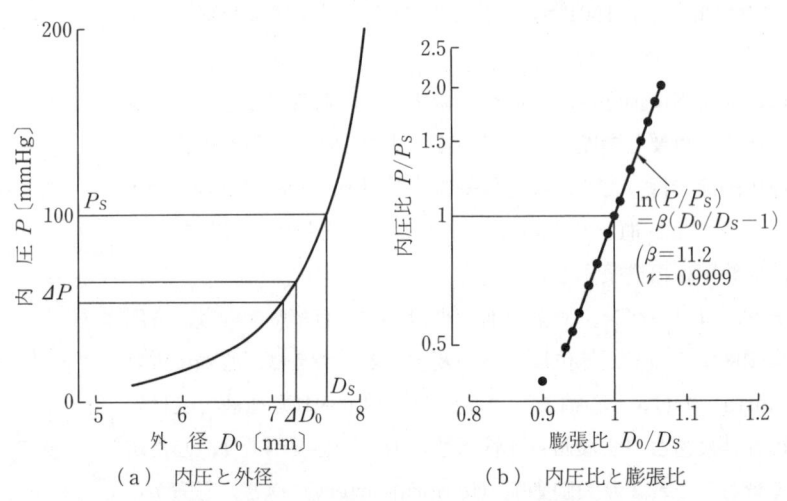

図 4.3 ヒト大腿動脈の内圧と外径の関係と，内圧比と膨張比の関係〔Hayashi, K. et al. : Parametric description of mechanical behavior of arterial walls, 日本バイオレオロジー学会論文集, 3, pp. 75-78 (1980)〕

このような径-内圧の関係から，動脈壁のスティフネスを表すのに，つぎのようなパラメータが用いられている。

まず，図 4.3(a) に示すように，ある任意の内圧からの微小な内圧の増分（ΔP）によって生ずる外径の増分（ΔD_0）から，次式の圧力-ひずみ弾性係数 (pressure strain elastic modulus) が得られる[7]。

$$E_P = \frac{\Delta P}{\Delta D_0 / D_0} \tag{4.1}$$

図 4.3(a) と同様に，内圧変化にともなう血管内腔容積（V）の変化を求めて，内圧増分にともなう容積増分（ΔV）から血管コンプライアンス (compliance) C_V が，また容積を血管断面積（A）に置き換えて血管断面コンプライアンス C_A が求められる[8]。

$$C_V = \frac{\Delta V / V}{\Delta P} \tag{4.2}$$

$$C_A = \frac{\Delta A / A}{\Delta P} \tag{4.3}$$

これらの式に含まれる $\Delta P/\Delta D_0$, $\Delta V/\Delta P$, および $\Delta A/\Delta P$ は，径-内圧曲線などの接線の勾配に相当する。図4.3(a)からもわかるように，径や，容積，断面積は内圧の変化に対して非線形に変化するので，これらのパラメータは内圧に依存して変化する。高血圧と正常血圧の間で動脈の弾性特性を比較する場合などでは，血圧のレベルが異なるので，これらのパラメータを使用するときには注意が必要である。

この問題を解決するために，Hayashiら[6),9)]はつぎのようなパラメータを提案した。図4.3(a)に示すように，内圧をある基準内圧 P_s（図のように生理的血圧範囲にある100 mmHgをとるのが便利）で，また径を内圧 P_s における径 D_s でそれぞれ規準化し，内圧の項（内圧比, P/P_s）を対数でとって膨張比（D_0/D_s）に対してプロットすると，多くの場合に生理的血圧範囲で，図4.3(b)に示すような直線関係が得られる。そしてこの関係は次式で表せる。

$$\ln\left(\frac{P}{P_s}\right) = \beta\left(\frac{D_0}{D_s} - 1\right) \tag{4.4}$$

この係数 β はスティフネスパラメータ（stiffness parameter）と呼ばれ，動脈壁の見かけの弾性，すなわちスティフネスを表す。上式は圧力のかなり広い範囲で成り立ち，β は血圧に依存しないという特徴があるので，例えば血圧レベルの異なる高血圧者と正常血圧者の血管弾性を比較する場合などに有用である。臨床的に血管壁の厚さを正確に測定するのは容易ではないし，実際に血流などに影響を与えるのは，血管壁の材質そのものの性質（いわゆる弾性係数）だけではなく，壁の相対的厚さなどを含む剛性，すなわちスティフネスであるので，このパラメータは研究上のみならず，臨床的にもよく利用されている[1)]。

一方，血管壁の材質そのものの弾性を知るためには，理工学で広く使われている弾性係数（elastic modulus）あるいはヤング率（Young's modulus）のような材料定数を用いなければならない。しかしながら，これを求めるためには，壁の厚さが必要であるうえに，動脈壁の応力-ひずみ関係は非線形であるので，応力-ひずみ曲線の傾きである接線係数（tangent modulus）に相当するパラメータを求めなければならない。代表的なパラメータとして，Bergel[10)] や Hudetz[11)] が提案した増分弾性係数（incremental elastic modulus）がある[1)]。

4.4 加齢にともなう動脈弾性の変化

ヒト動脈のスティフネスは，加齢にともなって増加する[1),12)]。例えば Kawasaki ら[13)] は，超音波法を利用して臨床的に総頸動脈（common carotid artery）のスティフネスパラメータを計測し，年齢の増加とともにしだいに増加することを観察している（図4.4）。加齢とともに血圧と血管外径は徐々に増加しているが，大きな変化ではない。彼らは，腹大動脈（abdominal aorta），大腿動脈，腕頭動脈（brachial artery）についても，同様な結果を観察している。

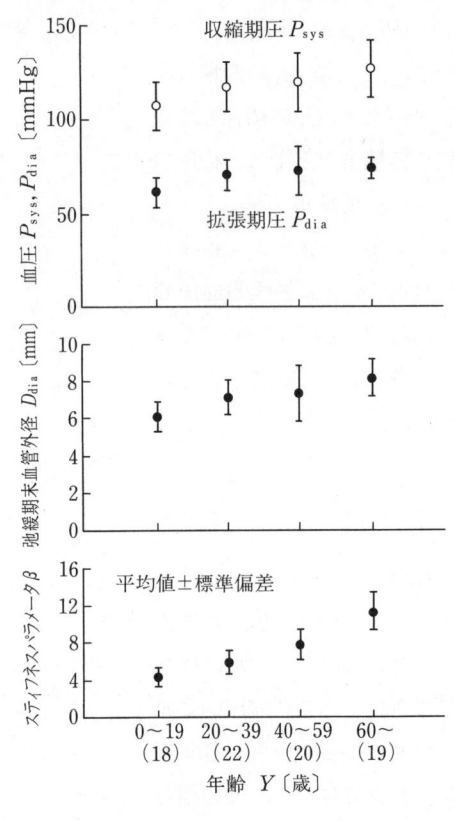

図4.4 ヒト総頸動脈の血圧，血管径，スティフネスパラメータの加齢にともなう変化（かっこ内の数字は測定対象数）〔文献13から作成〕

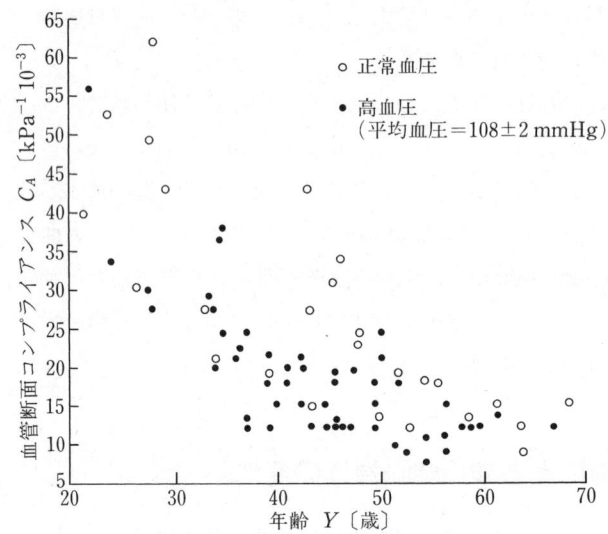

図4.5 高血圧者と正常血圧者の血管断面コンプライアンスの加齢による変化〔Benetos, A. *et al.* : Arterial alterations with aging and high blood pressure : A noninvasive study of carotid and femoral arteries, Arteriosclerosis and Thrombosis, 13, pp. 90-97 (1993)〕

Benetosら[14]は，同じく超音波法でヒト総頸動脈のコンプライアンスと径を測定し，上述のKawasakiらの結果と同様に，加齢とともにコンプライアンスは有

意に減少し（図4.5），径は若干増加する傾向を示す結果を得た。また，高血圧者では正常血圧者に比べて血管径はやや大きく，コンプライアンスはやや低いが，明瞭な違いにはなっていない。これは，高血圧になっても作用血圧における血管弾性は正常血圧の場合とあまり違わないことを示しており，後に詳しく述べるように壁が血圧上昇に適応することをうかがわせる。

動脈弾性の加齢変化に関する動物実験も行われているが，同じ条件で動物を長期間飼育することが難しいなどの理由で，結果は一定しない[1]。

4.5 血圧・血流変化に対する動脈壁の適応

先に述べたように，生体内の動脈には，①血圧によって壁の円周方向と半径方向に生ずる応力（法線応力：normal stress），②血流によって壁の最内層表面に生ずる応力（せん断応力：shear stress），および③管軸方向への引張りによってこの方向に生ずる力（法線応力）が作用している。体内にあるほとんどの動脈は，周囲組織や分岐などによる拘束によって長軸方向に引っ張られた状態（tethering）にあり，このために③の応力が作用することになる[1]。これは，血管を切出すと長さが数十パーセント短縮することからわかる。

これら三つの応力に対して，動脈壁は力学的に最適設計されており，これらの応力が変化するとそれに応じて再構築するものと考えられるが，ここでは，血圧と血流の変化に対する反応について述べ，③の応力の影響については取り上げない。

ところで，比較的薄い壁の円管に内圧が作用する場合に，壁の円周方向に生ずる応力 σ_θ は，近似的につぎに示すラプラス（Laplace）の式

$$\sigma_\theta = \frac{PD_i}{D_0 - D_i} \tag{4.5}$$

から計算することができる[1]。ここで，D_i は管の内径であり，$D_0 - D_i$ は壁厚さの2倍である。

また，壁せん断応力 τ は，ポアズイユ（Poiseuille）の法則[1]をもとにして求まる次式から計算できる。

$$\tau = \frac{32\mu Q}{\pi D_i^3} \tag{4.6}$$

ここで，μ は血液の粘性係数，Q は単位時間当りの血流量である。

4.5.1 血圧変化に対する応答

高血圧（hypertension）が動脈硬化の発生，進展の危険因子の一つであることから，これが動脈壁に及ぼす影響については多くの実験的，臨床的研究があり，バイオメカニクスの立場からもかなりよく研究されている。そして古くから，高血圧にさらされた血管は，正常血圧の血管より壁が厚く，硬い傾向にあると認識されてき

た。
[1] 血管形態と弾性に関する実験研究

この問題を初めて実験によって，系統的に取り扱ったのは Wolinsky[15]〜[17] である。7 週齢のラットの左側の腎動脈（renal artery）に銀製のクリップをかけて高血圧にし，10 週，20 週，および約 70 週後に胸大動脈を摘出して，壁の寸法とエラスチン量などを測定した結果を表 4.1 に示す。

表 4.1 正常血圧，高血圧ラットの体重と血圧，および胸大動脈の寸法，壁応力ならびに組成分率〔文献 16，17 をもとに作成〕

	10 週		20 週		70 週	
	正常血圧	高血圧	正常血圧	高血圧	正常血圧	高血圧
体重〔gf〕	373±10	318±21*	416±10	386±26	488±16	448±19
収縮期血圧〔mmHg〕	102±3	191±7*	118±1	187±6*	116±3	186±5*
直径〔mm〕	2.35±0.07	2.89±0.12*	2.89±0.04	2.76±0.08	2.74±0.05	3.08±0.11
壁厚さ〔mm〕	0.097±0.005	0.124±0.008*	0.082±0.005	0.115±0.017*	0.118±0.003	0.174±0.004*
中膜面積〔mm²〕	0.747±0.017	1.204±0.076*	0.705±0.050	1.043±0.017*	1.058±0.030	1.779±0.072*
壁応力〔kPa〕	160±13	294±40*	282±23	273±11	180±8	209±12
エラスチン分率〔%〕	41.24±0.60	34.32±0.91*	41.43±0.54	35.37±0.49*	40.94±0.97	40.94±0.62
コラーゲン分率〔%〕	13.79±0.74	13.81±0.59	17.27±0.56	15.89±0.79	24.65±1.12	21.27±0.81*
アルカリ溶融タンパク分率〔%〕	18.45±0.96	30.99±0.80*	18.17±0.67	27.89±1.35*	16.15±0.30	21.59±1.70*
上記 3 分率の合計〔%〕	73.48±81.93	79.12±1.44*	76.87±1.19	79.15±0.35	81.74±1.45	83.80±0.82

直径は収縮期内圧負荷試料の内・外壁の中間で計測；壁厚さと中膜面積は収縮期内圧下で固定した試料で計測；壁応力は Laplace の式を用いて計算した円周方向応力；エラスチン等の分率は内膜・中膜脱脂乾燥重量に対する割合；いずれのデータも平均値±標準誤差で，*は有意差あり（$p<0.05$）

高血圧ラットの血管径は，正常血圧ラットに比べて，10 週で有意に大きくなるが，20 週以降では有意差は消失する。一方，壁厚さと中膜厚さは，期間を問わず高血圧ラットのほうが正常血圧ラットより有意に大きい。高血圧 10 週では，このような壁の肥厚（hypertrophy）があるものの，径の増加があるために，式(4.5) を用いて計算される壁の円周方向応力は，正常血圧ラットより有意に大きくなっている。しかしながら，20 週以降になると，高血圧ラットと正常血圧ラットの間の有意差はなくなる。すなわち，高血圧の場合は，あたかも壁応力を正常レベルに戻すように動脈壁が肥厚する。

Wolinsky[16] はさらに，上記の方法で 10 週間高血圧に維持した後，腎動脈を狭窄したクリップを取り除いて，正常血圧に戻し，10 週後の動脈壁を調べている。その結果，正常血圧に戻しても，血管径と壁厚さにはほとんど変化は見られず，正常血圧 20 週の場合より有意に大きいままであった。このために，血圧低下によって壁応力は大きく減少し，もともと正常血圧であった場合よりも有意に低値となった。高血圧から正常血圧への力学的負荷の変化に対する動脈壁の応答は，正常血圧から高血圧への変化に対する応答のようには起こらないか，あるいはもっと長期間の後に応答が現れるのかもしれない。

その後，高血圧動脈の力学的性質に関する実験研究は多く行われており，それら

の多くは高血圧によって壁が肥厚し[18)~21)]，スティフネスが増加する[18),19),21)~23)]と報告している．しかしながら，高血圧に対する血管壁の反応を経時的に詳しく調べ，この現象を機能的適応の観点から詳しく研究したのは Matsumoto ら[24),25)]が初めてである．彼らは 8〜9 週齢のラットを用い，Wolinsky と同様に一方の腎動脈にクリップをかけて高血圧を誘発し，2〜16 週後に胸大動脈を摘出して，その形態，寸法と力学的性質を調べている．

このような操作を加えても，必ずしもすべての動物が高い血圧，すなわち高血圧になるわけではない．収縮期血圧が 160 mmHg 以上になった場合を高血圧とすると，その発生率は約 70%であった[24)]．また体格が完全に成育した動物ではなかったので，実験期間中に体重増加があり，しかも 6 週以降では，高血圧ラットの体重増加が鈍ったために，高血圧誘発の処置を施さなかった正常血圧ラットとの間には体重差が観察されている[24)]．

このように体重に大きな差があるために，摘出後無負荷の状態で測定した血管壁の厚さ，外径，および内径を体重で正規化し，それらの値の，屠殺直前に測定した収縮期血圧に対する関係の例を図 4.6 に示す[24),25)]．壁厚さと外径は収縮期血圧と有意な相関関係にあり，これらは血圧が高いほど大きくなっているが，内径は血圧によらずほぼ一定のままである．すなわち，高血圧になっても，血管内径は変化しないが，壁が肥厚して，外径が増加する．なお，Stacy ら[20)]も，体重がほとんど同じであれば，高血圧ラットと正常血圧ラットの間で大動脈内径には違いはないと報告している．

高血圧にともなう動脈壁の肥厚現象は，図 4.7 に示す中膜組織の写真からも明瞭にわかる[25),26)]．断面は，7〜8 層（lamella）の構造になっているが，高血圧血管

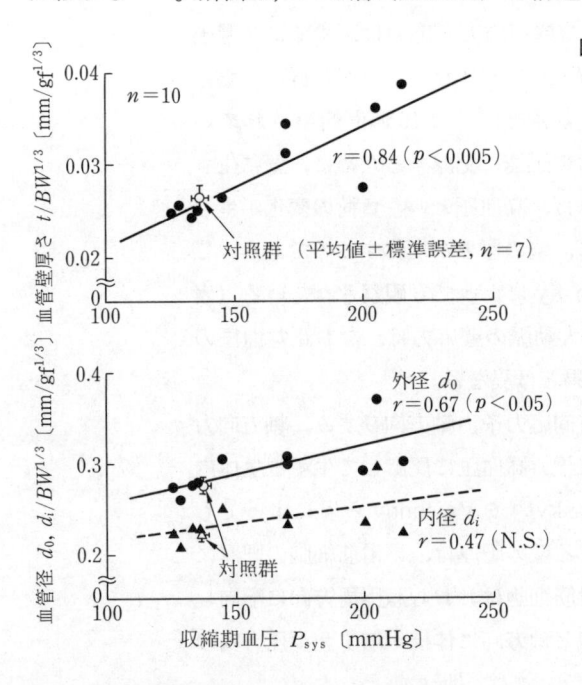

図 4.6 高血圧誘発処置を施してから 16 週後に摘出したラット胸大動脈で，無負荷状態で測定した壁厚さ，外径，および内径（いずれも体重で正規化）の，屠殺直前の収縮期血圧に対する関係（対照群は同じ週齢の無処置のラット，BW は体重，n は試料数，r は相関係数，N.S. は有意な相関がないことを表す）〔Matsumoto, T. and Hayashi, K.: Mechanical and dimensional adaptation of rat aorta to hypertension, Trans. ASME, J. Biomech. Eng., 116, pp. 278-283 (1994)〕〔Matsumoto, T. and Hayashi, K.: Response of arterial wall to hypertension and residual stress, Biomechanics - Functional Adaptation and Remodeling, Hayashi, K. $et\ al.$ (Eds.), Spriner-Verlag, Tokyo, pp. 93-119 (1996)〕

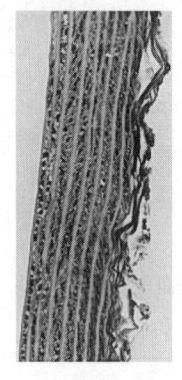

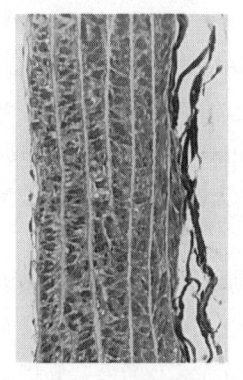

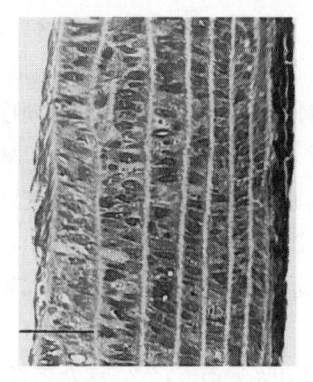

94　　4. 心臓・血管系のリモデリング

(a) P_{sys}=145 mmHg　　(b) P_{sys}=200 mmHg　　(c) P_{sys}=240 mmHg

図4.7 正常血圧動脈と高血圧動脈の壁縦断面組織（ラット胸大動脈を生体内負荷条件で固定，P_{sys} は屠殺直前の収縮期血圧，いずれも左側が血管内腔側，黒線の長さは 50 μm，アザン（Azan）染色）〔Matsumoto, T. and Hayashi, K.: Response of arterial wall to hypertension and residual stress, Biomechanics – Functional Adaptation and Remodeling, Hayashi, K. *et al.* (Eds.), Springer-Verlag, Tokyo, pp. 93-119 (1996)〕〔Matsumoto, T. and Hayashi, K.: Stress and strain distribution in hypertensive and normotensive rat aorta considering residual strain, Trans. ASME, J. Biomech. Eng., 118, pp. 62-73 (1996)〕

（図(b)，(c)）では内腔側のほうが層がかなり厚く，外膜側へ移るにつれて層の厚さがしだいに減少している．これに比べて，正常血圧の血管（図(a)）では断面上で層の厚さに違いは見られない．材料力学からも容易に推察されるように，管の内圧が増加すると，内壁側の応力が外壁側より高くなるために，この高い応力に適応して内壁側が外壁側より大きく肥厚して，このような層厚さの分布が生じたものと考えられる．

　高血圧によって壁が肥厚する（図4.6）ために，屠殺直前の収縮期血圧，血管壁厚さ，および内径から，式(4.5)を用いて求めた壁円周方向応力は，すでに2週後には血圧に依存しなくなり，応力の値は無処置の正常血圧ラット（対照群）の場合にほぼ一致する（図4.8）[24),25)]．この傾向は，実験を行った16週間観察されている．すなわち，高血圧になっても血管壁は非常に迅速に肥厚するために，壁に生ずる応力はつねに正常値に保たれる．言い換えれば，高血圧という負荷の変化が生じても，壁応力をつねに正常値に維持するように，壁の厚さが変化するのである．これと同じ適応現象はすでに述べたようにWolinskyによっても観察されている（表4.1）が，10週間高血圧にさらされたラットの大動脈の壁応力は，なお正常血圧の場合より高かった点では，Matsumotoらの結果とは異なる．

　円周方向応力とは違って，高血圧動脈の軸方向応力や，軸方向ひずみ，軸方向力は，正常血圧の場合に比べてはるかに小さい[25),26)]．高血圧に反応して生ずる生体内軸方向ひずみや軸方向伸長比の減少は，Wolinsky[15)]やVaishnavら[21)]によっても観察されている．後に述べるように高血圧による壁の肥厚は，平滑筋細胞の肥厚によるところが大きい．比較的大きい動脈の平滑筋細胞はおおむね円周方向に配向しているために，細胞が肥厚すると壁の半径方向と軸方向に体積が増す．半径方向の

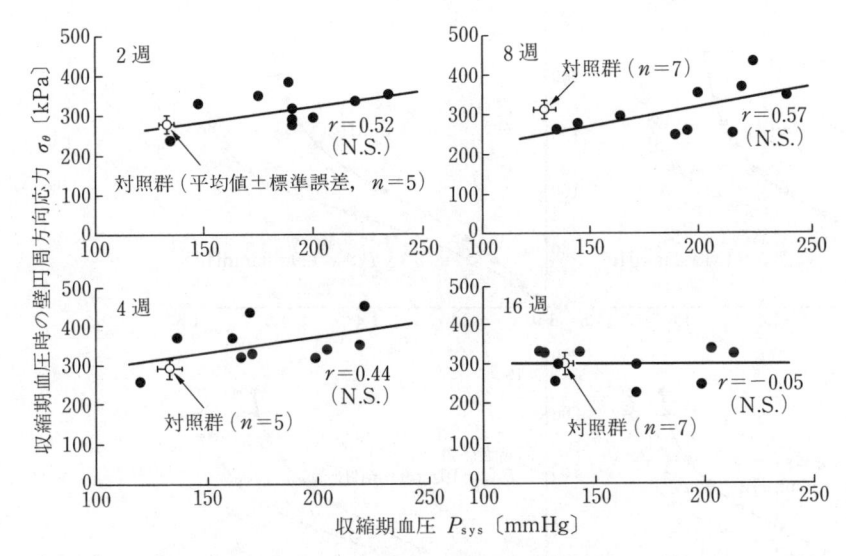

図 4.8 屠殺直前の収縮期血圧とその血圧における壁円周方向応力の関係（ラット胸大動脈，n は試料数，r は相関係数，N.S. は有意な相関がないことを表す）
〔Matsumoto, T. and Hayashi, K.: Mechanical and dimensional adaptation of rat aorta to hypertension, Trans. ASME, J. Biomech. Eng., 116, pp. 278-283 (1994)〕
〔Matsumoto, T. and Hayashi, K.: Response of arterial wall to hypertension and residual stress, Biomechanics - Functional Adaptation and Remodeling, Hayashi, K. et al. (Eds.), Springer-Verlag, Tokyo, pp. 93-119 (1996)〕

体積増加はすでに述べている壁の肥厚となる。一方，すでに述べたように，体内にあるほとんどの動脈は，長軸方向に引っ張られた状態にあり，このためにこの方向にはつねに引張の応力が作用している。平滑筋細胞が軸方向に肥厚すると，この応力を緩和することになり，したがってこの方向のひずみや荷重を低下させる。

摘出した血管に内圧を負荷して得られる内圧-膨張比（各内圧下の外径と内圧 0 時の外径の比）曲線を見ると，いずれの内圧でも，高血圧血管のほうが無処置の正常血圧血管（対照群）よりも膨張比が小さくなっている（**図 4.9**）[24),25)]。内圧の変化に応じて径が大きく変わる低内圧領域では，同じ内圧で比較してみると，高血圧動脈のほうが正常血圧動脈よりも曲線の傾きが大きくなっており，これは高血圧動脈のほうが変形しにくいことを表している。しかしながら，140 mmHg 以上の高内圧領域では，曲線の勾配は高血圧動脈のほうが低くなっており，高血圧動脈のほうが変形しやすくなっている。

動脈のスティフネスをより定量的に表すために，屠殺直前の収縮期血圧における圧力-ひずみ弾性係数（式(4.1)）を求めると，これは実験を行った 16 週間にわたって，高血圧の場合のほうが正常血圧の場合よりも大きかったが，時間経過とともに正常血圧動脈の値に近づく傾向にある[24),25)]。つぎに述べるように，材質そのものの弾性を表す増分弾性係数は，高血圧にさらされる時間とともに正常血圧動脈の値に近づき，16 週後には両者の間には相違が見られなくなる。しかしながら一方では，上述のように血管壁の厚さは高血圧によって増加する。圧力-ひずみ弾性係数

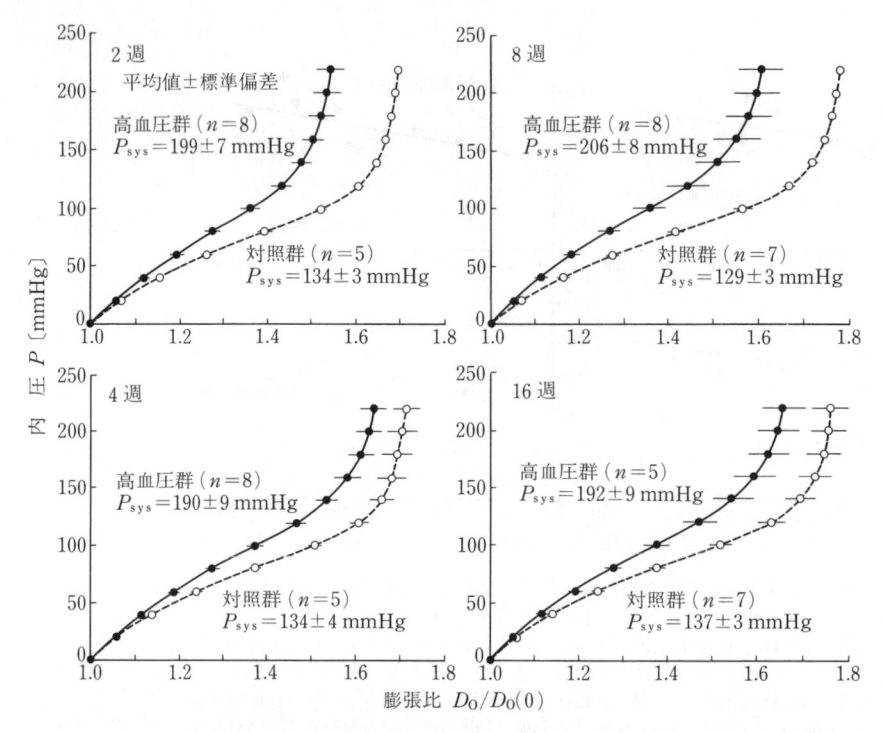

図4.9 各週における高血圧動脈と正常血圧動脈の内圧-膨張比（各内圧下の外径と内圧0時の外径の比）曲線（ラット胸大動脈，n は動物数，P_{sys} は屠殺直前の収縮期血圧）〔Matsumoto, T. and Hayashi, K.: Mechanical and dimensional adaptation of rat aorta to hypertension, Trans. ASME, J. Biomech. Eng., 116, pp. 278-283 (1994)〕〔Matsumoto, T. and Hayashi, K.: Response of arterial wall to hypertension and residual stress, Biomechanics—Functional Adaptation and Remodeling, Hayashi, K. et al. (Eds.), Springer-Verlag, Tokyo, pp. 93-119 (1996)〕

などによって表される動脈のスティフネスは，増分弾性係数と厚さの積に相当する[1),9)]ので，血管壁の材質と厚さが高血圧に適応するように変化した後でも，この程度の期間ではスティフネスは必ずしも適応した値にはならないようである。

屠殺直前の収縮期血圧における増分弾性係数は，8週までは血圧に対して正の相関が観察されたが，16週になると血圧に依存しなくなり，その値も無処置の正常血圧の場合（対照群）にほぼ一致する（**図4.10**）[24),25)]。上に示した壁応力に関する結果と合わせると，高血圧という負荷の変化に反応して，血管壁は応力を正常値に保つようにその形態（厚さ）を迅速に変化させ，幾分遅れてその機能（弾性係数）を正常値に回復させるような機能的適応と再構築の現象を生ずるといえる。

以上の実験研究は，手術操作によって高血圧を誘発した（induced hypertension）動物を用いたものである。一方では，このような操作を施さなくとも，生まれながらにして自然に高血圧になる系統のいわゆる自然発生的高血圧症ラット（spontaneously hypertensive rat：SHR）を用いた実験も行われている。

例えば，Hayoz[27)] は，16週齢のSHR（収縮期血圧＝192±1 mmHg；平均値±標準誤差，14動物）と正常血圧ラット（Wistar-Kyoto rat, WKY；同 131±3

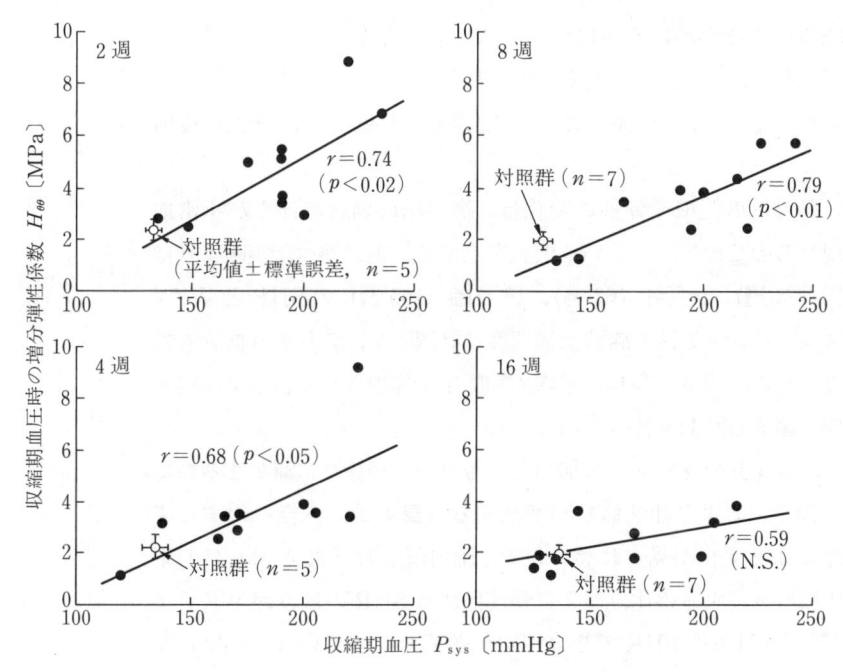

図 4.10 屠殺直前の収縮期血圧とその血圧における壁円周方向増分弾性係数の関係（ラット胸大動脈，n は試料数，r は相関係数，N.S.は有意な相関がないことを表す）〔Matsumoto, T. and Hayashi, K.: Mechanical and dimensional adaptation of rat aorta to hypertension, Trans. ASME, J. Biomech. Eng., 116, pp. 278-283 (1994)〕〔Matsumoto, T. and Hayashi, K.: Response of arterial wall to hypertension and residual stress, Biomechanics—Functional Adaptation and Remodeling, Hayashi, K. et al. (Eds.), Springer-Verlag, Tokyo, pp. 93-119 (1996)〕

mmHg，15動物）の外頸動脈（external carotid artery）の内径を超音波法で計測すると同時に，対側の外頸動脈血圧をカニュレーション法で測定した．その結果，両ラットの間で収縮期血圧，弛緩期血圧における内径には有意差は認められず，血圧-径関係も低血圧側のWKYの曲線の高血圧側にSHRの曲線が連続し，両曲線はあたかも1本の曲線のようになると報告している．この曲線は非線形であるので，両者の血管断面コンプライアンス（式(4.3)）を生体内平均血圧で比較すれば，SHRのほうがWKYよりかなり低くなるが，両者の血管の性質が異なるとはいいがたいとしている．このことは，後に述べるように，彼らが患者で計測した結果とも一致する．

一方，後に述べるように高血圧患者で観察を行い，一連の研究を報告しているSafarらのグループに所属するCunhaら[28]は，5週齢と12週齢のSHR（平均血圧は5週齢で111 ± 7 mmHg，12週齢で186 ± 7 mmHg；平均値±標準誤差，いずれも9動物）とWKY（平均血圧はそれぞれ102 ± 3 mmHg，125 ± 7 mmHg；いずれも9動物）について，超音波法で総頸動脈の内径と厚さを計測している．そして，5週齢の血管径，壁厚さ，壁中膜面積，壁円周方向応力は，血圧と同じように両ラットの間でほとんど違いはないが，12週齢ではこれらはいずれも多かれ少なかれ増加する．12週齢の血管径と壁応力は両ラットの間で有意差はないが，壁厚

さと壁中膜面積は SHR のほうがはるかに大きくなる。したがって，この場合でも，SHR では壁が肥厚して，壁応力を WKY と同程度に維持しているように見える。なお，いずれのラットでも，5週齢に比べて 12 週齢では壁応力は 50% 程度増加している。

Marque ら[29]は，動脈壁の組成や弾性の変化は，高血圧の場合のほうが正常血圧の場合より早く現れるのではないかという仮説を立てて，上に述べた実験よりはるかに高齢の 3 月齢（21 週），9 月齢（63 週），15 月齢（105 週）の SHR と WKY を使い，大動脈カニュレーション法で脈波伝播速度を計測して，これより血管弾性を求めている。また，この計測後屠殺し，平均大動脈圧を作用させた状態で試料を固定して，壁の形態と組成の計測も行っている。

その結果によると，いずれのラットでも加齢とともに血圧が徐々に減少するのに対して，内径と中膜厚さ，および弾性係数が増加する（**表4.2**）。内径に対する中膜厚さの比には加齢による変化が見られないので，壁円周応力（式(4.5)）は若干減少する。内径，中膜厚さ，両者の比，および弾性係数は SHR のほうが WKY より有意に大きく，特に 15 月齢の SHR でその傾向が顕著となっている。しかしながら，壁応力については，両者の間で有意差は認められない。

Qiu ら[30]は，12 週齢の SHR（平均血圧＝104±11 mmHg；平均値±標準誤差，22動物）と正常血圧ラット（WKY，154±15 mmHg；22動物）から外径約 500 μm の腸間膜動脈（mesenteric artery）を摘出して，内圧-外径関係と血管壁の形態を詳細に調べている。その結果，生体内平均血圧では，SHR のほうが WKY に比べて血管外径と壁厚さは有意に大きく，血管コンプライアンス（式(4.2)）は非常に小さいが，壁円周方向応力（式(4.5)）には有意差がなかったと報告している。

以上のように，自然発生的高血圧症ラットから得られた結果の多くは，高血圧誘発ラットで得られた結果と同じであるが，いくつかの違いも見られる。両ラットはもともと循環機能や組織組成，血管形態などが異なるのであるから，同じ齢で比較しても相違があるのは当然であるといえる。

ところで，壁の肥厚は必ずしも血圧の上昇によるものではないという報告もある。Liu ら[31]は，ラットを用いて，腹大動脈を狭窄する方法（実験Ⅰ）と，一方の腎動脈を狭窄する方法（実験Ⅱ）で，血圧を上昇させる実験を行い，腹大動脈，大腿動脈，腎細動脈の血管内径と壁厚さを測定している。両実験のいずれの動脈でも内径はこれらの操作を施さなかった正常血圧の内径とほぼ同じであった。実験Ⅰの狭窄の末梢部の腹大動脈（正常血圧）の壁厚さ/内径比は，正常血圧の場合と同じであったが，実験Ⅱの同じ部位にある腹大動脈（高血圧）では有意に大きく，これは上で述べた結果とおおむね一致する。実験Ⅱのラットの腎細動脈や大腿動脈（いずれも高血圧）ではこの比は正常血圧より大きく，これも従来の結果と一致する。しかしながら，実験Ⅰのラットの腎細動脈や正常血圧が作用する大腿動脈では，この比が正常血圧ラットより有意に大きい。これらの結果から彼らは，細い動脈では

表4.2 自然発生的高血圧症ラット（SHR）および正常血圧ラット（WKY）の大動脈の形態，壁円周方向応力，弾性係数，および壁組成の加齢による変化〔文献29をもとに作成〕

パラメータ/月齢	SHR	WKY	p(齢)	p(種)	p(齢×種)
平均血圧〔mmHg〕			0.0001	0.0001	0.2311
3月齢	172±3	127±2			
9月齢	159±5	123±2			
15月齢	147±5	115±3			
内径〔mm〕			0.0286	0.0001	0.9197
3月齢	1.61±0.07	1.32±0.05			
9月齢	1.55±0.06	1.33±0.05			
15月齢	1.78±0.10	1.49±0.08			
中膜厚さ〔μm〕			0.0019	0.0001	0.3618
3月齢	81±6	56±2			
9月齢	80±4	62±3			
15月齢	95±4	67±3			
中膜厚さ/内径			0.4117	0.0008	0.6278
3月齢	0.051±0.004	0.043±0.001			
9月齢	0.052±0.002	0.047±0.002			
15月齢	0.054±0.003	0.045±0.002			
壁円周方向応力〔kPa〕			0.0011	0.0054	0.4329
3月齢	230±20	200±10			
9月齢	210±10	170±10			
15月齢	190±10	170±10			
弾性係数〔MPa〕			0.0403	0.0001	0.0588
3月齢	1.2±0.2	0.7±0.1			
9月齢	0.9±0.1	0.7±0.1			
15月齢	1.6±0.2	0.7±0.1			
コラーゲン分率〔全タンパク量に対する%〕			0.0374	0.0001	0.6313
3月齢	31±1	38±2			
9月齢	34±1	42±2			
15月齢	34±1	44±2			
エラスチン分率〔全タンパク量に対する%〕			0.0004	0.2976	0.6609
3月齢	62±4	56±4			
9月齢	54±4	51±4			
15月齢	44±4	44±3			
エラスチン/コラーゲン			0.0001	0.0001	0.8097
3月齢	1.88±0.10	1.46±0.06			
9月齢	1.62±0.10	1.22±0.09			
15月齢	1.32±0.13	1.02±0.08			

平均値±標準誤差，pは有意差〔2-way ANOVA＋Bonferroni test〕検定の確率

必ずしも高血圧のみが壁の肥厚を招くものではないと述べている。

〔2〕 実験動物における組織観察と平滑筋細胞の役割

Wolinsky[16),17)]によると，胸大動脈の内膜と中膜におけるコラーゲン量は，高血圧と正常血圧の間でほとんど違いはないが，エラスチン量は10，20週で高血圧のほうが有意に少ないのが，70週では両血圧の間の違いは見られなくなる（表4.1）。エラスチン量に対するコラーゲン量の比は壁のスティフネスに反映される[1)]が，この比は，10週では高血圧のほうが正常血圧よりかなり大きい（0.33対0.40）のが，20週では両者の間の差が小さく（0.41対0.45）なり，70週になると逆に高血

圧のほうが小さく（0.60対0.52）なる．すでに述べたように，高血圧の初期には動脈壁のスティフネスが高くなるが，長期間を経ると正常レベルのスティフネスに戻るのに対応しているようである．

コラーゲンを除いたアルカリ溶融タンパクは，平滑筋成分を表すものと考えられるが，この量は高血圧の10週では正常血圧の場合よりかなり高値を取るが，期間を経るに従って大きく減少し，70週における両者の差はかなり小さいものとなっている．これら，エラスチン，コラーゲン，および平滑筋の相対量の変化を見ると，高血圧の初期には平滑筋細胞が増殖し，これがエラスチンとコラーゲンを多量に合成して，しだいに線維タンパクを増加させて壁が肥厚していくようである．

Greenwaldら[32]は，誘発性高血圧ラット，自然発生的高血圧症ラット（SHR）ともに，胸大動脈でも腹大動脈でも，脱脂乾燥重量に対するエラスチン分率は正常血圧ラットに比べて多く，コラーゲン分率は少なく，しかも胸大動脈におけるこれらの差は，6週から20週になると減少する結果を得ている．これに反して，胸大動脈のスティフネスは，6週では高血圧の場合は正常血圧の場合よりはるかに高いが，20週では差がなくなり，適応的な反応が観察されたと報告している．彼らが得たエラスチン分率とコラーゲン分率の結果は，上記のWolinskyの結果とは大きく異なっている．

Marqueら[29]は，3，9，15月齢のSHRとWKYの大動脈で，月齢によらずSHRのほうがWKYよりコラーゲン量は少ないが，エラスチン量には違いはなかったと報告している（表4.2）．したがって，コラーゲン量に対するエラスチン量の比は，いずれの月齢でもSHRのほうが有意に高い．これらの結果は，Greenwaldら[32]が報告した結果と本質的には同じである．しかしながら，Braydenら[33]は，25週齢のSHR（平均収縮期血圧＝188mmHg）の腸間膜動脈のコラーゲンとエラスチンの量と後大脳動脈（posterior cerebral artery）のエラスチン量は，WKY（129mmHg）におけるそれぞれの量と変わらないが，後大脳動脈の単位長さ当りのコラーゲン量と単位重量当りのDNA量はWKYより有意に多かったと述べている．比較的径の大きい動脈と末梢動脈の間では，代謝反応が異なるのか，あるいは脳動脈では自己制御機能（autoregulatory capability）がはたらくのかも知れない．

コラーゲン，エラスチンと並んで，動脈壁を構成するもう一つの重要な要素である血管平滑筋については，まず血管収縮能についていくつかの研究が行われている．例えばHansenら[34]は，正常血圧ラット（N群，平均血圧＝100mmHg），酢酸デオキシコルチコステロン（deoxycorticosterone acetate：DOCA）を含むワックスペレットを皮下埋植するとともに塩分を摂取させて高血圧を誘発させたラット（DOCA群，160mmHg），および自然発生的高血圧症ラット（SHR群，185mmHg）で，一方の股動脈末梢部を閉塞してその先の血圧を低下（それぞれ順に55～60，80，90mmHg）させ，数週間後に大腿動脈を摘出し，無処置の対側の血

圧の高い側の大腿動脈と比較する実験を行っている．そして，高血圧にさらされた動脈のほうがエピネフリン（epinephrine）による収縮で発生する最大張力が小さい，すなわち収縮性が低いとする結果を得ている．その理由として，高血圧によって超微細フィラメントに損傷が生ずるためではないかとしているが，確認はされていない．なお，いずれの群でも，閉塞側の中膜断面積は対側より小さかったものの，壁厚さ/内半径比はいずれの群，側でも違いはなかったとしている．

これに反してFridezら[35)]は，正常血圧ラット（収縮期血圧＝約115mmHg）で，左右の腎動脈への分岐部の間の腹大動脈を結紮して急激に高血圧（同約180mmHg）を誘発したのち，総頸動脈の内圧-外径関係と収縮反応を観察している．彼らは，各内圧で，生体内環境に近い溶液（Krebs-Ringer液）内で測定される外径と，平滑筋を完全に弛緩させる溶液（papaverine溶液）中で測定される外径の差の，後者に対する比を機能的収縮比（functional contraction ratio：FCR）と呼び，これを血管壁が生体内で通常の状態にあるやや緊張した状態（基底トーン，basal tone）を定量的に表す指標として使用している．そして，高血圧誘発後2日目ですでにFCRが増加し始め，4日，8日後にはかなり大きくなる現象（**図4.11**）を観察し，これよりすでに述べたような高血圧に対する動脈壁の力学的適応現象には，血管平滑筋が非常に重要な役割を果たすとしている．彼らは，このような観察結果をもとにして，平滑筋収縮が血管壁の再構築に果たす役割に関するモデル解析を行っている[36)]．

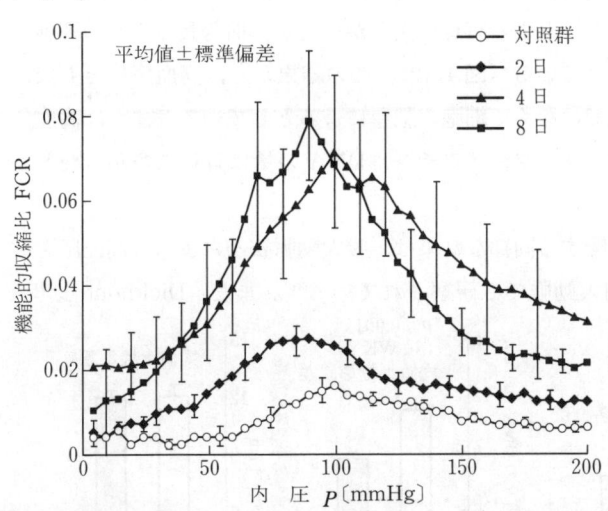

図4.11 腹大動脈結紮による高血圧誘発後のラット総頸動脈の機能的収縮比の変化〔Fridez, P. *et al.*: Short-term biomechanical adaptation of the rat carotid to acute hypertension: Contribution of smooth muscle, Annals Biomed. Eng., 29, pp. 26-34 (2001)〕

同様な現象は，自然発生的高血圧症ラット（SHR）の腸間膜動脈でも観察されている．上に述べたQiuら[30)]は，12週齢のSHRを用いた実験で，血管収縮剤（phenylephrine）による外径変化の大きさ，ならびに収縮によって生ずる活性化応

力（active stress：血管収縮時の応力と完全弛緩時の応力の差）[1]は，いずれの血圧でも SHR のほうが正常血圧ラットより有意に大きく，収縮能が高いことを示した．そして，SHR の動脈におけるこのような高い収縮能は，平滑筋の量が多いことと，平滑筋細胞の力が大きいことによるとしている．

また，すでに少し触れたように，高血圧になると動脈壁が肥厚する理由を，血管平滑筋細胞に求める研究は多く，この肥厚が細胞数の増加（増殖：hyperplasia）に関係するのか，細胞の肥大化（肥厚：hypertrophy）に関係するのかについて調べられている．

例えば，Kamm ら[37]は，2～3 月齢のブタに DOCA を用いて高血圧を誘発し，7週後に頸動脈試片を摘出して，収縮試験と組織観察を行っている．高血圧動物（平均動脈血圧＝135 mmHg）の中膜厚さは，正常血圧動物（102 mmHg）の厚さの 1.8 倍に増加したが，単位面積当りに占める平滑筋細胞の面積には違いがなかったことから，細胞の全体積が増加して壁が肥厚すると報告している．そして，種々の血管収縮剤の投与によって生ずる活性化応力や，活性化（active）状態および弛緩（passive）状態の応力-ひずみ関係，収縮性にはほとんど違いは認められなかったと述べている．なお，壁内の層の厚さ分布を測定した結果によると，中膜に比べて内膜で層はやや厚く，外膜で有意に厚くなっており，図 4.7 に示した観察とは違っている．

Owens ら[38]は，SHR の胸大動脈の中膜から酵素消化法で採取した血管平滑筋細胞の平均サイズは，正常血圧ラットより有意に大きかったが，血管長さ当りの細胞数には違いはなかったと報告している（**図 4.12**）．この結果から，高血圧にともなう壁の肥厚は，細胞数の増加ではなくて細胞の肥厚によるとしている．また，高血圧動脈のほうが，細胞当りのタンパク，アクチン，DNA の量は有意に多かったと述べている．

平滑筋細胞の数と大きさに関する同様な結果は，腹大動脈狭窄によって高血圧を誘発したラットの 8 日後の胸大動脈でも観察されている[39]．また，Dickhout ら[40]

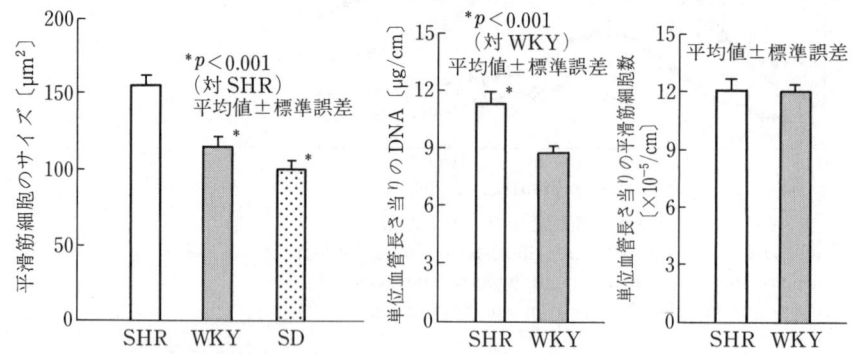

図 4.12 自然発生的高血圧症ラット（SHR）と正常血圧ラット（WKY と SD＝Sprague-Dawley）の胸大動脈中膜から採取した血管平滑筋細胞のサイズと，血管長さ当りの DNA 量，平滑筋細胞数〔Owens, G.K. *et al.*: Smooth muscle cell hypertrophy versus hyperplasia in hypertension, Proc. Nat. Acad. Sci., USA, 78, pp. 7759-7763 (1981)〕

は最近，共焦点レーザ走査型顕微鏡を使って 4 週齢の自然発生的高血圧症ラット（SHR）の腸間膜動脈の平滑筋細胞を詳しく調べ，やはり同様な結果を得ている。その結果，SHR（平均収縮期血圧＝140 mmHg）と正常血圧ラット（WKY，同 122 mmHg）の間で，血管内径にはほとんど違いは見られなかったが，単位長さ当りの中膜の体積は SHR で有意に大きく，また細胞の数はほとんど変わらないが有意に長いことを確認している。彼らは，これらの結果を**図 4.13** に示すモデルで表現している。成長期で血圧が上昇する過程にある SHR の動脈壁の長くて大きい平滑筋細胞は，壁に肥厚（**図 4.14**）と血管収縮能の増加をもたらすと結論している。

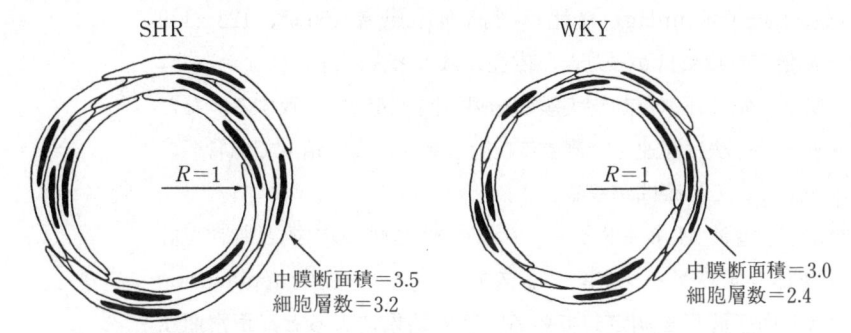

図 4.13 自然発生的高血圧症ラット（SHR）と正常血圧ラット（WKY）の腸間膜動脈の中膜の観察結果をもとに作成したモデル〔Dickhout, J.G. *et al.*: Increased medial smooth muscle cell length is responsible for vascular hypertrophy in young hypertensive rats, Am. J. Physiol., 279, pp. H2085-H2094 (2000)〕

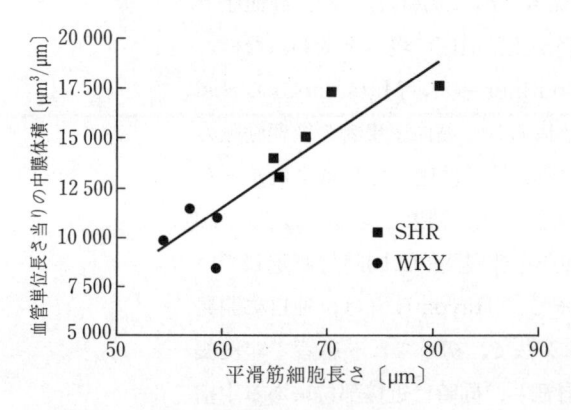

SHR: 中膜断面積＝3.5，細胞層数＝3.2，$R=1$
WKY: 中膜断面積＝3.0，細胞層数＝2.4，$R=1$

図 4.14 自然発生的高血圧症ラット（SHR）と正常血圧ラット（WKY）の腸間膜動脈の中膜の平滑筋細胞の長さと単位長さ当りの中膜体積の関係〔Dickhout, J. G. *et al.*: Increased medial smooth muscle cell length is responsible for vascular hypertrophy in young hypertensive rats, Am. J. Physiol., 279, pp. H2085-H2094 (2000)〕

これとは反対に Warshaw ら[41)]は，6 週と 50 週齢の SHR と WKY の腸間膜動脈を調べ，いずれの週齢でも両者の間で血管径，単位面積当りの血管平滑筋細胞の数，壁の活性化応力，平滑筋が発生する応力には相違はないとする結果を得ている。壁の厚さは 6 週齢では SHR のほうが有意に大きかったが，50 週齢では差は見られなかった。これらの結果から，高血圧による収縮能の増加は肥厚によって平滑筋細胞の絶対数が増えるためで，細胞自体には変化がないとしている。

このように，高血圧の場合の血管平滑筋の数と大きさについてはまだ議論が分かれており，今後のさらに正確で詳細な研究が待たれる。

〔3〕 臨床研究

超音波計測技術の進歩によってヒト患者で血管径の測定が可能になり，その後さらに分解能が向上して血管壁の厚さを計測することができるようになった。そして，臨床例で高血圧に対する血管の反応がしだいに明らかになってきている。

Bouthierら[42]は，超音波パルスドップラー法を利用して，高血圧患者と健常者の総頸動脈の内径と血流速度を測定した。45歳以下では，高血圧患者（平均年齢＝35歳，平均血圧＝124±3.2 mmHg）と健常者（36歳，92±1.4 mmHg）の間で，内径，血流速度，血流量に有意な相違はなかった。しかしながら，45歳以上では，健常者（55歳，99±1.4 mmHg）に比べて高血圧患者（55歳，123±1.9 mmHg）では流速と流量が有意に低かったが，内径にはほとんど違いはなかった。内径に関するこの結果は，先に述べた動物実験の結果（図4.6）に一致する。ただし，超音波パルスドップラー法は流速を計測する技術であり，高い精度で血管径の計測ができたかどうかについては疑問が残る。

一方Romanら[43]は，超音波Mモードイメージから総頸動脈の内径と厚さを計測すると同時に，半導体ひずみゲージプレティスモグラフ（一種のapplanation tonometer）で同血管の血圧波形を測定している。その結果によると，正常血圧（収縮期圧＝116±12 mmHg）の場合に比べて高血圧（147±15 mmHg）の場合には，内径はほとんど違わないかやや大きい程度であるが，壁厚さは有意に大きい。このために，厚さ/内半径比と圧力-ひずみ弾性係数（E_p，式(4.1)）は，高血圧で有意に大きくなる。高血圧症患者の頸動脈の内径が正常血圧の場合と変わらないという結果は，van Merodeら[44]や上述のBouthierら[42]，Matsumotoら（図4.6）[24),25)]の報告と同じである。また，van Merodeらは，高血圧患者の総頸動脈の血管コンプライアンス（C_V，式(4.2)）が正常血圧の場合に比べて有意に低かったと述べており，これはRomanらの圧力-ひずみ弾性係数の結果と同じである。

上述のRomanらは，総頸動脈の断面寸法と血圧を非侵襲的に同時に測定しているが，いずれの方法にも精度的な問題がある。そこでHayozら[27]は，独自に開発した高分解能超音波Aモードエコートラッキング法で，初めてヒト患者で非侵襲的に高精度に橈骨動脈（radial artery）の径を計測し，同時に近接部位にある中指の動脈の血圧をフォトプレティスモグラフ（Finapres system）で測定して，これらからコンプライアンスやスティフネスを求めている。同一の血圧で比較すれば，高血圧（収縮期圧＝148±4.2 mmHg）のほうが正常血圧（121±5.2 mmHg）より，有意差はないものの内径はやや大きく，血管断面コンプライアンス（C_A，式(4.3)）もやや高い（図4.15）。このこともあって，作動血圧（working pressure）である生体内血圧では，コンプライアンス，スティフネスパラメータ（β，式(4.4)，高血圧で42.89±6.94，正常血圧で40.37±3.10）ともにほとんど相違がなかった。これらの結果は，彼らが同時に行ったSHRを使った実験から得られた結果（4.5.1〔1〕）と同じである。

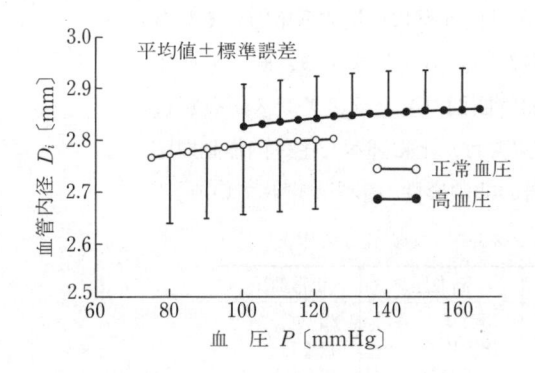

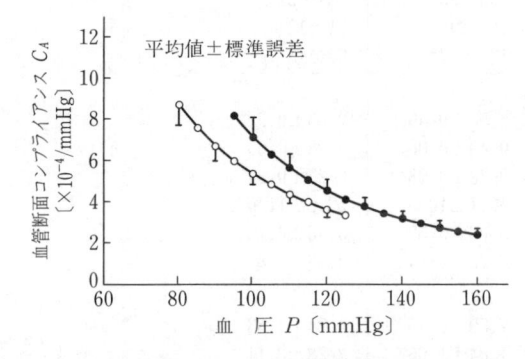

図 4.15 高血圧患者と正常血圧健常者の各血圧における橈骨動脈の血管内径と血管断面コンプライアンス〔Hayoz, D. *et al.*: Conduit artery compliance and distensibility are not necessarily reduced in hypertension, Hypertension, 20, pp. 1-6 (1992)〕

　高血圧で壁が肥厚することが確認されているので，上記の Hayoz らが言うように，コンプライアンスにほとんど違いがないとすると，壁自体の弾性係数が減少していることになる．この点を明確にするためには，血管壁の厚さを精確に測定する必要があるとする指摘がある[45]．高血圧による弾性係数の減少は，エラスチン分率や，コラーゲンに対するエラスチンの相対量が増加するという Marque ら[29] や Greenwald ら[32] らの結果からも推測できる．

　Hayoz らが使用したものと同じ超音波エコー法の装置を使って，Girerd ら[46] はヒト橈骨動脈壁の厚さを計測することに成功した．そして，高血圧患者（平均血圧＝120±12 mmHg）では健常者（90±9 mmHg）と比べて，内径には相違がないが，壁が厚くて壁厚さ/内径比が有意に高いことを示した．その結果，高血圧であっても，壁円周方向応力には両者で違いがなく，すでに述べたような多くの動物実験結果と同様に，高血圧になると壁応力をつねに正常値に保つように壁が肥厚する現象がヒト患者の動脈でも起こっていることになる．

　Girerd と同じグループの Laurent ら[47] は，同じ装置を用いてヒト橈骨動脈の内径と厚さを，フォトプレティスモグラフで指動脈（digital artery）の血圧を，非侵襲的に同時に計測し，壁弾性を表すパラメータなどを求めた．位置的に非常に近い橈骨動脈と指動脈で，血管断面寸法と血圧が同時にしかも非常に精度よく計測できたのは意義が大きい．

　その結果，平均血圧における壁応力，血管断面コンプライアンス，増分弾性係数のいずれについても，高血圧患者と健常者の間で有意な差は見られなかった（**表**

4.3)．すなわち，高血圧になっても，作動血圧下で動脈壁に作用する応力のみならず，機能を表す血管弾性も正常レベルに維持される．しかしながら，同一の血圧（100 mmHg）で比較すると，高血圧患者では血管断面コンプライアンスが有意に高く，増分弾性係数は低くなっている．この結果には，上に述べた生体内作動血圧（高血圧）に対する壁の適応と，壁の力学的性質の非線形性の影響が現れている．

表 4.3 高血圧患者と健常者の橈骨動脈のパラメータ〔文献 47 から作成〕

	高血圧	正常血圧
対象例数	25	22
年齢（歳）	48±12	44±11
収縮期血圧〔mmHg〕	165±25*	128±21
弛緩期血圧〔mmHg〕	96±24*	71±13
平均血圧〔mmHg〕	121±24*	90±15
平均血圧下		
弛緩期内径〔mm〕	2.50±0.56	2.53±0.32
内膜・中膜厚さ〔mm〕	0.40±0.06**	0.28±0.05
内膜・中膜厚さ/内径比	0.33±0.08**	0.23±0.04
壁円周方向応力〔kPa〕	50.1±10.5	52.6±11.0
血管断面コンプライアンス〔×10^{-3}/kPa〕	5.03±3.52	5.48±4.10
増分弾性係数〔×10^3 kPa〕	2.25±2.14	2.68±1.81
血圧 100 mmHg 下		
血管断面コンプライアンス〔×10^{-3}/kPa〕	7.59±6.45##	4.21±1.83
増分弾性係数〔×10^3 kPa〕	1.84±1.65#	3.28±2.11

平均値±標準偏差，* $p<0.0001$，** $p<0.001$，# <0.01，## <0.05
血圧値は腕頭動脈でカフ形血圧計で計測した値

Laurent ら[48]はさらに，より径の大きい総頸動脈で同様な検討を行っている．総頸動脈の血圧を非侵襲的に計測するのは難しいが，彼らはひずみゲージを装備したペンシル形プローブを用いた加圧式血圧測定法（applananation tonometry）を用いている．また，この研究では血管壁の厚さの計測を行わず，血管内径のみを測定している．血圧と血管径の関係は図 4.15 とほぼ同じで，同じ血圧における血管内径は高血圧（平均血圧＝114.8±2.1 mmHg）と正常血圧（86.3±2.4 mmHg）の間で有意差は観察されていない．しかしながら，両者の血管断面コンプライアンス C_A の血圧に対する関係はほぼ同じになり，図 4.15 とはやや異なる．したがって，同じ血圧（例えば 100 mmHg）におけるコンプライアンスは同じになるが，作動血圧（例えばそれぞれの平均血圧）におけるコンプライアンスは，高血圧患者のほうが正常血圧者より有意に低いことになる．この結果から彼らは，径の大きい動脈では，高血圧患者と正常血圧者の間のコンプライアンスの相違は，単に血圧が異なるためだけであって，壁の構造はあまり違わないのではないかと述べている．これは，上述の橈骨動脈について得られた結果とは大きく異なる．

後の報告で彼らは総頸動脈壁の弾性係数を計算し，作動血圧では高血圧患者のほうが有意に高い（1.32±0.52×10^3kPa 対 0.96±0.41×10^3kPa, $p<0.05$）が，同じ血圧（100 mmHg）では有意差がなかったと述べている[49]．また同時に，WKY と SHR の総頸動脈の弾性係数の壁円周方向応力に対する関係は完全に一致したと

報告している．これらの結果から彼らは，このような比較的径の大きい動脈では，高血圧誘発による血管壁の肥厚は必ずしも変形能（distensibility）の増加や弾性係数の変化をともなわず，加齢効果とは反対の現象であり，慢性高血圧下の動脈にはコンプライアンスの自己制御（autoregulation）が生ずるのではないかと述べている．

上で引用した Bouthier, Girerd, Laurent らと同じグループの Safar ら[50]は，彼らのこれまでの観察結果を総括している．それによると，高血圧患者では総頸動脈は肥厚して壁応力は正常値に維持されるが，壁の弾性係数は中年齢層では変化せず，高年齢層で高くなる．中年齢層では弾性係数が変化しなくとも，壁の肥厚をともなうのでスティフネスは高くなる．しかしながら，より末梢にある橈骨動脈ではこのような変化は明確には現れないと考えている．

Roman ら[51]は，高血圧患者でコンプライアンス（C_A）が低値をとったり，圧力-ひずみ弾性係数（E_P）が高くなったりするのは，単に血圧（内圧）-径関係が非線形であるためであって，高血圧によってこの関係が変化するためではないと述べている．そして，血管のスティフネスを血圧に依存しないスティフネスパラメータ β（式(4.4)）で表すと，高血圧患者と正常血圧健常者の間には有意差はなかったと報告している．

Polak ら[52]は，約5000名の65歳以上の患者（半数近くが高血圧）を対象として，カフ形血圧計（sphygmomanometer）[1]を用いて腕で血圧を測るとともに，超音波法で総頸動脈の径を計測している．それによると，内径，外径ともに高血圧者で大きく，外径は収縮期血圧と良い相関性をもち，しかも高血圧による外径の増加は壁の肥厚によるようである．外径に比べて内径の変化がかなり少ないのは，後に述べるように壁せん断応力を一定に保つような制御機能が現れた結果であるとしている．

☕ コーヒーブレイク ☕

残留応力（residual stress）

血管をイカリングのように切りだし，つぎにその1箇所を切断するとばねのように開く（写真参照）[1]．イカリング状の血管には重力を除いて外力は作用していないので，これが開くのは内部に応力が存在していたことを示す．すなわち，

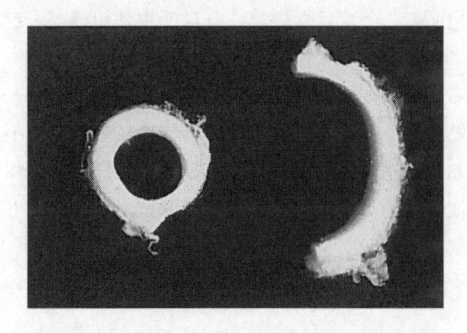

残留応力があったのである。残留応力は機械部品ではきわめて大事なものであり，これを取り除く操作を施したり，逆に，わざわざこれをつくって強度を上げたりする。

　血管壁に残留応力が存在する理由については，つぎのように考えられる。血管には形成されたのちつねに血圧が作用し，無負荷の状態を経験しない。当然いつもさらされている環境で最適な状態になっているものと考えられる。すなわち，通常の血圧のときに血管壁の断面上の応力分布は一様になっていることが推察される（図の右側最下段参照）[1]。断面上で応力の傾斜や応力集中のないほうが安全で，経済的，合理的であるからである。そうすると，血圧などの外力を取り除くと残留応力の存在を示す現象（例えば血管リングが開く現象）が現れてくる。すなわち，血管が力学的にうまく適応した結果，残留応力が生ずるのである。これも，生体の機能的適応，あるいはリモデリングの現れということができる。

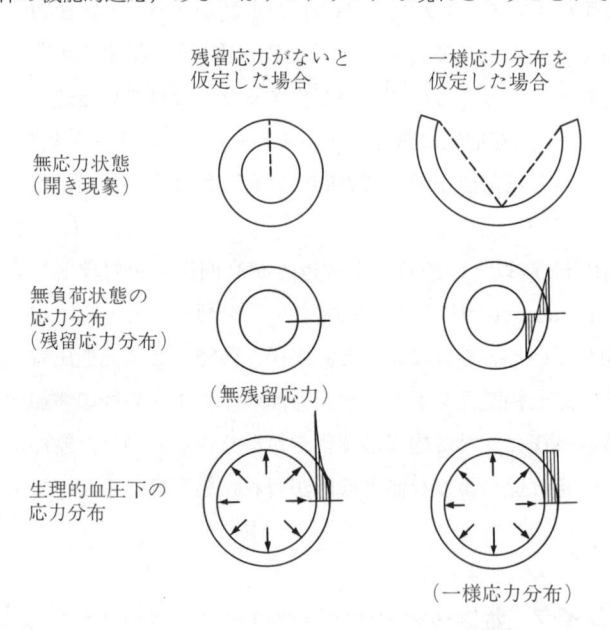

　　　　　　　　　　残留応力がないと　　一様応力分布を
　　　　　　　　　　仮定した場合　　　　仮定した場合

　　　無応力状態
　　　（開き現象）

　　　無負荷状態の
　　　応力分布
　　　（残留応力分布）
　　　　　　　　　　（無残留応力）

　　　生理的血圧下の
　　　応力分布
　　　　　　　　　　　　　　　　　　　（一様応力分布）

　生体組織の構造は，作用する負荷に力学的に無理なく対応するようにおのずと構築されており，さらに本書で述べているように，力学的な環境の変化に対してリモデリングによって機能的に適応する。このような生体組織には，つねに何らかの力学的負荷が作用しているために，いわゆる自然状態，すなわち無負荷状態におかれることはない。そのため，無負荷状態に移された器官の中の組織が自然状態にあるかどうかは，必ずしも自明のことではない。これは，生体組織が，自らを成長・吸収させるリモデリングを繰り返していることと密接に関連する。

　リモデリングにともなって生ずる組織の局所的な体積変化は，組織内に不均一な自然状態分布をもたらし，その結果として，器官を形成する構造体としての不静定性に起因して，無負荷状態における残留応力場がつくられる。実際に，生体組織における残留応力の存在は，血管壁のほかに，心臓壁や気管壁，骨などでも確認されている。

ところで，高血圧患者の血圧を降圧剤によって下げた場合にどのような現象が生ずるのかは，臨床的に非常に重要であるが，つぎのような研究を除いてあまり報告されていない。超音波パルスエコートラッキング法を利用して，拍動中の総頸動脈内径を測定したArcaroら[53]によると，各年齢における圧力-ひずみ弾性係数（E_P，式(4.1)）は，降圧剤服用で血圧を低下（平均血圧＝94.8±8.6mmHg）させると，無処置で高血圧（115.0±8.7mmHg）のままにおいた場合より有意に下がるが，なお健常者（96.9±8.4mmHg）より有意に高い。血圧を下げても血管の損傷(lesions)は修復されないためであるとしている。ところが，上に述べたGirerdらによると，高血圧患者に降圧剤を服用させつつ1〜10年経過し，ほぼ正常血圧を維持している患者（平均血圧＝93±8mmHg）では，橈骨動脈の壁厚さと壁厚さ/内径比，壁円周方向応力は，健常者（90±9mmHg）とほぼ同じ値になる。これらの結果は，降圧による負荷の変化に対して壁厚さは適応するものの，組織の回復は十分には起こらないことを示唆する。

4.5.2 血流変化に対する応答

血流量が変化すると血管壁は敏感に反応して血管径を変えるが，成熟した動物でもこの現象があることを初めて報告したのは，血流量増加にともなう血管膨張を観察したSchretzenmayr[54]のようであり，40年近く後になってLieら[55]はこの事実を確認している[56]。その後，後に述べるKamiyaら[57]は，血流量が変化すると，血管内壁に作用するせん断応力，すなわち壁せん断応力を正常値に維持するように血管径が変化するとする支配則を見いだし，それ以来，この現象について非常に多くの研究が行われるようになった。

なお，動脈硬化の発生，進展に関連して，壁せん断ひずみや応力と動脈硬化の進行とともに増加する内膜厚さ（intimal thickness）の間の関係に関する研究が，きわめて多く行われている[1]。これは，この疾患が現代病の中でも非常に重要であり，しかも流体力学的因子が大きな意義をもつ可能性があることから，バイオメカニクス研究の好例であるためである。また，健常者でも，内膜-中膜厚さが壁せん断応力に関係するという結果も報告されている[58]。これらも，負荷応力によって血管壁が再構築する現象の一つと見ることもできるが，動脈硬化という疾患特有の因子が複雑にからんでくるので，ここでは取り上げない。

また，古くはMurray[59]が最小仕事を仮定して血流量が血管径の3乗に比例することを導いたように，血流と血管形態の最適設計性に関する研究[60]があるが，これらは本質的には血管形成に関するものであり，いったん形成された血管が力学的因子のはたらきによって再構築する現象ではなく，本書の趣旨からはずれるので，これも取り上げない。

〔1〕 血流量増加あるいは減少の動物実験

Kamiyaら[57]は，イヌの総頸動脈と外頸静脈（external jugular vein）とを吻合

して動静脈シャント (arteriovenous fistula あるいは arteriovenous shunt) を作成し，その上流側の総頸動脈の血流量を大きく増加させる実験を行い，血流量の変化に反応して血管径が変化し，壁せん断応力をつねに正常値に維持するような調節 (regulation) が起こる現象を見いだした。

彼らの結果によると，3日後では内径に変化は見られないが，1週後では高血流量にさらされた動脈のかなり多くに内径の変化が現れ始め，6〜8か月後には内径増加が明瞭に観察される（**図4.16**）。流量と内径から式(4.6)を使って壁せん断応力を求めると，血流量の増加が4倍以内の場合には，6〜8か月後の血管の壁せん断応力は，血流量に依存せず正常値に戻る（**図4.17**）。

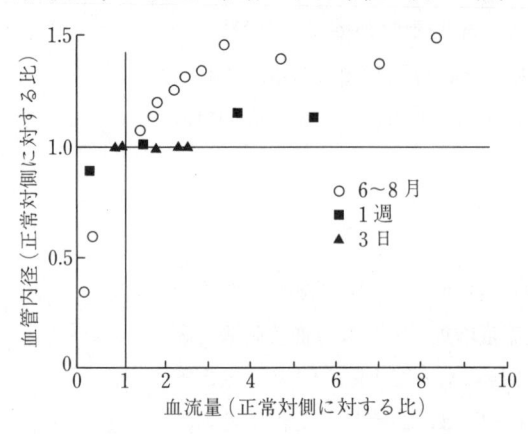

図4.16 動静脈シャントによる血流量の変化にともなうイヌ総頸動脈内径の変化〔Kamiya, A. *et al.*: Adaptive regulation of wall shear to flow change in the canine carotid artery, Am. J. Physiol., 239, pp. H14-H21 (1980)〕

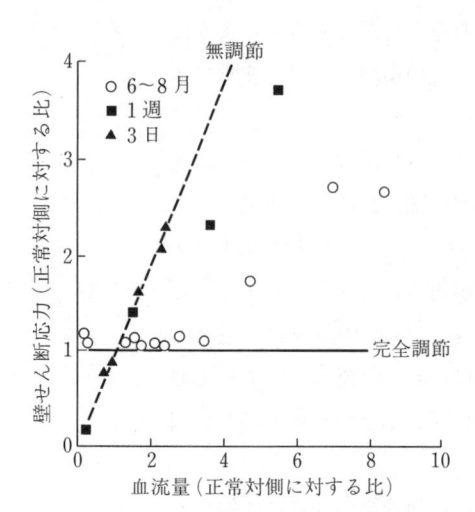

図4.17 動静脈シャントによって血流量を変化させたイヌ総頸動脈の血流量と壁せん断応力の関係〔Kamiya, A. *et al.*: Adaptive regulation of wall shear to flow change in the canine carotid artery, Am. J. Physiol., 239, pp. H14-H21 (1980)〕

Masudaら[61]によると，家兎の外股動脈 (external iliac artery) に動静脈シャントを作成して総股動脈 (common iliac artery) の血流量を7〜9倍に増加させると，1日後にすでに内径は有意に増加し始め，4週後には2倍以上になるが，壁厚さはほとんど変化しない。壁せん断応力は 0.9 ± 0.3 Pa から1日で 3.1 ± 0.8 Pa へ，1週後に 2.2 ± 0.3 Pa へと有意に増加するものの，4週後には 0.8 ± 0.2 Pa に減少して正常値に戻る。このように血流量を非常に大きく増加させても壁せん断応

力が正常値に戻る調節が生ずるとする結果は，Kamiya らが得た図 4.17 に示した結果とは異なる．なお，内径が増加するものの壁厚さは変化しないことから，壁円周方向応力（式(4.5)）はいずれの時点でも正常平均値（約 126 kPa）の約 2 倍に増加したままになる．

彼らはさらに Kamiya らと同じ方法で，8 週齢のラットの総頸動脈と外頸静脈の間に動静脈シャントを作成して，総頸動脈の血流量を 8 週後に約 11 倍へときわめて大きく増加させる実験を行っている[62]．走査型電子顕微鏡と透過型電子顕微鏡で，シャント下端から大動脈弓に向かって上流側の約 8 mm にわたる総頸動脈内面に，血管内皮細胞の落屑（desquamation）を観察しており，この部位と細胞が正常に保存されたさらに上流側の血管内径を測定している．そして，細胞が保存された部位では，単位面積当りの細胞数は操作を施さなかった対照群に比べて有意に増えるとともに，血管内径と中膜厚さが大きく増加し，壁せん断応力は操作を施さなかった対側の総頸動脈と無操作動物の両側の総頸動脈に近い低値となる（図 4.18）．これに対して，細胞が落屑した部位では，血管径と中膜厚さに変化は生じず，したがって壁せん断応力は非常に高くなる．Langille ら[63] が血流量減少の実験で

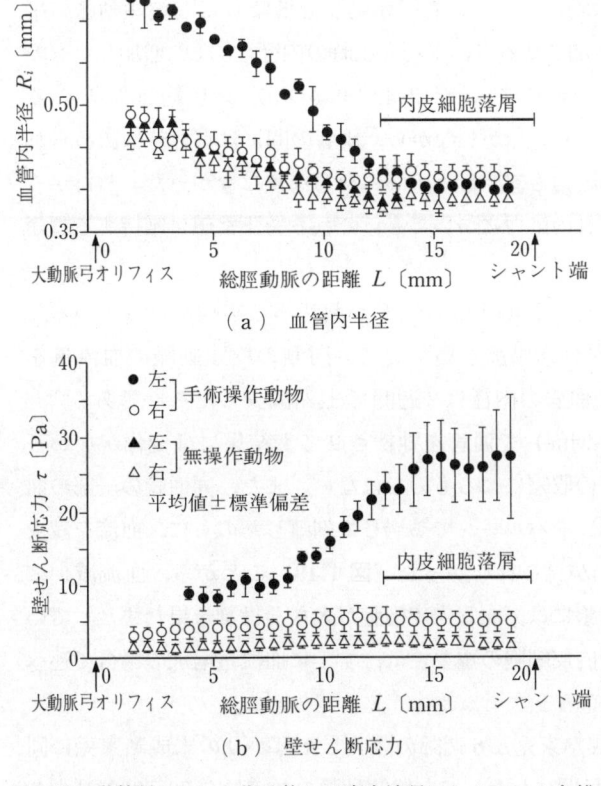

(a) 血管内半径

(b) 壁せん断応力

図 4.18 動静脈シャント術を施して高血流量にしたラット左総頸動脈と無処置の右総頸動脈，および操作を施さなかったラットの両側総頸動脈の血管内半径と壁せん断応力の分布〔文献 62 から作成〕

示した結果（後述）と同様に，血流増加にともなう血管径の調節には，血管内皮細胞が重要な役割を果たすことがわかる。

以上の実験では，血流量を正常の数倍から10倍程度まで大きく増加させているが，臨床的に遭遇するようなもっと少ない血流量増加の影響に関する研究も行われている。例えばBrownleeら[64]は，家兎の左総頸動脈を途中で切断して，その末梢側を右総頸動脈に端側吻合（end-to-side anastomosis）して，右総頸動脈の起始部の血流量を成熟家兎で約60％，6週齢の未成熟家兎で47％増加させる実験を行っている。2か月後でも，成熟家兎の右総頸動脈の内径は同じ齢の対照群との間にほとんど相違は観察されず，したがって壁せん断応力は有意に増加（7.1 ± 0.2 Pa対5.4 ± 0.3 Pa）したままであったと報告している。この結果は，非常に大きく血流量を増加させた上述のKamiyaら[57]やMasudaら[61),62]の結果とは異なることから，Brownleeらは壁せん断応力を正常値に維持する調節機能にはいき値（threshold）があるのではないかと述べている。一方，未成熟家兎では，内径は有意に増加するために壁せん断応力は対照群よりやや低下する。この場合，壁厚さには相違が見られなかったので，式(4.5)からわかるように壁円周方向応力はかなり増加していることになる。

またHayashiら[65]は，8週齢のラットの右総頸動脈を結紮して左総頸動脈の平均血流量を8週後に約43％増加させると，平均血圧時の内径は約8％増加したものの，壁せん断応力は同じ週齢の対照群（2.42 ± 0.34 Pa）より約20％増える（2.91 ± 0.95 Pa）結果を得ている。しかしながら，両者の間には有意差は認められなかった。また，壁円周方向応力も対照群との間に有意な差はなかった。したがって，この実験では，壁のいずれの応力についても，これらを正常値に維持する調節機能がはたらいたといえる。

血流量低下の影響に関しては，Langilleら[63),66]が興味ある実験を行っている。彼らによると，成熟家兎の左外頸動脈を結紮して，同側の総頸動脈の血流量を70％低下させたところ，この血管の内径は2週間で21％減少したそうである[63]。なお，パパヴェリン（papaverine）で血管を弛緩させても結果には変化がなかったことから，内径の減少は壁の収縮によるものではない。また，同血管の一部の血管内皮細胞（endothelial cell）をバルーンで擦過して剥離（はくり）したのちに，血流を減少させても同部の内径には変化が見られなかった（**図4.19**）ことから，血流減少にともなって生ずる血管狭小現象には，血管内皮細胞が大きな役割を果たすとしている。血管径調節における血管内皮細胞の重要性は，すでに血流量増加の場合で述べたTohdaら[62]の指摘と同様である。

さらにLangilleら[66]は，成熟家兎と6週齢の離乳したばかりの未成熟家兎に同様な手術操作を施して，1か月間にわたって左総頸動脈の血流量を70〜80％減少させたのち，壁の形態と組成について詳細な観察を行っている。その結果，いずれの家兎でも血管内径は対側の右総頸動脈に比べて有意に小さくなる（**図4.20**）が，

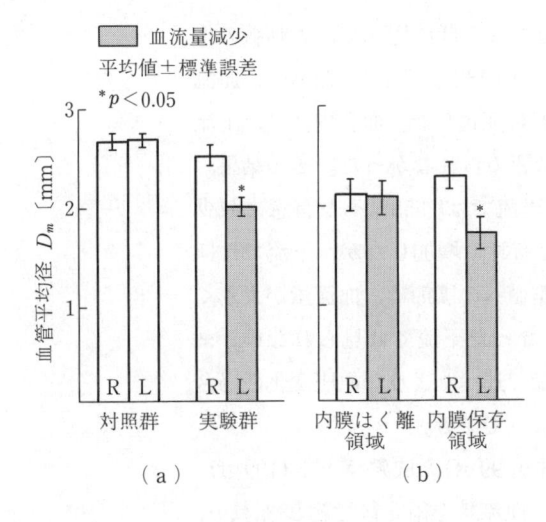

図4.19 成熟家兎の左外頸動脈を結紮して，血流量を低下させた左総頸動脈（L）と，操作を施さなかった右総頸動脈（R）（以上実験群），およびいずれの側にも操作を施さなかった家兎（対照群）の両側総頸動脈の平均径，ならびに上記実験群の両側総頸動脈で，血管内膜を擦過して内皮細胞を剥離した領域と内皮細胞を保存した領域の総頸動脈平均径〔Langille, B.L. et al.: Reduction in arterial diameter produced by chronic decrease in blood flow are endothelium-dependent, Science, 231, pp. 405-407 (1986)〕

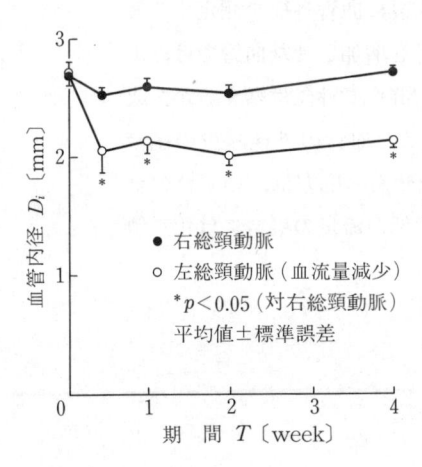

図4.20 成熟家兎の左外頸動脈を結紮して，血流量を低下させた左総頸動脈と，操作を施さなかった右総頸動脈の血管内径〔Langille, B. L. et al.: Adaptation of carotid arteries of young and mature rabbits to reduced carotid blood flow, Am. J. Physiol., 256, pp. H931-H939 (1989)〕

この変化は未成熟家兎のほうが大きかった．また，中膜の断面積は，成熟家兎では両側の間でほとんど違いは見られなかったのに対して，未成熟家兎では低血流量であった左総頸動脈では対側より有意に小さかった．成熟家兎では，血流量減少にともなって血管内径が減少するものの，中膜断面積には変化が見られなかったことは，壁厚さが増加したことになり，この操作によって血圧には変化が観察されなかったことを考慮すると，壁の円周方向応力は減少したことになる．なお，彼らは壁せん断応力を求めていない．

Hayashiら[65]は，8週齢のラットの外頸動脈を結紮して同側の総頸動脈の平均血流量を8週後に約34%減少させると，内径は約4%減少しただけであったために，壁せん断応力は同週齢の対照群（2.42±0.34 Pa）に比べて有意な減少（1.82±0.28 Pa）が観察されたと述べている．

ところで，同じ動物の異なる血管で，一方の血流量を増加させ，他方の血流量を減少させる実験も行われている．例えばDrissら[67]は，ラットの腹大動脈と下行大静脈（inferior vena cava）の間にシャントを作成して，血流量を変化させる実

験を行っている．2か月後には，疑似手術を行ったシャム群に比べて，大動脈の平均血圧（mean aortic pressure）はシャント上流で約78％，下流で72％へ，血流量は上流で約214％，下流で64％へといずれも有意に変化した．血管内径は，上流では約379％に増加したが，下流では有意な変化は認められなかった．その結果，壁せん断応力は上流ではほとんど変化しないが，下流では約53％へと有意に減少し，反対に壁円周方向応力は上流では約144％へと有意に増加したが，下流ではほとんど違いは見られなかった．壁せん断応力の正常値への調節は，血流量が大きく増加した上流で観察されるものの，血流量が低くなった下流では見られない．また，血流量を増加させる多くの実験と同様に，前節で述べたような血圧変化の場合に観察される壁円周方向応力の調節は行われないようである．

また，Miyashiroら[68]は，未成熟ラット（平均体重99gf）と成熟ラット（199gf）の左内，外頸動脈を結紮して，この側の総頸動脈の血流量を術直後で約93％減少，対側の右総頸動脈の血流量を約46％増加させて，4週間後に血管外径を測定するとともに，これから壁せん断応力を計算している．血流量を増加させた血管では，未成熟ラットの場合は成長による増加と同じ割合（シャム群）で外径は増えるが，成熟ラットの場合は増加の割合が低い．血流量を減少させた血管の外径減少の割合は，逆に成熟ラットのほうがやや大きい（図4.21）．壁せん断応力は，いずれのラットでも血流量が増加してもほぼ正常値に保たれるが，低血流量の場合には正常値

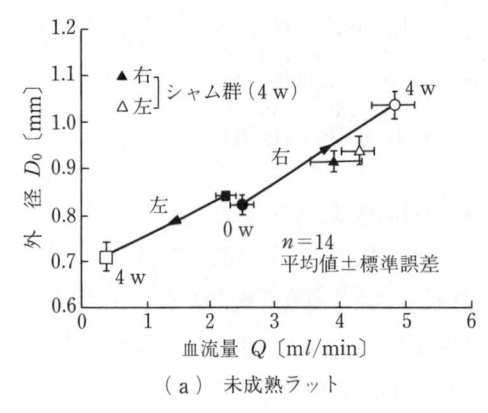

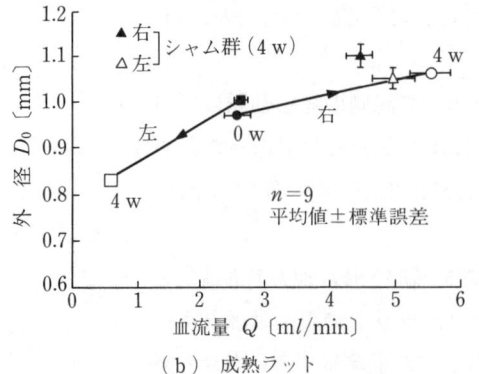

図4.21 左内，外頸動脈を結紮して血流量を増加させた右総頸動脈と，血流量を減少させた左総頸動脈の4週（4w）後の外径と血流量の関係（術前の値（0w），およびシャム群4週のデータをあわせて示している（$n=$動物数））〔文献68から作成〕

（シャム群）よりはるかに小さく，この現象は未成熟ラットのほうが著しい（**図4.22**）。血流量の増加と減少に対して生ずる血管壁のリモデリングは，未成熟ラットと成熟ラットで幾分異なることと，いずれのラットでも，低血流量に対しては壁せん断応力を正常値に戻す調節は起こらないことを示しており，上述のHayashiら[65]やDrissら[67]の結果と一致する。

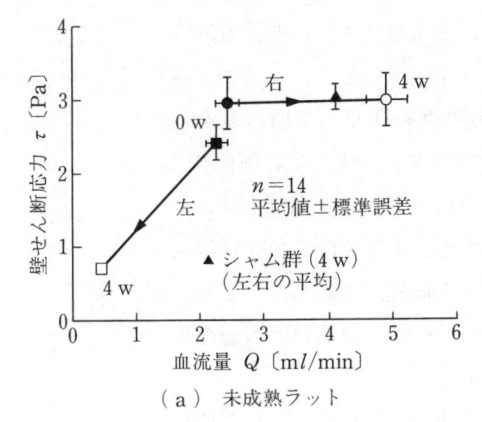

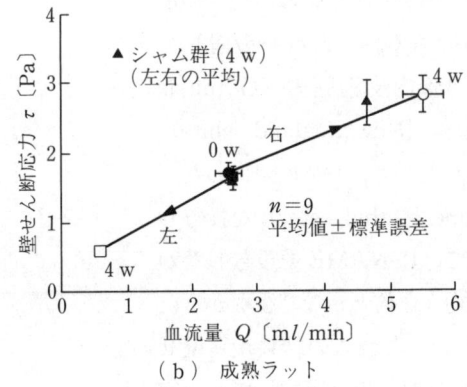

図4.22 左内，外頸動脈を結紮して血流量を増加させた右総頸動脈と，血流量を減少させた左総頸動脈の4週（4w）後の壁せん断応力と血流量の関係（術前の値（0w），およびシャム群4週の値（左右の平均）をあわせて示している（n＝動物数））〔文献68から作成〕

Harmonら[69]は，11系統（strain）のマウスで，左総頸動脈末梢の分岐部近傍を結紮し，4週後に生理的内圧で灌流固定した両側総頸動脈の内腔面積や中膜断面積を計測している。その結果，左総頸動脈（血流量低下）では処置を施さない対照群に比べて，内腔面積はいずれの系統でも有意に小さく，中膜断面積は2系統を除いて有意差はなかった。一方，右総頸動脈（血流量増加）では，1系統を除いて内腔面積は大きくなるが，有意差が認められたのはそのなかの1系統のみであり，また，中膜断面積は1系統のみでかなり小さかったが，ほかはほとんど違わなかった。しかしながら，対照群に対するこれらの差の大きさには系統の間でかなりの相違があり，また系統の異なるマウスで平滑筋細胞の増殖度が違ったことから，血流変化によって生ずる血管壁のリモデリングは遺伝性のものであると述べている。なお，これらの結果は，すでに述べた他の動物の結果とはかなり異なっている。

ところで，いったん血流量を減少させた後にもとの血流量を回復させた場合に，血管はどのように反応するのであろうか。先に述べたBrownleeら[64]は，家兎の

右外頸動脈を結紮して同側の総頸動脈の血流量を約63%減少させ，ついで1か月後に左総頸動脈を途中で切断して，その末梢側を右総頸動脈に端側吻合して，右総頸動脈の起始部の血流量を同じ齢の対照群と同程度に回復させる実験を行っている．1か月間の血流量低下によって有意に減少した血管内径は，血流量回復1週後にはすでに対照群と同じ程度に回復するとともに，壁せん断応力も対照群との間に有意差は見られなくなったと述べている．この結果は，血流量低下後の血流量回復に対する血管壁の調節反応はきわめて迅速であることを示している．

同じようにHayashiら[70]は，8週齢のラットの総頸動脈を狭窄して血流量を約60%減少させ，2週後にこの狭窄を解除すると血流量は徐々に回復して，解除後4週で同じ週齢の対照群との間に有意差が消失する実験を行っている．血管内径は，狭窄解除直後と2週後では対照群より有意に小さかったが，4週後にこの差は消失するとともに，いずれの期間でも壁せん断応力は対照群と同程度であった．上記のBrownleeらの結果と比較すると，実験モデルの相違のために血管径の回復速度には違いがあるものの，本質的には同様な結果になっている．

先に述べたように，血流変化にともなって血管径が変化する現象には，血管内皮細胞が重要な役割を果たすことは間違いないところである．この点を考慮してTroncら[71]は，血流量増加にともなう血管拡張が血管内皮細胞のNO（nitric oxide）産生によるのではないかと考えて，8週齢の家兎（New Zealand white）の左総頸動脈と外頸静脈の間に動静脈シャントを作成したのち，1か月間にわたってNO産生を抑制するL-NAME（N^G-nitro-L-arginine-methyl ester）を投与した．左総頸動脈の血流量は対照群の右総頸動脈に比べて，L-NAMEを投与しなかった家兎では約6.7倍であったが，投与した場合には約3.2倍とかなり少なかったものの，血管径はそれぞれ約83%，51%の増加を示した．これらの結果から壁せん断応力を計算すると，L-NAMEを投与しない場合には血流量が増加しても一定値をとるが，投与した場合には血流量との間に高い正の相関性が観察された（図4.23）．しかしながらその傾きは，血管径が変化しない（無調節）と仮定した場合に比べると小さいものであった．これらの結果は，血流量の増加にともなって生ずる血管拡張にはNOが重要な役割を演ずることを示す．

同じようにGuzmanら[72]は，成熟ラットの大腿動脈（femoral artery）と大腿静脈（femoral vein）の間にシャントを作成し，上流の股動脈（iliac artery）の血流量を増加させると，7日後には内径が増加し，42日後には壁せん断応力は正常値になるが，L-NAMEを投与すると内径の増加が抑制されることを示している．

動脈閉塞後に側副血行路（collateral pathway）を形成する動脈では，径が増加するという現象が古くから観察されている[73]．これも上述のような壁せん断応力の調節現象ではないかと考えたUnthankら[74]は，約10週齢のラットの腸間膜動脈（mesenteric artery）を結紮して側副血行路の血流量を，通常の状態で約40%，血管を最大に拡張した状態で約120%増加させたところ，4週後には内径はそれぞれ

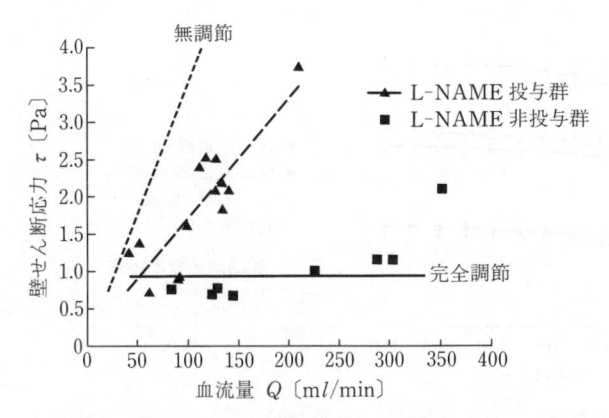

図 4.23 8週齢の家兎の総頸動脈と外頸静脈の間にシャントを作成したのちの，総頸動脈の血流量と壁せん断応力の関係に及ぼす L-NAME 投与の影響（無調節の直線は，血管径が変化しないと仮定した場合（式（4.6）に相当）を表す）〔Tronc, F. *et al*.: Role of NO in flow-induced remodeling of the rabbit common carotid artery, Arterioscler. Thromb. Vasc. Biol., 16, pp. 1256-1262 (1996)〕

約47％，36％増加し，これにともない中膜断面積も有意に増えたと報告している。しかしながら，壁せん断ひずみ，円周方向応力のいずれも変化しない。彼らはその後，血流増加後の初期に現れる変化を観察し，内径と中膜断面積は7日後にすでに有意に増加すること，内径に対する壁厚さの比は1日から7日後にわたって正常値と変わらないことから，上記の壁円周方向応力の維持は非常に初期から始まると述べている[75]。

血流量増加にともなって血管が拡張するときには，径とともに血管壁体積も増加するので，血管内皮細胞のみならず，壁組織の増大を引き起こす血管平滑筋細胞の関与も大きいのではないかと考え，また，サイズの大きい動脈で観察される血管拡張現象が細小動脈でも起こるのかと考えて，Pourageaud ら[76),77)] は腸管膜動脈の分枝でこの現象を詳細に調べている。まず，6週齢のラットの腸間膜動脈の1つおきの第1分枝の末梢の第2分枝を完全に結紮して，その起始部の第1分枝の血流量を約90％減少させ，また結紮しなかった第2分枝の起始部の第1分枝の血流量を約80％増加させた[76)]。4週後に摘出した血管の内圧-内径関係は両者で大きく異なり，100 mmHg の内圧で比較すると，内径がそれぞれ有意に減少，増加し（図4.24（a）），その結果として壁せん断応力には違いが現れなかった。これと平行して，中膜断面積もそれぞれ減少，増加し，そのために壁円周方向応力にも変化は現れなかった。また，ノルエピネフリン（norepinephrine）やカリウムイオン（K^+）に対する収縮反応は，正常の場合と比べて血流量が増加した血管ではやや増加するが，低血流量の場合には大きく減少し，両者で大きく異なった（図4.24（b））。

さらに彼らは，同様な実験で，血流量が増加（すなわち径が増加）すると中膜壁の厚さが約157％に増加し，低血流量になる（径が減少する）と厚さが57％に減少

(a) 内圧-内径関係

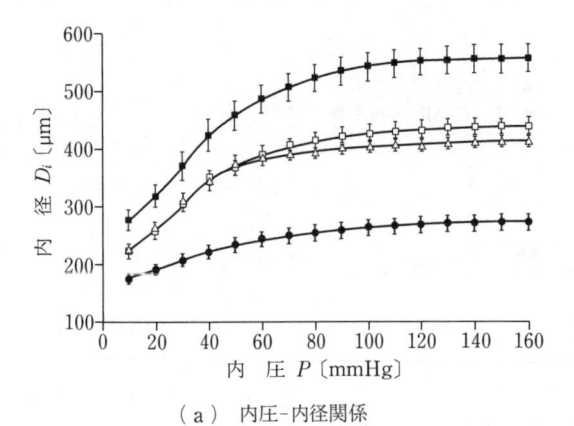

(b) 血管収縮反応

■ 高血流量群（4週）
● 低血流量群（4週）
△ シャム群（6週）
□ 対照群（0週）

平均値±標準誤差
$n=6\sim7$

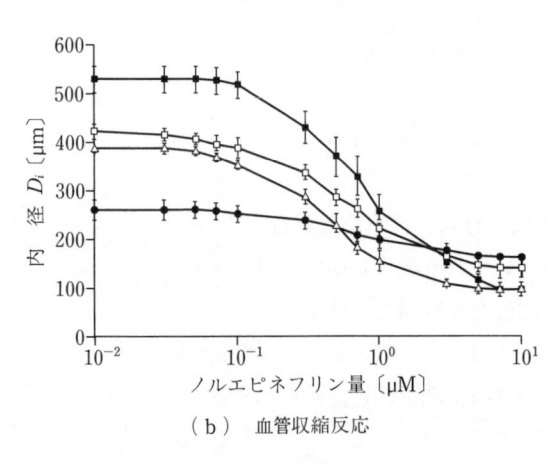

図4.24 ラット腸間膜動脈第1分枝血管の内圧-内径関係と，ノルエピネフリンに対する収縮反応に及ぼす血流量の増加と減少の影響（$n=$動物数）〔Pourageaud, F. et al.: Structural properties of rat mesenteric small arteries after 4-wk exposure to elevated or reduced blood flow, Am. J. Physiol., 273, pp. H1699-H1706 (1997)〕

することを観察し，これらの結果，血流の増減にかかわらず，壁円周方向応力にはほとんど違いが見られなかったと報告している[77]。そして，壁円周方向応力と壁せん断応力を正常値に維持するように，血流増加の場合には外側向きの肥厚（hypertrophy）が，血流減少の場合には内側向きの吸収（hypotrophy）が生じて，壁は再構築すると述べている。

〔2〕 **血圧と血流を変化させる動物実験**

以上述べた動物実験では，血流のみを変化させており，血圧の影響についてはほとんど取り上げられていない。血管壁のリモデリングには，血流によって生ずる壁せん断応力と，前節で扱ったように血圧によって生ずる壁円周方向応力とが強く関係する。また，臨床的には，後に述べるように高血圧患者では自然に血流量が低下したり，血管狭窄によって局部の血流量が減少することがある。したがって，血圧と血流量が同時に変化する場合に，血管壁がどのように反応するかを知っておくことは非常に重要である。しかしながら，これに関する詳細な実験はあまり行われていない。

Uenoら[78]は，ラットで大動脈狭窄（aortic coarctation）を作成して血圧を上昇させる実験（HT-NF群，14日後の収縮期血圧＝153 ± 9 mmHg，総頸動脈流

量＝5.1±0.6ml/min），外頸動脈を結紮して同側の総頸動脈の血流量を減少させる実験（NT-RF群，血圧＝110±5mmHg，流量＝3.6±0.5ml/min），さらに両者の操作を同時に行って血圧上昇と血流減少を起こす実験（HT-RF群，血圧＝152±7mmHg，流量＝2.1±0.3ml/min）を行い，なんら操作を行わない対照群（NT-NF群，血圧＝121±4mmHg，流量＝5.2±0.5ml/min）を含めて相互の比較を行っている．その結果，3日後でも14日後でも総頸動脈の内腔面積にはいずれの群の間でも有意な差は見られず，高血圧をともなう場合には血流低下は血管径の減少を生じなかった．また，内膜＋中膜の厚さはHT-NF群では14日後に，またHT-RF群では3日後からすでに対照群に比べて有意に大きくなり，高血圧によって壁の肥厚が生じた．これらの結果は，いずれの群でも3日後に観察された血管内皮細胞と平滑筋細胞の増殖に関係し，特に高血圧が平滑筋細胞の増殖を抑制させるNOの効果を減少させるために，平滑筋細胞が増殖して肥厚を招くと説明している．

Hayashiら[65),79)]は，8週齢のラットを用いて血圧増加と血流量の増加あるいは減少とを同時に発生させ，8週後の総頸動脈の形態や力学的性質を詳細に調べている．この研究では，片側の腎動脈を狭窄して高血圧状態にする実験（H群），外頸動脈を結紮して総頸動脈の血流量を減少させる実験（LF群），総頸動脈を結紮して対側総頸動脈の血流量を増加させる実験（HF群），上記の方法で高血圧にしたうえにさらに総頸動脈末梢部を狭窄して起始部総頸動脈の血流量を減少させる実験（HLF群），および高血圧にしてさらに総頸動脈を結紮して対側総頸動脈の血流量を増加させる実験（HHF群）を行い，これらの操作を行わない同週齢の対照群（C群）と比較している（**表4.4**）．

その結果，高血圧と正常血圧のいずれであっても，総頸動脈の内径は対照群と比べて血流量の多いほう（HHF群，HF群）が大きく，血流量の少ないほう（HLF

表4.4 8週齢のラットを用いて血圧増加と血流量の増加あるいは減少とを同時に発生させた実験で，8週後に計測した腹大動脈の平均血圧と総頸動脈の平均血流量（HLF群＝高血圧，低血流量群；H群＝高血圧，正常血流量群；HHF群＝高血圧，高血流量群；LF群＝正常血圧，低血流量群；HF群＝正常血圧，高血流量群；C群＝同週齢の正常血圧，正常血流量群（対照群））
〔Hayashi, K. et al.：Remodeling of arterial wall in response to blood pressure and blood flow changes, Proc. 2001 Summer Bioeng. Conf., ASME, pp. 819-820 (2001)〕

実験群	平均血圧〔mmHg〕	血圧%	平均血流量〔ml/min〕	血流量%
HLF	$139.0±17.2^{a,c}$	142	$5.8±1.1^{a,b,c}$	50
H	$138.3±20.1^{a}$	141	$13.1±3.7$	113
HHF	$135.1±11.1^{a,d}$	138	$16.2±3.1^{a,e}$	140
LF	$104.5±6.9^{b}$	107	$7.7±0.9^{a}$	66
HF	$96.1±6.2^{b}$	98	$16.6±2.5^{a,c}$	143
C	$98.0±7.8$	100	$11.6±2.2$	100

平均値±標準偏差，それぞれ6動物，a＝C群と有意差；b＝H群と有意差；c＝LF群と有意差；d＝HF群と有意差；e＝HLF群と有意差（有意差水準はいずれも $p<0.05$）

群，LF群）が小さい傾向が観察されている（図4.25）。そして，HLF群を除くと，壁せん断応力は対照群との間に有意差はなく，この応力を正常値に維持する調節機能が現れている。HLF群のみ壁せん断応力が対照群より有意に小さくなっているのは，上に述べたUenoらの結果と同じく高血圧によって内径の減少が妨げられたためであると考えられる。一方，高血圧ラットの総頸動脈の壁厚さは正常血圧ラットより有意に増え，その結果壁円周方向応力はいずれの群の間でも有意差が観察されなかった（図4.26）。高血圧に血流増加が重畳しても，また正常血圧で血流が増減しても，壁せん断応力を正常値に維持する調節機能がはたらくようである。

ところで，宇宙空間で経験する微小重力環境の影響を地上で調べるために，ラッ

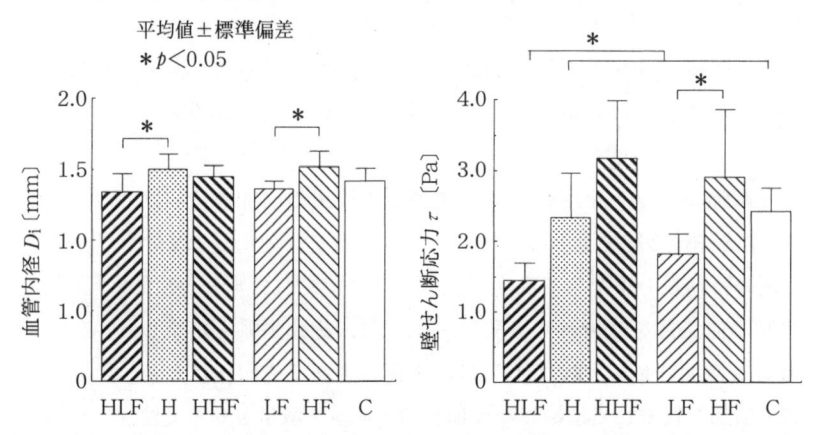

図4.25 8週齢のラットを用いて血圧増加と血流量の増加あるいは減少とを同時に発生させた実験（実験群の記号については表4.4参照）を行い，8週後に計測した総頸動脈の内径と壁せん断応力〔Hayashi, K. *et al.*: Remodeling of arterial wall in response to blood pressure and blood flow changes, Proc. 2001 Summer Bioeng. Conf., ASME, pp. 819-820 (2001)〕

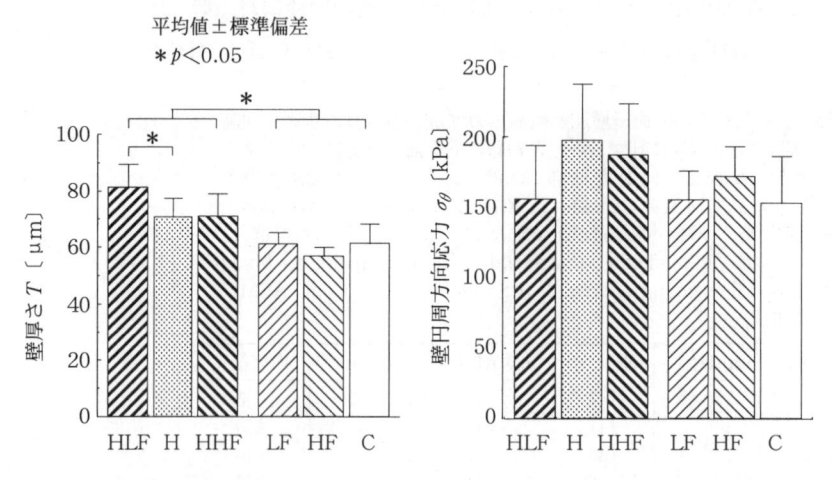

図4.26 8週齢のラットを用いて血圧増加と血流量の増加あるいは減少とを同時に発生させた実験（実験群の記号については表4.4参照）を行い，8週後に計測した総頸動脈の壁厚さと壁円周方向応力〔Hayashi, K. *et al.*: Remodeling of arterial wall in response to blood pressure and blood flow changes, Proc. 2001 Summer Bioeng. Conf., ASME, pp. 819-820 (2001)〕

トの後肢を持ち上げた状態で飼育する実験がよく行われる．この状態にすると後肢の血圧と血流が減少する．Delpら[80]は，このようにすると2週後には，骨格筋にある微小血管の中膜の断面積と厚さはかなり大きく減少し，内，外径はやや減少するが，壁せん断応力には変化が見られなかったと報告している．そして，血管平滑筋細胞の数には変化が見られなかったことから，細胞のサイズが小さくなるのではないかと述べている．

〔3〕 実験動物における組織観察

すでに述べたMasudaら[81]は，動静脈シャントによってイヌ総頸動脈の血流量を大きく増加させる実験で，術後4週ではまだ血管はほとんど拡張せず，壁せん断応力は高く，この応力を正常値に戻す調節現象が起こる直前にあると考えられるが，すでに血管内皮細胞の総数や単位壁面積当りの数は増加し，サイズは小さくなると述べている．

彼らはさらに最近，家兎に同様のシャントを作成して総頸動脈の血流量を大きく増加させたのち，壁の組織構築を光学顕微鏡および走査型，透過型電子顕微鏡で詳細に観察している[82]．血管内径は1週後から増加し始め，4週後，8週後には有意に拡張し，これにともなって壁せん断応力は3日後には有意に増加するが，その後はしだいに減少し1週後ですでに正常値になる．壁円周方向応力は，血管拡張が有意に現れる4，8週で正常値より有意に大きくなる．血管内皮細胞の数と単位面積当りの細胞数（細胞密度）は，24時間以内に増え始め，3日後には有意な増加となり，約1週後に最大となった後は減少する（図4.27）．4日で内弾性板にギャップが観察され始め，このために血管内表面にへこみ（depression）が生じ，ギャップの拡大とともにこれがしだいに増加して4週後には血管内表面の65%程度を占めるが，8週後には増殖した内皮細胞によって完全に覆われる．すなわち，血流量増加によって内弾性板のギャップを大きくしながら血管拡張を図り，増殖した内皮細胞が血管内表面を被覆しながら壁の再構築を進める．

すでに述べたように，約10週齢のラットの腸間膜動脈を結紮して側副血行路の血流量を増加させると内径と中膜断面積は大きく増加することを観察したUnthankら[74]は，これにともなって血管内皮細胞の数は1週後でも，4週後でも有意に増加したと報告しており，これは上述のMasudaらの結果と一致する．しかしながら，血管平滑筋細胞の数は1週後ではやや増える程度にとどまり，4週後になって有意に増加する．したがって，4週後に観察された組織量の増加は平滑筋細胞の増殖によるが，1週後の肥厚は細胞増殖とはあまり関係しないと述べている．これらの観察から，血流増加にともなう血管拡張には，内皮細胞と平滑筋細胞の増殖が関係するが，壁せん断ひずみが正常値まで減少するまでは平滑筋細胞の増殖は起こらないものと推測している．

彼らはその後，術後7日間の詳細な観察から，7日後になって初めて血管平滑筋細胞の核の数は有意に増加するが，壁厚さが増加するために中膜断面積当りの核の

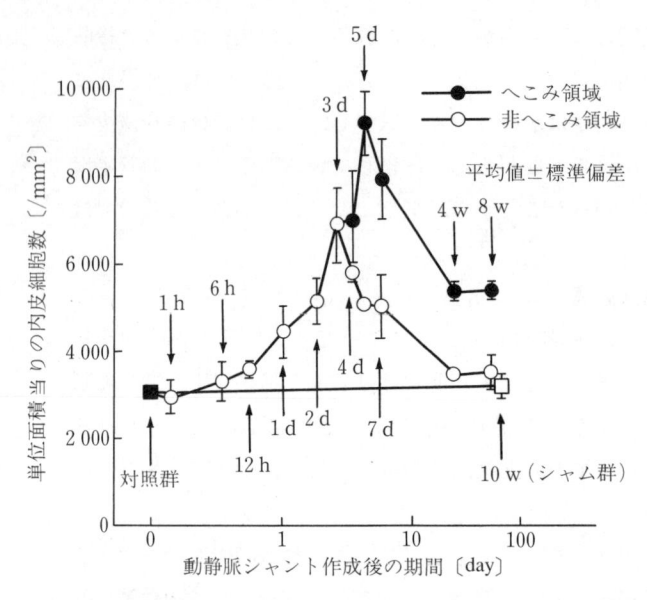

図 4.27 動静脈シャントによって血流量を増加させた家兎総頸動脈の内皮細胞密度の経時的変化（h＝時間，d＝日，w＝週）
〔Masuda, H. et al.: Adaptive remodeling of internal elastic lamina and endothelial lining during flow-induced arterial enlargement, Arterioscl. Thromb. Vasc. Biol., 19, pp. 2298-2307 (1999)〕

数には変化が見られなかったと報告[75]しており，上の推測に一致する．一方，血管内皮細胞の数は1日後から7日後まで続けて，また血管内周長さ当りの数は3日後と7日後で，有意に増加する．このことは，壁せん断応力の刺激は非常に初期から感知され，これに応じて内皮細胞の数が急速に増加すると述べている．

先に述べたように，Tronc ら[71]によると，シャントによって家兎総頸動脈の血流量を約6.7倍に増加させると，中膜断面積が約2.1倍に増加し，中膜の血管平滑筋細胞の数は増える．しかしながら，単位面積当りの細胞数は変化しなかったと報告しており，これらは上述の Unthank らの観察と一致する．

Driss ら[67]はラットの腹大動脈と下行大静脈の間にシャントを作成して，血流量を変化させる実験（上述）で，2か月後には，血流量が大きく増加するシャント上流の大動脈では，シャム群に比べて壁厚さが有意に小さい反面，単位面積当りのエラスチンとコラーゲンの量は有意に多く，平滑筋細胞の核のサイズは有意に大きいことを観察している．壁せん断応力の増加は血管拡張をもたらすのに対して，壁円周方向応力の増加は中膜の肥厚と線維化に寄与するとしている．

先に血管拡張による調節機能にはNOが関与すると述べたが，壁せん断応力は血管内皮細胞の成長因子に対する遺伝子発現を変化させ，その因子の一つとしてNO産生のための遺伝子が考えられるという報告[83]がある．実際に，Nerem[84]は，培養ブタ内皮細胞のNO産生がせん断応力負荷によって1500％も増加したと報告している．

血流減少の場合については，Langille ら[66]の研究がある．すでに述べたように，成熟家兎の外頸動脈を結紮して，1か月間にわたって同側の総頸動脈の血流量を70%低下させたところ，血管単位長さ当りのDNA，エラスチン，コラーゲンの量には変化が観察されないのに対して，未成熟家兎ではコラーゲン量には変化が見られないが，DNAとエラスチンの量が有意に減少する．これらの結果は，血流量減少が未成熟家兎の動脈壁組織の成長を阻害することを示唆している．なお成熟家兎では，血管内皮細胞の面積には変化が現れず，血管単位長さ当りの細胞数は有意に減少するが変化の程度はかなり小さい．

〔4〕 臨床観察

Bouthier ら[42]は，45歳以上の高血圧患者と正常血圧者の総頸動脈で，超音波ドップラー法で血流速度と内径を測定した結果，血流量は収縮期血圧との間に有意な負の相関性が観察され，高血圧患者と正常血圧者の間で血流量には有意差があったものの，内径には違いがなかったとしている．さらに同じグループのLaurentら[85]は，約40歳でも同様な結果が得られると報告している．

血圧上昇と加齢の効果は重畳して起こることが多いので，Chau ら[86]は両者を混合したパラメータとして年齢（y）と平均血圧〔mmHg〕の積を動脈年齢（arterial age, 単位は$y \times$mmHg/1 000）と定義し，これに対して超音波法で計測した血流量や血管径などを整理して考察している．それによると，総頸動脈では動脈年齢の増加とともに血流量はほぼ直線的に減少するが，内径は変化せず一定である．したがって，式(4.6)からすると動脈年齢とともに壁せん断応力は低下することになり，これまでに述べたような壁せん断応力を正常値に維持する調節は行われていないことになる．腕頭動脈でも動脈年齢が中程度までは総頸動脈と同様な傾向を示すが，これより高くなると血流量は一定値になるのに対して，内径は直線的に増加する．彼らは，血管径の増加によって血流量の減少を抑制するような適応機能がはたらくとしているが，総頸動脈と同様に，動脈年齢の増加とともに壁せん断応力は低下することになり．これを正常値に維持する調節は行われない．

以上の三つの研究はほとんど同じ結果を出しており，高血圧患者では血流量が減少するものの，血管径の減少は見られず，壁せん断応力を正常値に維持するという適応現象は生じない．これは，Hayashiら[65]が示した高血圧を誘発したラットにおける実験結果（図4.25のHLF群）と一致する．

腎臓病で透析を受ける患者は，前腕の動脈と静脈の間にシャントを設け，透析時にはこれを利用して血液を体外循環させる．このシャントで，当該動脈の血流量は約6倍に増加することを考えて，Girerdら[87]は，このような患者の橈骨動脈の血流量と血管寸法を超音波法で計測している．その結果，無処置の対側血管と比較して，壁厚さには違いが見られないが，内径が約1.4倍に増えており，壁せん断応力はやや大きかったものの有意差はなかったと報告している（**表4.5**）．壁厚さには違いがないのに，内径が大きいために，壁円周方向応力は有意に大きくなる．これ

表 4.5　透析患者の橈骨動脈の寸法と血行動態パラメータ
〔文献 87 から作成〕

パラメータ	シャント側	対側
平均血流量〔ml/min〕	126±135*	22±24
血管内径〔mm〕	3.311±1.086*	2.402±0.608
壁厚さ〔μm〕	216±38	239±53
壁断面積〔mm^2〕	2.4±1.0	2.0±0.7
壁せん断応力〔Pa〕	1.44±0.84	0.82±1.03
壁円周方向応力〔kPa〕	98±32*	65±17

（平均値±標準偏差，患者数＝11，* $p<0.01$）

らは，血流量を増加させる動物実験で観察された結果に一致する．

4.5.3　今後に残された問題

急性実験では，血流量減少にともなって生ずる血管径の減少が落ち着くのには数時間から数十時間かかるのに，血流量増加による血管拡張は数秒から数分で起こる[88]．これに対して，慢性実験では，血流量減少に対して壁せん断応力を正常値に戻す反応（2週間）のほうが血流増加（数か月間）に対するより早い[56]．成熟動脈で血流量減少にともなう血管狭小の場合に，すでに述べたように中膜組織の量やエラスチンなどの組成の変化が観察されないのは，血流量減少に対するリモデリングが遅いことと関係があるのかも知れない．これに対して，血流量増加の場合には組成が変化する．血流増加と減少の場合でなぜこのような違いが生ずるのかは，いまだ明らかでない．

血流量変化に対する動脈のリモデリングは，まず血管運動 (vasomotion) が起こり，ついで中膜の量が変化して径が変わる過程を経るようである[66]．この過程は，すでに述べた高血圧に対する反応に類似する．血流増加の場合には，血管内皮細胞が大きな役割を果たすことが明らかになっていることから，この細胞が壁せん断応力の変化という刺激でNOを産生し，これが仲介 (mediate) して血管運動と，急速な血管拡張を引き起こすのではないかと考えられる．血流減少による血管狭小にかかわる仲介物質は不明である．

血流変化の場合には壁円周方向に組織が増減して血管径が変化し，血圧変化の場合には半径方向に組織量が変化して壁厚さが変わる．いずれの場合でも血管平滑筋細胞が組織を合成，吸収するはずであるが，なぜ，またどのような過程でこのような現象が起こり，どのようにして組織生成の方向を区別するのか，などについては今後の研究課題である．

血流量は体重のほぼ 0.8 乗に比例し[89]，血管径は体重の 1/3 乗に比例するので，式(4.6)を使って計算すると壁せん断応力は体重の -0.2 乗に比例することになる．胸大動脈で見ると，ラットではヒトの10倍程度の壁せん断応力が血管内腔表面に作用していることになる（**表 4.6**）[89]．同じ血管内皮細胞でありながら，種ごとにレベルの異なる大きさの壁せん断応力を基準としてそれからの変化を感知し，血管

表 4.6 各種動物の胸大動脈の壁せん断応力の推定値〔Stahl, W.R.：Scaling of respiratory variables in mammals, J. Appl. Physiol., 150, pp. 1039-1042（1967）〕

種	壁せん断応力〔Pa〕
マウス	3.8
ラット	5.5
ネコ	1.0
家兎	0.6
ヒト	0.55
ヒツジ	0.5
仔ヒツジ	7.0

径や壁厚さを調節するのはどういうメカニズムで行われているのか疑問である。

応力の絶対値ではなく，その変化に対して反応するとも考えられるが，それにしてもなにゆえに適応制御の因子（エフェクタ：effector）となる応力のレベルが普遍的（すなわち正常値）であるのか。適応の目標となる壁円周方向応力は100 kPa前後の大きさであるのに，壁せん断応力の大きさは10 Pa以下の大きさであり，両者の間には数桁の違いがある。前者の制御には血管平滑筋細胞が，一方後者の制御には血管内皮細胞が密接に関係することが多くの観察から明らかになっているが，反応を生ずる応力の大きさが異なる細胞で何ゆえにこのように大きく異なるのか。これらの問題を解決するには，5章で述べる細胞のバイオメカニクスに関する知識が不可欠である。

4.6 負荷に対する心臓の反応

大動脈弁狭窄や高血圧症などによって慢性的に左心室圧が増大（圧負荷：pressure overload）すると壁が厚くなり，一方，大動脈弁閉鎖不全の場合などのように左心室からの拍出血液量の増加（容量負荷：volume overload）が続くと心室が拡大する。心重量が増加する現象は心肥大（cardiac hypertrophy）と呼ばれ，明らかな心室内容積の減少，すなわち径の減少をともなう肥厚を指す求心性肥大（concentric hypertrophy）と，心室の拡張をともなう肥厚を意味する遠心性肥大（eccentric hypertrophy）に大別される。これらのほかに，梗塞などによる心筋収縮要素の機能失墜によっても心肥大が生ずる。しかしながら，圧負荷に対する応答に限っても現象は簡単なものではないようである。

例えば，本態性高血圧（essential hypertension）患者の左心室の形態を正常者と比べて分類した報告[90]によると，13％の患者では体重に対する相対心室重量は違わないものの心室径に対する相対壁厚さが大きく（したがって径が小さい），27％では相対壁厚さは違わないが相対心室重量が大きい（したがって径が大きい）。

また，8%では両者ともに大きく，残りの52%では正常者との間に違いが認められない。純粋な高血圧負荷のみならず，患者によっては心拍出量の変化をともない，圧負荷と容量負荷の効果が微妙に絡むためにこのような結果が出るものと考えられる。これらは負荷の変化に反応して生ずる心室再構築の現象であるので，代償性肥大（compensatory hypertrophy）と呼ばれるが，機能的適応といえるかどうかについては結論が出ていない。

この問題を初めて系統的，定量的に研究したのは Grossman ら[91]である。彼らはカテーテルをヒトの左心室内に挿入して左心室圧を計測するとともに，超音波法によって左心室の径と厚さを測定した。そして，左心室を球あるいは楕円体と仮定して，管状の血管壁に対する式(4.5)と類似の次式（やはり Laplace の式と呼ばれる）を用いて，子午線方向の壁応力を求めた。

$$\sigma_\theta = \frac{PD_i}{2(D_0 - D_i)} \tag{4.7}$$

その結果，圧負荷の患者では正常者に比べて左心室の径はほとんど変化しないものの，壁厚さが有意に増加しており，このために心室圧が大きく増えても収縮期，弛緩期を問わず壁円周方向応力は正常値のままとなる（**表 4.7**）。すなわち，すでに述べた高血圧下にある動脈と同じように，壁応力を正常レベルに維持するように適応する現象が見て取れる。一方，容量負荷の患者では，内半径が有意に増加するが，壁厚さも幾分増加する。この場合，収縮期の左心室圧は正常者とあまり変わらないので，収縮期の壁応力は正常値のレベルになっている。しかしながら，弛緩期の左心室圧は正常者に比べてはるかに高いので，このときの壁応力は正常値より有意に高くなっている。

表 4.7 圧負荷，容量負荷患者と正常者の左心室圧，壁応力，壁寸法〔文献 91 から作成〕

患者	左心室圧 〔mmHg〕 LVP	壁応力 〔kPa〕 σ_{ED}	σ_{PS}	壁厚さ 〔mm〕 h_{ED}	h_{PSS}	内半径 〔mm〕 R_{ED}	R_{PSS}	壁厚さ/内半径 h/R_{ED}	h/R_{PSS}
正常 ($n=6$)	117±7/10±1	1.7±0.2	15.1±1.4	8±1	9±1	24±1	24±1	0.34±0.02	0.37±0.09
圧負荷 ($n=6$)	220±6*/23±3*	2.3±0.3	16.1±2.4	15±1*	17±1*	28±2	25±2	0.58±0.05*	0.68±0.07*
容量負荷 ($n=18$)	139±7/24±2*	4.1±0.3*	17.5±0.7	11±1*	11±1*	33±1*	28±0.4*	0.34±0.02	0.38±0.02

添字：ED＝弛緩期末，PS＝最大収縮時，PSS＝最大収縮応力時，平均値±標準誤差，n＝患者数，* $p<0.01$〔対正常者〕

これらの結果から，Grossman らは，肥厚は収縮期の壁応力（圧負荷の場合）を正常化するように起こるが，これは弛緩期の壁応力（容量負荷の場合）には当てはまらないと述べている。そして，心筋線維（myocardial fiber）によって生ずる収縮期張力（systolic tension）の増加は，収縮期壁応力を正常値に戻すように線維の太さを増加させるが，これとは対照的に，弛緩期の張力の増加は線維を徐々に伸長するようにはたらいて心室の効率を高めるが，弛緩期壁応力を正常レベルには戻

さないとする仮説を提案している。

その後，Grossman[92]は，このような肥厚が，有益な適応なのか，それとも病理的な過程なのかについて議論している。そして，上述のような容量負荷にともなう肥厚は正常な成長過程に観察される現象と似ており，心筋のスティフネスは正常レベルに保たれると述べている。一方，圧負荷の場合で，壁の肥厚が適応範囲を逸脱する場合には，駆出率（ejection fraction）が応力に比例して減少して鬱血性心不全を招くが，適応範囲の肥厚の場合に心筋の収縮特性が変化するかどうかは議論の分かれるところとしている。

Bouthier ら[93]は，同様に超音波法を用いて高血圧患者の左心室の内径と壁厚さを測定し，収縮期末および弛緩期末のいずれにおいても内径は健常者と変わらないが，弛緩期末の壁厚さと収縮期末の壁応力は有意に大きくなる結果を得ている。壁応力の結果は上述の Grossman らの結果と異なるが，Bouthier らは心室内圧を測定しないで，カフ法で測定した収縮期動脈圧を応力の計算に用いたためかもしれない。高血圧患者の脈波伝播速度が有意に高かったことから，血管の伸展性の低下が高血圧を招き，これがもとになって心室壁肥厚が生ずるとしている。

すでに述べた高血圧患者の頸動脈壁が厚いとする結果を得た Roman ら[43]は，超音波法で同じ患者で左心室の形態も計測している。そして，正常血圧者（収縮期圧＝116 mmHg）に比べて高血圧患者（147 mmHg）では，拡張末期の内径には相違が見られないが，壁厚さ，壁厚さ/内半径比のみならず，重量も有意に大きいとする結果を得ている。この場合，壁厚さ/内半径比がそれほど大きくは増加しないので，収縮期末の壁応力も有意に大きくなる。この結果は，上記の Bouthier らの結果と一致する。これらの結果から Roman らは，高血圧による総頸動脈と左心室の形態的，機能的変化は同様な形で並行して生ずるとしている。

以上の研究では患者を対象として計測しているために，必要な情報をしかも精確に把握することが難しい。そこで Sasayama ら[94]は，イヌの上行大動脈を狭窄することによって心室圧を上げて圧負荷をかけ（図 4.28），マイクロ血圧センサと超音波クリスタルを埋植して覚醒下で心室の内圧，および壁厚さと内径を測定した。その結果，厚さと内径は 9 日後には有意に増加するものの，2.5 週後では内径は対照群とほぼ同じになるが壁の厚さは増加したままである（図 4.29）ために，壁円周応力はしだいに正常値に近づく（図 4.30）ことを観察している。このように，圧負荷にうまく適応して壁の肥厚が生ずるために，収縮機能の低下には至らないと述べている。なお，圧負荷でいったん増加した壁厚さや心室重量は，圧負荷の解除によって減少する[95]ことから，壁応力が支配的因子である可逆的な現象と見なすことができる。

同じストレスを受けても，高年層のほうが若年層より心不全が起こりやすいという事実から，応力に反応して壁が肥厚する能力が高年者で低下することが示唆される。そこで，Isoyama ら[96),97]は，9，18，22 月齢のラットに大動脈狭窄あるいは

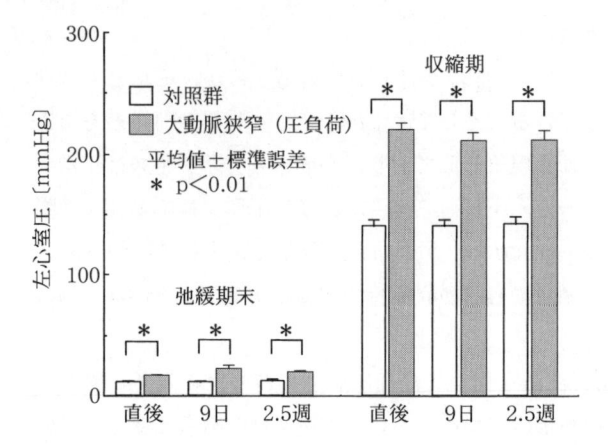

図 4.28 大動脈狭窄によって圧負荷状態にしたイヌ左心室の血圧（対照群は同じ動物の術前）〔文献 94 から作成〕

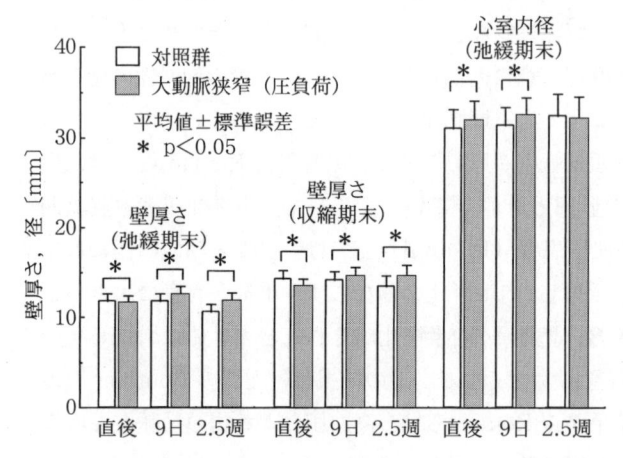

図 4.29 大動脈狭窄によって圧負荷状態にしたイヌ左心室の壁厚さと内径（対照群は同じ動物の術前）〔文献 94 から作成〕

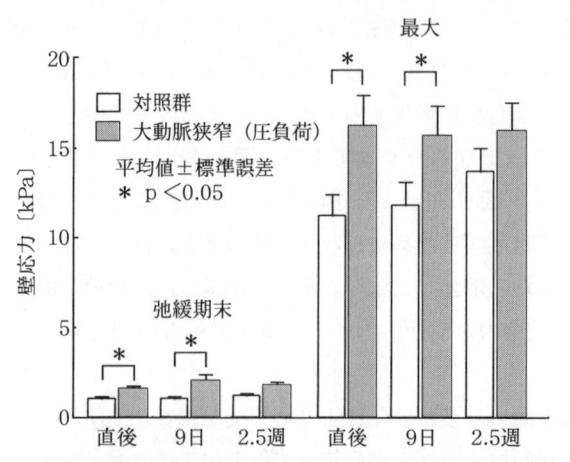

図 4.30 大動脈狭窄によって圧負荷状態にしたイヌ左心室の壁応力（対照群は同じ動物の術前）〔文献 94 から作成〕

大動脈弁閉鎖不全の手術操作を施して圧負荷あるいは容量負荷の状態にし，4週後に肥厚の程度などを調べている．圧負荷に対しては，9月齢のラットでは心室重量，心筋細胞の幅，心筋単位重量当りのRNA量のいずれもが増加するのに対して，他の月齢のラットではこのような現象は観察されなかった．また，容量負荷の場合に，9月齢ラットでは他の高月齢ラットに比べて，*in vitro*（生体外）弛緩状態の心室圧-容積曲線の容積大の方向への移動が大きいこと，弛緩期末の心室径に対する壁厚さの比には両者の間で違いがないものの，いったん増加した心室圧が高月齢ラットではもとに戻らないために壁応力は高いままに維持されることを報告している．これらの結果から，高年層の心室は若年層に比べて圧負荷，容量負荷のいずれに対しても適応能力が低いと結論している．

　負荷に対する心臓の反応のメカニズムについては多くの研究がある．例えば，圧負荷にさらされると壁のコラーゲンの数と太さが増加し，その結果弛緩期の応力-ひずみ曲線の勾配が高くなるとする報告[98),99)]がある．また，6時間の圧負荷と容量負荷の急性実験で，前者の場合には心筋収縮機能を担うミオシン重鎖（myosin heavy chain）の合成割合が対照群と比較して30%も増加したのに対して，後者の場合はほとんど変化しなかったという報告がある[100)]．これはすでに述べたように，負荷による刺激が圧負荷の場合は収縮期応力であるのに対して，容量負荷の場合には弛緩期応力によるためかもしれない．さらに，同じ容量負荷を3か月にわたって継続しても，ミオシン重鎖の合成割合には変化が観察されないことから，容量負荷で生ずる心肥大は，心筋のタンパク質合成の促進よりはむしろタンパク質劣化の抑制によるようである[101)]．また，急性期には圧負荷と容量負荷に応じて異なる成長因子が活性化して心収縮能を補償するが，その後はごく一部の成長因子（インシュリン様増殖因子I，IGF-I）を除いては活性化が収まって心肥大に至るという報告[102)]などもある．

5 力学的刺激に対する細胞の応答

5.1 はじめに

　細胞が薬剤やホルモンなどさまざまな生化学物質の刺激に対して敏感に応答することは，古くから知られていたが，近年，力学的刺激が細胞の形態や機能に及ぼす影響にも興味がもたれて，種々の研究が行われてきた．そして，特別な感覚細胞以外の普通の組織に存在する細胞にも力学的刺激を感知する能力が備わっており，細胞は力学的刺激に対して構造的，機能的にさまざまな変化を示すことが明らかになってきた．最近の分子生物学的手法を取り入れた研究によって，力学的刺激は単に細胞に形態的変化や物質産生量の変化を引き起こすのみならず，さまざまな遺伝子の発現にまで影響を与えることが明らかになってきている．

　細胞は，生体内（$in\ vivo$）でつねに重力，身体運動，血液の流れ等に起因する力学的刺激の作用下で機能している．生体内の力学的環境は複雑であることに加えて，種々の細胞が組織内に混在していることが多く，また生化学的環境も複雑なこともあって，特定の細胞が力学的刺激に対して起こす応答を生体内で調べることはほぼ不可能である．そのため，細胞培養の技術を利用して，外部環境の制御が容易でしかも負荷する刺激を定量的に変化させることのできる培養系で，細胞に力学的刺激を与えたときの反応を調べる研究が活発に行われている．

　前章までに述べてきた力学的負荷に対する生体組織のリモデリング現象は，組織内の細胞が力学的環境の変化に応答して構造的，機能的に再構築した結果，組織の構造を変化させることによって起こる．したがって，力学的刺激に対する細胞の応答を調べ，そのメカニズムを理解することは，単なる細胞生物学的興味にとどまらず，組織のリモデリングのメカニズムの解明や，動脈硬化症や高血圧症などのように，組織の力学的特性や力学的環境の変化をともなうような疾患の発生メカニズムの解明にも不可欠であり，さらには疾患の予防，治療法の開発にもつながる．また，ティッシュエンジニアリング（組織再生工学）の手法を用いる組織再生技術の開発などにも重要な情報を提供する．

　本章では，まず細胞の構造について簡単に説明し，つぎに培養細胞に力学的刺激を与える方法と力学的刺激に対して細胞がどのような応答を示すのかを述べ，さらに，細胞の力学的特性を調べる方法と代表的な細胞の力学的特性について述べる．

5.2 細胞の構造と種類

5.2.1 細胞の構造

細胞（cell）は機能的な種々の要素から構成されており，すべての生物の構造的および機能的に基本単位となる生命体である．細胞は原核細胞（procaryotic cell）と真核細胞（eucaryotic cell）に大別される．原核細胞は原則として単細胞生物で，その内部構造は単純で核膜（nuclear membrane）をもたず，他の構造物もほとんど観察されない．これに対して，真核細胞の構造は複雑で，内部に膜で囲まれた核（nucleus）をもち，また，細胞内には機能的に分化した細胞小器官（organelle）や細胞骨格（cytoskeleton）が発達している．さらに真核細胞は，アメーバ等の原生動物（protozoa）を除き，多細胞生物（multicellular organism）を形成する．

多細胞生物では，さまざまな型の細胞が集合して組織（tissue）が形成され，さらに器官（organ），個体が形づくられている．多細胞生物を形成する細胞はさらに動物細胞（animal cell）と植物細胞（plant cell）に分類され，動物細胞は，さらにからだを構成する体細胞（somatic cell）と生殖細胞（germ cell）とに明確に区別される．

このように，ひと口に細胞といっても構造や機能はさまざまであるが，本章では動物の体細胞のみを扱い，ここでは各部の構造とそのおもな役割について述べる．

図 5.1 に典型的な動物細胞の断面図を示す．細胞膜（cell membrane または plasma membrane）は細胞内外の境界となる膜で，おもにリン脂質（phospholipid）が向かい合って並んだ厚さ約 5 nm の脂質 2 重層（lipid bilayer）にさまざまなタンパク質が埋め込まれた流動的な構造である（図 5.2）．脂質 2 重層は分子内に親水性部分と疎水性部分をあわせもつ両親媒性脂質で構成されており，親

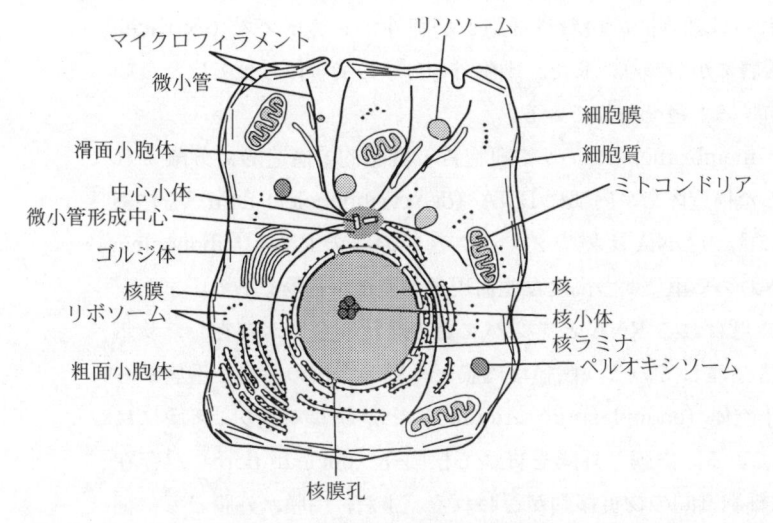

図 5.1 典型的な動物細胞の断面図

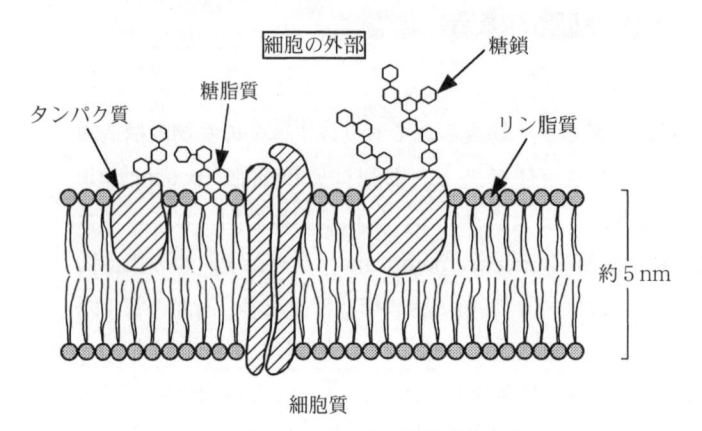

図5.2 細胞膜断面の模式図

水性部分を2重層の外側に向け，疎水性部分同士が内側に集合した形をとっている。2重層の内側が疎水性となるために，細胞膜は親水性物質の透過に対する障壁となっている。この脂質2重層は細胞膜，細胞小器官を構成するすべての膜に共通の構造であるが，細胞膜の外側の単分子膜にはリン脂質に混じって糖脂質 (glycolipid) が5％程度存在する。

膜タンパク質は膜機能の多くを担い，あるものは外部からの刺激を感じ取る受容体 (receptor) としてはたらき，またあるものは特定のイオンや分子を細胞内外に輸送するためのチャネル (channel) やポンプ (pump) としてはたらく。細胞膜にはリン脂質と1対1の割合でコレステロール (cholesterol) が存在し，膜の剛性を高めて構造を安定化させている。また，細胞膜を内側から支持する細胞膜裏打ち構造と呼ばれるタンパク質のネットワーク構造も存在し，膜の力学的強度を高めている。細胞膜の外表面には糖脂質あるいは糖タンパク質 (glycoprotein) 由来の糖鎖が存在して，これらは細胞間の接着や細胞と細胞外マトリックス (extracellular matrix) との接着にかかわり，また，細胞外の分子の受容体としてはたらいてシグナル伝達に関与すると考えられている。

核は核膜 (nuclear membrane) によって細胞質と機能的・構造的に分離された，おおむね球形をした構造体で，内部にDNA (deoxyribonucleic acid) を格納しており，細胞分裂の際のDNA複製やタンパク合成の際のRNA (ribonucleic acid) 転写のようなきわめて重要かつ高度な生命現象が営まれる場である。また，核小体 (nucleolus) と呼ばれるRNAとタンパク質の球状複合体が存在し，リボソーム (ribosome) を生産している。核膜は内膜と外膜の2枚の脂質2重層からなる2重構造膜で，小胞体 (endoplasmic reticulum) と連続しており，外膜にはリボソームが付着している。内膜と外膜を貫いて核膜孔 (nuclear pore) が存在し，これを通して核-細胞質間の物質移動が行われる。また，内膜，外膜ともに細胞骨格の一種である中間径フィラメント (intermediate filament) によって力学的

に補強されている。

　小胞体は，膜表面にリボソームの付着したものは粗面小胞体（rough endoplasmic reticulum），付着していないものは滑面小胞体（smooth endoplasmic reticulum）と呼ばれる。リボソームはRNAとタンパク質の複合体で，タンパク質合成の場となる構造体である。粗面小胞体はタンパク質の合成が活発な細胞に特に発達している。滑面小胞体はリン脂質等の脂質の生合成を行う場であるとともに，細胞内のCa^{2+}貯蔵庫でもあり，受容体刺激等によりCa^{2+}を細胞質に放出するなど細胞内情報伝達においても重要な役割を果たす。

　ゴルジ体（Golgi apparatus）は，扁平で少し湾曲した袋状の膜が層状に積み重なった構造体である。粗面小胞体で合成されたタンパク質はゴルジ体の凸面側に運び込まれ，糖鎖の修飾などが行われた後に仕分け，梱包され，それぞれの目的地に向けて凹面側から発送される。リソソーム（lysosome）は，70種類もの酸性加水分解酵素を含んだ球胞で，細胞内外の物質の消化作用を営む。ペルオキシソーム（peroxisome）は，ほぼ球状の小胞で，過酸化水素の生成，分解に関与する酵素を含んでいる。ミトコンドリア（mitochondrion）は，糸状・顆粒状の形態をしており，内外2枚の膜で包まれた細胞の呼吸・エネルギー産生器官で，ATP（adenosine 5'-triphosphate）の合成をおもな機能とする。

　細胞骨格は，細胞質に張りめぐらされたタンパク線維のネットワークで，細胞形態の維持・変化，染色体や細胞小器官の移動などの役割を担う構造である。細胞に力学的強度を与え，また，細胞の運動にも大きな役割を果たす。おもな構成要素はマイクロフィラメント（microfilament），微小管（microtuble），中間径フィラメントの3種類である。

　マイクロフィラメントは，アクチン（actin）を主成分とした直径5〜9nmの線維であり，アクチンフィラメント（actin filament）とも呼ばれ，細胞膜直下の表層に多く存在する。また，細胞に力学的刺激が加わると，アクチンフィラメントが集合してストレスファイバー（stress fiber）と呼ばれる太い束を形成する。このストレスファイバーは特に培養細胞で顕著に見られる。また，アクチンフィラメントにミオシン（myosin）が結合することによって，筋細胞以外の細胞にも広く収縮装置が構成されている。

　微小管は，チューブリン（tubulin）が重合してできた直径約24nmの長い管状構造で，核近くにある中心小体の周囲を取り囲んでいる微小管形成中心（microtubule-organizing center）から放射状に伸びており，有糸分裂や鞭毛・繊毛運動，細胞内輸送などにかかわっている。

　中間径フィラメントは，ビメンチン（vimentin）等の線維状タンパク質から構成される直径約10nmの線維状構造で，細胞質内に網目構造を形成して細胞の形態を維持し，細胞に力学的強度を与えるのがおもな機能である。力学的負荷の作用する細胞には特に発達している。また，核膜を力学的に補強する役目も果たし，内

膜の内側では，中間径フィラメントタンパク質の1種であるラミン（lamin）が核ラミナ（nuclear lamina）と呼ばれる裏打ち構造を形成している。

5.2.2 細胞の種類

ヒトのからだには細かく分類すると200種にも及ぶ細胞が存在し，上皮（epithelium），結合組織（connective tissue），筋（muscle），神経組織（nervous tissue）などの各組織中でそれぞれに分化した機能を果たして，組織や器官の構造と機能を維持している。

上皮は体の外表面および体腔，臓器の内腔表面を覆っている細胞層で，上皮細胞（epithelial cell）によって構成されている。心臓，血管およびリンパ管の内腔面は内皮（endothelium）と呼ばれ，そこには内皮細胞（endothelial cell）が存在する。結合組織は身体を力学的に支持するのがおもな役割で，例えば腱（tendon）や靭帯（ligament）には線維芽細胞（fibroblast），軟骨組織には軟骨細胞（chondrocyte）が存在してコラーゲン（collagen）やプロテオグリカン（proteoglycan）などを産生し，骨組織では造骨を行う骨芽細胞（osteoblast）や溶骨を行う破骨細胞（osteoclast）のはたらきによって機能的な組織構造が維持されている。赤血球（red blood cell/erythrocyte）と白血球（white blood cell/leukocyte）は血流に乗って体内を循環しているが，白血球の一種であるマクロファージ（macrophage）は組織中で炎症反応や生体防御反応に関与する。筋を構成する細胞には骨格筋細胞（skeletal muscle cell），心筋細胞（heart muscle cell/cardiocyte），平滑筋細胞（smooth muscle cell）がある。神経は神経細胞（nerve cell/neuron）が中心となり，グリア細胞（glial cell）が神経細胞の構造的支持や機能維持などを担っている。

これらさまざまな種類の細胞の中で，バイオメカニクスの分野で多く取り上げられているものは，生体内で力学的負荷を担う組織に存在する細胞，あるいは力学的環境の変化にさらされながら機能している細胞である。例えば，骨格筋細胞，平滑筋細胞，心筋細胞，軟骨細胞，骨芽細胞，線維芽細胞，血管内皮細胞などがあげられ，また，変形能や粘弾性特性が血液の微小循環動態に大きく影響することから，赤血球，白血球等も研究対象になっている。細胞が生体内で受ける力学的負荷は，その細胞が存在する組織によって異なる。例えば，血管の内面を覆っている血管内皮細胞には血流によって生ずる壁せん断応力（wall shear stress：壁ずり応力ともいう）と血圧による繰返し引張負荷が作用し，また血管平滑筋細胞には繰返し引張負荷が作用する（図5.3）。腱や靭帯に存在する線維芽細胞には張力が，関節などにある軟骨に存在する軟骨細胞には圧縮力が作用する。生体内では，このように各組織を構成する細胞が異なる力学的環境下でそれぞれの機能を発現し，組織の機能を正常に保っている。

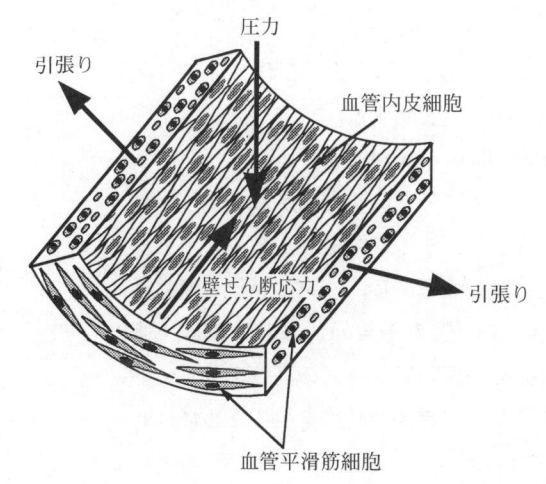

図 5.3 血管壁に作用する力学刺激

5.3 流れ刺激に対する細胞の応答

　流れ刺激に対する細胞の応答は，おもに血管内皮細胞を対象として調べられている。これは，血管内面を覆っている内皮細胞は，つねに血流にさらされながら，すなわち流れによる力を受けながら機能するという他の細胞にはない特徴をもつからである。ヒトの場合には，太い動脈の直線部分では $2 \sim 5\,\mathrm{Pa}$（$20 \sim 50\,\mathrm{dynes/cm^2}$）程度，細い動脈では $1 \sim 2\,\mathrm{Pa}$（$10 \sim 20\,\mathrm{dynes/cm^2}$）程度のせん断応力が内腔面に作用している。静脈ではそれよりも一桁小さい値である。

　内皮細胞の形態は動脈と静脈，また動脈内でも血管が真っすぐな部位と分岐，あるいは湾曲した部位とでは異なり，静脈や分岐部の外側壁，湾曲部位の内側壁などでは比較的丸い形状をしているのに対して，動脈の真っすぐな部位や湾曲の外側壁の内皮細胞は細長く血流方向に配向している。このような観察事実から，血管内皮細胞の形態は血流の影響を受けることが推測されていたが，生体内外の実験によって，形態変化は流れによるせん断応力によって引き起こされることが明らかになった。さらに分子生物学的手法によって分子レベル，遺伝子レベルでの詳細な研究が行われた結果，細胞形態にとどまらず，多彩な機能も流れ刺激によって調節を受けることが明らかにされてきている。

　また近年，血管平滑筋細胞や線維芽細胞など他の細胞も流れ刺激の影響を受けることが明らかにされてきており，動脈硬化症や内皮傷害後の内膜肥厚などとの関連から，特に流れせん断応力が血管平滑筋細胞の機能に及ぼす影響に関する報告が相次いでいる。

　この節では，まず培養細胞に流れ刺激を与えるための代表的な方法を述べ，つぎに細胞が流れ刺激によってどのような応答を示すのかを血管内皮細胞を中心に述べる。

5.3.1 流れ刺激を与える方法[1),2)]

培養細胞に流れ刺激を負荷するためにいくつかの装置が用いられている（図5.4）。代表的なものを以下に示し，その特徴を簡単に説明する。

〔1〕 **平行平板型チャンバー（parallel plate flow chamber）**

培養細胞に層流（laminar flow）を負荷するために最も広く利用されており，流れのもとで細胞の応答を顕微鏡観察するのに適したデザインである。微小なギャップをもって平行にセットされた2枚の平板間に培養液を流し，一方の平板（通常はガラス板）上に培養した細胞に流れ刺激を与える（図5.4(a)）。流れに及ぼす側壁の影響をできるだけ少なくするために流路幅を平板間ギャップの高さよりも十分に長くとり，また，流路に培養液が流れ込んでから安定した層流を得るためには助走距離 L_e が必要であるために，流路を十分に長くする。

（a）平行平板型チャンバー　　（b）円　管

（c）回転円錐式装置　　（d）平行円盤式装置

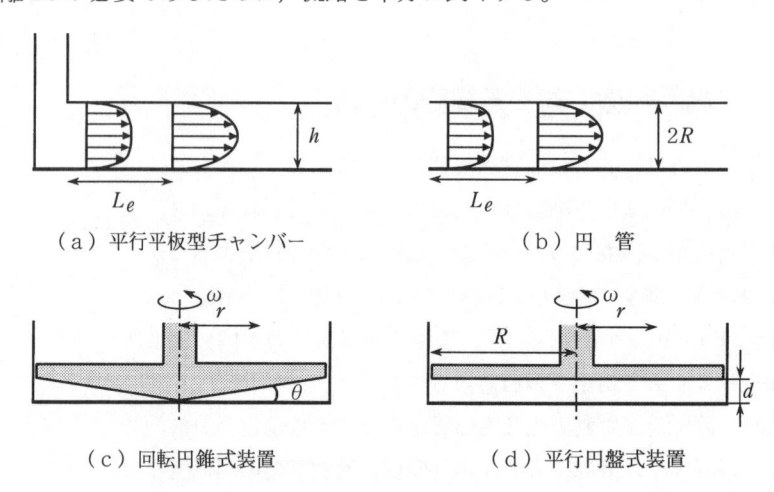

図5.4　培養細胞に流れを負荷するための代表的な装置

流量を Q，流路幅を w，ギャップ高さを h，培養液の粘度，密度をそれぞれ μ，ρ とすると，細胞に作用する壁せん断応力 τ，レイノルズ数 Re，助走距離 L_e は

$$\tau = \frac{6\mu \cdot Q}{w \cdot h^2} \tag{5.1}$$

$$Re = \frac{\rho \cdot Q}{\mu \cdot w} \tag{5.2}$$

$$L_e = 0.045 h \cdot Re \tag{5.3}$$

となる。

〔2〕 **円管（cylindrical tube）**

直円管の内壁に細胞を培養し，内部に培養液を流すことによって細胞に層流を作用させることができる（図5.4(b)）。一様断面の円管内の流れは臨界レイノルズ数（約2 300）以下の時に層流となるので，その範囲で流れを負荷する。

円管の半径を R とすると

$$\tau = \frac{4\mu \cdot Q}{\pi R^3} \tag{5.4}$$

$$Re = \frac{2\rho \cdot Q}{\pi R \cdot \mu} \tag{5.5}$$

$$L_e = 0.113 R \cdot Re \tag{5.6}$$

となる。

〔3〕 回転円錐式装置（cone-and-plate device）

細胞を培養した平板上で円錐ロータを回転させて細胞に流れを負荷する（図5.4(c)）。円錐ロータと底面のなす角度が小さい範囲（1度以下程度）では，ロータと平板のギャップ内のせん断速度（shear rate）はほぼ一定であり，細胞に円周方向のせん断応力を一様に負荷することができるために，平行平板型チャンバーについでよく使用されている。ただし，培養液の量が少ないために細胞が栄養不足になりやすく，長時間の実験には不向きである。

回転中心からの距離を r，角速度を ω，円錐と底面のなす角度を θ とすると

$$\tau = \frac{\mu \cdot \omega}{\theta} \tag{5.7}$$

$$R = \frac{(r \cdot \theta)^2 \omega \cdot \rho}{12\mu} \tag{5.8}$$

となる。ここで，R は遠心力による2次流れの影響を評価する無次元数であり，この値が大きくなると2次流れの影響が現れるので $R \leq 0.1$ の範囲で使用する。

〔4〕 平行円盤式装置（parallel-disk device）

回転円錐式の円錐ロータの代わりに円盤ロータを用い，円盤を回転させることによって，平板上に培養した細胞に円周方向の流れを負荷する（図5.4(d)）。細胞に作用するせん断応力の大きさは一様ではなく回転軸からの距離に比例し，ロータの端で最大となり，回転中心軸上では0である。また，レイノルズ数が大きくなると2次流れの問題が現れる。

円盤の間隔を d とすると

$$\tau = \frac{\mu \cdot r \cdot \omega}{d} \tag{5.9}$$

$$Re = \frac{\rho \cdot \omega \cdot r \cdot d}{\mu} \tag{5.10}$$

となる。

5.3.2 血管内皮細胞[3)〜9)]

血管内皮細胞は血管の内面を単層に覆っており，血管内での血液凝固の防止，血液中から組織への物質透過性の調節，白血球との相互作用による生体防御系への関与などの役割をもつだけではなく，エンドセリン（endothelin：ET）や一酸化窒素（nitric oxide：NO）などの平滑筋収縮・弛緩物質を放出して血管緊張性（トーヌス）の調節を行い，また細胞増殖因子を産生して血管壁のリモデリング（4章参照）や血管新生にも大きくかかわっている。このような内皮細胞の機能は生化学物質によって調節を受けることが知られていたが，流れ刺激に応答して血管内皮細胞

は形態的，機能的にさまざまな変化を起こし，遺伝子の発現にまで流れ刺激が影響を及ぼすことが明らかになっている。

歴史的にみると，力学的刺激に対して血管内皮細胞が起こす応答で最初に確認されたものは形態的リモデリングであった。内皮細胞は，血流の速い部位では流れの向きに細長く伸びて配向し，血流が遅いか流れのパターンが複雑であると考えられる部位では比較的丸い形態をしている。このような観察結果から，内皮細胞の形態が血流の影響を受けることが示唆されていたが，実際にそれが実験的に確認されたのは近年のことである。

Flahertyら[10]は，イヌの大動脈（aorta）の一部を摘出して軸方向に切り開いた後に，遠位側と近位側の縁を縫い合わせ，すなわち組織の向きを90度回転させて血管を円筒状に再形成し，それを摘出した部位に戻して移植するという巧妙な手法を用いて内皮細胞の経時的な形態変化を調べた。移植直後は血流に対してほぼ垂直方向に配向していた内皮細胞の核が，時間が経つにつれて血流方向に配向を変えることが示され，核と細胞の配向の向きは一致することから，生体内で内皮細胞が血流刺激に応答して形態変化を起こし，流れの方向と平行に配向することが明らかとなった。

生体外でも，Deweyら[11]が，回転円錐式の流れ負荷装置を用いて培養内皮細胞に流れ刺激を作用させて，円形に近い敷石状であった内皮細胞の形態がしだいに紡錘形となり，流れの方向に平行に伸長して配向することを示した。

これらの研究によって，生体内および生体外で流れ刺激が内皮細胞の形態に影響を及ぼすことが実験的に示されて以来，おもに単層培養した内皮細胞に定常流を作用させて，流れ刺激が引き起こす形態や機能の変化に関する数多くの詳細な研究が行われてきた。

細胞の形態変化とともに，細胞の内部でも細胞骨格にダイナミックな変化が起こる。例として，単層培養したウシ大動脈内皮細胞（bovine aortic endothelial cell：BAEC）に2Paの流れせん断応力を負荷したときのアクチンフィラメントの経時変化の様子を図5.5に示す。流れを負荷する前には，アクチンフィラメントは細胞を縁取るように周縁部に多く存在しており，高密度周縁帯（dense peripheral band）と呼ばれる束を形成している。流れを負荷すると，20分後には細胞内部にストレスファイバーが形成されて，細胞は長軸方向に配向している様子が観察される。時間の経過にともなって細胞は流れの向きと平行に配向していくとともに，ストレスファイバーがさらに発達していき，6時間後には細胞もストレスファイバーも流れの方向と平行に配向する。さらに時間が経過すると細胞はより大きく伸展し，周縁部のアクチンフィラメントが消失してストレスファイバーがより顕著に観察されるようになる。これらの応答は負荷するせん断応力の大きさに依存し，応力が大きいほど顕著となる。細胞種や負荷するせん断応力の大きさによって時間経過に差はあるものの，図5.5と同様の経過をたどって内皮細胞とストレスファイバー

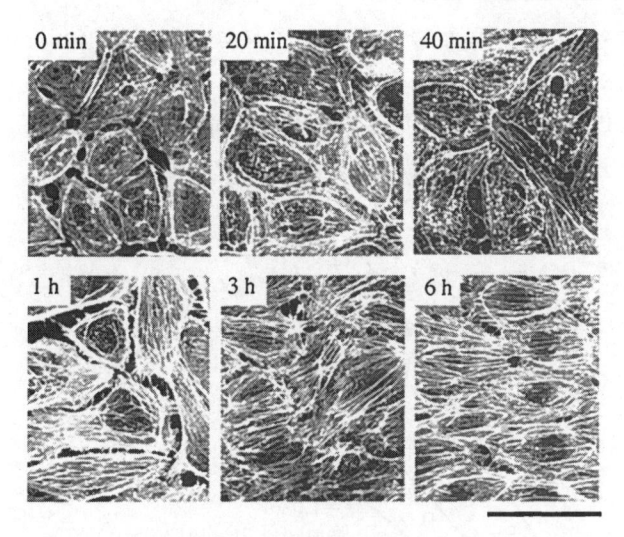

図 5.5 培養ウシ大動脈内皮細胞に定常流を負荷したときのアクチンフィラメントの変化（流れの向きは左から右方向，黒線の長さは 50 μm）〔川崎医科大学　片岡則之博士提供〕

は流れと平行の向きに配向していくようである。

　また，アクチンフィラメントほどダイナミックではないが，微小管，中間径フィラメントの分布や配向も流れ負荷によって変化し，細胞の長軸方向に配向する様子が観察されているが[12]，配向に関しては，細胞が細長く伸展したためにそのように見えるだけなのではないかという疑問もあり，明確な結論は得られていないようである。

　Girard ら[13] は，ウシ大動脈から得た内皮細胞にせん断応力 3 Pa の流れ負荷を与えて，細胞が培養基材に接着する部位であるフォーカルコンタクト（focal contact）および細胞間接着結合部に存在するタンパク質であるビンキュリン（vinculin）と，ビトロネクチン（vitronectin）受容体（インテグリン $\alpha_V\beta_3$）の分布を経時的に調べた。その結果，これらの分子は流れ負荷前にはおもに細胞周縁部に均等に分布しているが，流れ負荷後には分布が上流側に偏ることを観察し，また，ストレスファイバーの末端部に集積することを示した。一方，Galbraith ら[12] は，ウシ大動脈から採取した内皮細胞に約 1.5 Pa のせん断応力で流れを負荷したところ，ビンキュリンは上流，下流にかかわらず細胞周縁部のストレスファイバー末端に集積し，また核の上部にも存在することを観察している。この両者の結果は少し異なるものの，流れ刺激は細胞接着関連分子の分布を変化させ，ストレスファイバーの形成に大きく関与するということは言えそうである。

　流れ刺激による血管内皮細胞の形態変化，細胞骨格の発達は，細胞の力学的特性も変化させることが知られている。例えば，Sato ら[14] は，単層培養したウシ大動脈内皮細胞に，流れによって 1.0，3.0，8.5 Pa のせん断応力を 0.5〜24 時間作用させて，細胞の形態とアクチンフィラメントの変化を観察するとともに，内皮細胞

を基材からはがして浮遊させ，その側面の一部をマイクロピペット（micropipette）内に吸引する方法（後述）を用いて内皮細胞のスティフネスの変化を調べた．その結果，負荷したせん断応力が高いほど，また負荷時間が長いほど内皮細胞の伸展およびストレスファイバーの形成が顕著となるとともに，細胞のスティフネスが高くなることを示した（図5.6）．

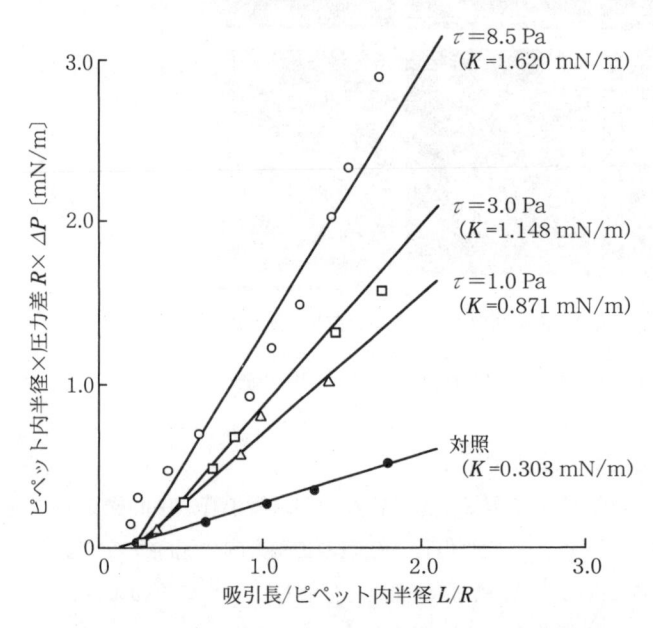

図5.6 流れせん断応力（τ）が培養血管内皮細胞の力学的特性に及ぼす影響（Kはスティフネスを表す）〔Sato, M. et al.: Micropipette aspiration of cultured bovine aortic endothelial cells exposed to shear stress, Arteriosclerosis, 7, pp. 276-286 (1987)〕

また，Miyazakiら[15]は，家兎の大動脈分岐部を摘出して腹大動脈（abdominal aorta）壁，および分岐の内側壁（medial wall），外側壁（lateral wall）を切り出し，これらの壁上で生きたままの内皮細胞のスティフネスを原子間力顕微鏡（atomic force microscope：AFM）を利用して計測した．その結果，高い壁せん断応力が作用する部位である内側壁の内皮細胞のスティフネスが他の部位よりも高い結果を得て，生体内においても高い壁せん断応力が作用する部位の内皮細胞は硬いことを明らかにした（図5.7）．これは，内側壁の内皮細胞では他の部位よりもストレスファイバーが発達しているためであると推察している．

流れ刺激は血管内皮細胞の増殖能にも影響を及ぼす．例えば，Levesqueら[16]は，流れせん断応力を負荷しながらウシ大動脈内皮細胞を培養して増殖率を調べたところ，応力依存的に抑制されたと述べている．

さらに，流れ刺激は分子レベル，遺伝子レベルでも内皮細胞に影響を及ぼし，機能的にも実にさまざまな変化をもたらす．流れ刺激は平滑筋細胞を弛緩させる作用をもつNO，アセチルコリン（acetylcholine），プロスタサイクリン（prostacy-

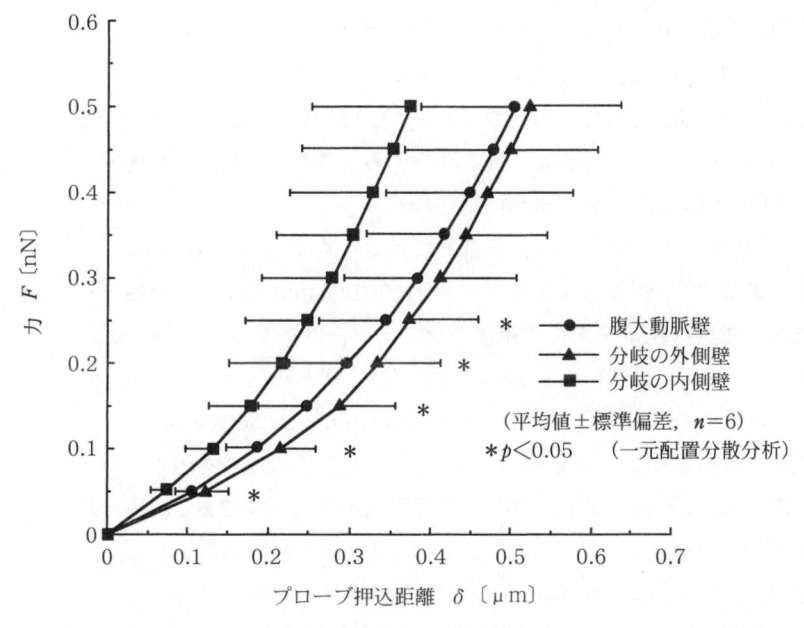

図 5.7 家兎大動脈分岐部の血管内皮細胞への原子間力顕微鏡プローブの押込距離と細胞に作用する力との関係（n は動物数を表す）〔Miyazaki, H. *et al.*: Atomic force microscopic measurement of the mechanical properties of intact endothelial cells in fresh arteries, Med. Biol. Eng. Comput., 37, pp. 530–536 (1999)〕

clin：PGI_2）などの産生を増加させる．また，負荷する流れせん断応力に依存して，内皮型 NO 合成酵素（endothelial nitric oxide synthase：eNOS）の mRNA レベルが上昇する（**図 5.8**）[17]．この応答によって，血流量が増加すると血管が弛緩して内径が増大し，血流量増加によって生ずる壁せん断応力の上昇を抑制して，血管内面に作用する壁せん断応力が正常レベルに保たれるように調節される

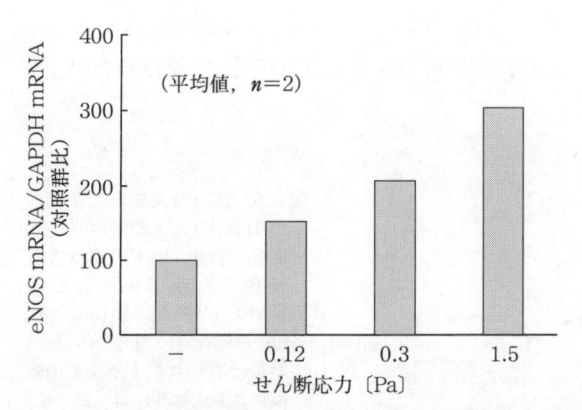

図 5.8 流れせん断応力の大きさがウシ大動脈内皮細胞の一酸化窒素合成酵素 mRNA の発現に及ぼす影響（GAPDH（グリセルアルデヒド-3-リン酸デヒドロゲナーゼ）mRNA の発現量で正規化，2 回の実験の平均値）〔Uematsu, M. *et al.*: Regulation of endothelial cell nitric oxide synthase mRNA expression by shear stress, Am. J. Physiol. 269, pp. C1371–C1378 (1995)〕

(4.5.2項参照)。平滑筋収縮因子であるエンドセリン-1に関しては，増加するという報告と減少するという報告がある。各種細胞増殖因子やサイトカインの産生，接着分子の発現は増加するが，細胞接着分子の一つであるVCAM-1 (vascular cell adhesion molecule-1) の発現は流れ刺激によって減少する。このVCAM-1発現の低下によってリンパ球の内皮細胞への接着が抑制される。

流れ刺激が血栓形成抑止的にはたらくのか，促進的にはたらくのかは一概にいうことはできないようである[3]～[5]。例えばプラスミノーゲン (plasminogen) を活性化してフィブリン線溶に重要な役割を果たす組織プラスミノーゲンアクチベータ (tissue plasminogen activator：tPA) の産生は増加するが，tPAのはたらきを阻害するプラスミノーゲンアクチベーターインヒビター (plasminogen activator inhibitor：PAI) の発現も増加することが報告されている。また，血栓形成を阻止するトロンボモジュリン (thrombomodulin：TM)，血液凝固因子の一つである組織因子 (tissue factor：TF) の産生に関しては一致した結果は得られていない。これらのことは，血栓傾向，あるいは出血傾向となるのを防ぐために刺激の条件に応じて微妙にバランスが調節されているためであるといえそうである。

つぎに，生理的レベルの流れせん断応力を負荷したときの内皮細胞の応答を，時間経過に従って簡単に述べる。まず，数秒～1分以内に，細胞内情報伝達のセカンドメッセンジャー (second messenger) であるイノシトール1,4,5-トリスリン酸 (inositol 1,4,5-trisphosphate：IP$_3$)，ジアシルグリセロール (diacylglycerol：DAG)，細胞内Ca^{2+}，サイクリックGMP (cyclic guanosine monophosphate：cGMP) の濃度が上昇し，また，K$^+$チャネルが開き，細胞膜の過分極 (hyperpolarization) が起こる。図5.9は，流れせん断応力をBAECに負荷した際に生じる細胞内Ca^{2+}濃度の経時的な変化を示す例である[18]。細胞内Ca^{2+}濃度は急激に上昇した後に徐々に低下するが，負荷を停止してもすぐには負荷前のレベルには戻らないことがわかる。また，流れ負荷を再開すると細胞内Ca^{2+}濃度が再び上昇

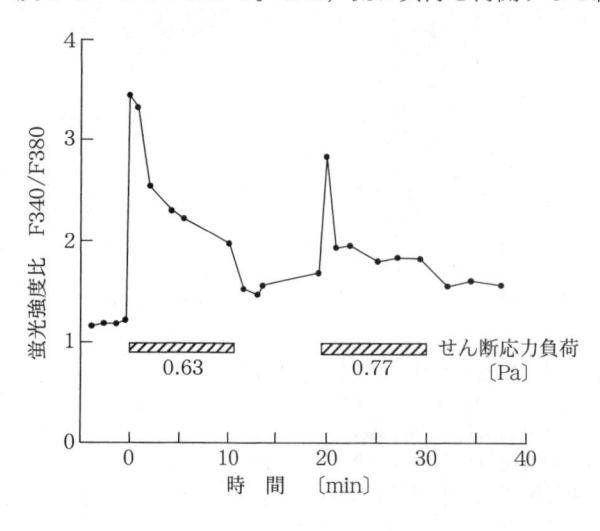

図5.9 流れせん断応力負荷後の細胞内Ca^{2+}濃度の経時的変化（縦軸はCa^{2+}感受性蛍光色素fura-2を封入したBAECに波長340 nm，380 nmの励起光を順次照射した時にそれぞれ発する蛍光の強度の比）〔Ando, J. et al.: Cytoplasmic calcium response to fluid shear stress in cultured vascular endothelial cells, In Vitro Cell. Develop. Biol., 24, pp. 871-877 (1988)〕

するが，ピーク値は最初のものよりも低い．細胞内 Ca^{2+} 濃度の上昇は，小胞体などの貯蔵部位からの放出および Ca^{2+} チャネルの活性化にともなう外部からの流入によって起こる．また，K^+ チャネルの活性化によって外部からの Ca^{2+} の流入が促進される．さらに，これらの応答による PGI_2 や NO の産生，放出の亢進がみられる．

1分～1時間程度の間に，Gタンパク質（G protein）の活性化，細胞接着分子の一つである PECAM-1（platelet endothelial cell adhesion molecule-1）のチロシンリン酸化[19]などが起こり，その他，初期応答に引き続きシグナル伝達が進んで c-fos, c-jun 等の原がん遺伝子（protooncogene）の発現上昇および AP-1 等の転写因子（transcription factor）の活性化が起こることが知られている．転写因子は核に入り，遺伝子のプロモーター領域のせん断応力応答配列（shear stress response element：SSRE）に結合して DNA から mRNA への転写を促進または抑制する．数時間程度で遺伝子発現に変化が現れ，増殖因子，接着分子などのさまざまなタンパク質合成量にも変化が見られる．

このように，内皮細胞は流れ刺激によって機能変化を起こすが，その現象を正確に把握するためには，内皮細胞の応答がせん断応力によるものなのか，流速あるいはせん断速度（shear rate）によるものなのかを区別することが重要である．せん断応力は内皮細胞表面を下流方向に引きずって変形させるようにはたらいて細胞を刺激するのに対して，流速が変化すると，すなわちせん断速度が変化すると細胞近傍の生化学的環境が変化して細胞に到達する生理活性物質の量が変わり，その結果として細胞が応答する．

血管内面を覆う内皮細胞に作用する壁せん断応力（τ）は，血液の粘性（μ）と流れの垂直方向の速度勾配（せん断速度 $\dot{\gamma}$）の積で与えられ，血管が内半径 R の円筒管であるとして流量 Q のポアズイユ流れを仮定すると

$$\tau = \mu\dot{\gamma} = \frac{4\mu Q}{\pi R^3} \tag{5.11}$$

となる（**図 5.10**）．ただし，これは巨視的にみた場合であって，細胞レベルで微視的にみると内皮細胞は核の部分で盛り上がった形態をしており，また，細胞の表面に凹凸があるために，内皮細胞に実際に作用するせん断応力は細胞表面上で一様ではなく，位置によって大きく異なる[20]．しかし，このことについてはここではこれ以上触れない．

上式からわかるように，壁せん断応力はせん断速度に比例する．過去に行われてきた実験では両者の効果の区別ができないものも多いが，最近の研究ではどちらの効果がより大きく現れているのかを区別するような実験系が組まれるようになってきている．例えば，デキストランなどを添加して細胞に作用させる流体の粘性を変えることによって，同じ速度の流れを負荷しても異なる大きさのせん断応力を細胞に作用させることが可能となる．このような手法を用いて流れ負荷が VCAM-1 の

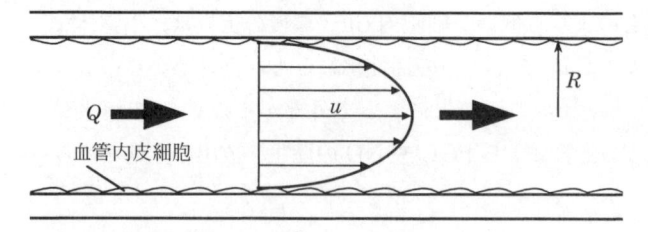

$$\tau = \mu\dot{\gamma} = \mu\frac{\partial u}{\partial r} = \frac{4\mu Q}{\pi R^3}$$

τ：壁せん断応力　　u：血流速度　　r：血管の中心軸からの距離
μ：血液の粘性　　　R：血管内半径
$\dot{\gamma}$：せん断速度　　Q：血流量

図 5.10 血流によって血管内皮細胞に作用する壁せん断応力

mRNA レベルに及ぼす影響を調べている例を，**図 5.11** に示す[21]。mRNA レベルはせん断速度の増加にともなって低下するが，同じせん断速度で比較するとその程度は粘性の高い液を使用した場合，すなわち細胞に作用するせん断応力が高い場合のほうが低下の程度が大きい（図 5.11(a)）。しかしながら，グラフの横軸をせん断応力で表すとデータは 1 本の曲線で表される（図 5.11(b)）。これらのことから，VCAM-1 の mRNA レベルの低下の場合は，せん断速度よりもせん断応力に依存することが明らかである。

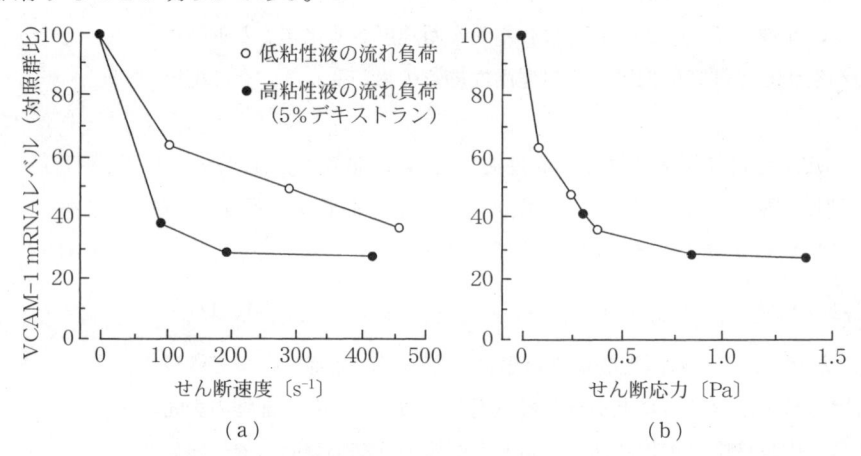

図 5.11 流れ刺激による血管内皮細胞の VCAM-1 mRNA レベル低下のせん断速度，せん断応力依存性〔安藤譲二ほか：血行力学による血管内皮遺伝子発現，生体の科学，49, pp. 78-86 (1998)〕

これまで述べてきたように，血管内皮細胞が流れ刺激に対してさまざまな反応を起こすことが明らかになっているものの，せん断応力を感知するメカニズムの詳細はまだ不明である。細胞膜に存在するメカノレセプター（mechanoreceptor）がせん断応力を感知し，その力学刺激が生化学的情報に変換されて細胞内部に伝達された結果，遺伝子から mRNA への転写が促進あるいは抑制されて最終的にタンパク合成量の変化となって現れる（**図 5.12**）。流れを感知するメカノレセプターの候補

としては，インテグリン，Gタンパク受容体，せん断応力感受性 K$^+$ チャネル，カベオラ（caveolae）などがあげられているが，それらがどのように刺激を感知し

☕ コーヒーブレイク ☕

生体内現象を生体外実験で解明できるか？

　生体内のさまざまな現象を詳しく調べるために，また，生体内で起こる事態を予測するために，細胞培養の技術が広く利用されている。生体組織から細胞を採取して培養し，薬剤を与えてみたり，物理的な刺激を加えてみたり，開発中の材料と接触させてみたりしながら細胞の反応を伺って，一喜一憂する。実際のところ，今まで明らかにされている生命現象のメカニズムに関する知識のほとんどは生体外での実験によって得られているといえるだろう。しかし，生体内の環境は力学的にも生化学的にも非常に複雑であるのに対して，培養環境は通常とてもシンプルで体内の環境とは大きく異なる。そのため，培養細胞を用いた実験結果に対しては，果たして生体内でも同じ現象が起こっているのか，という疑問がつねにつきまとう。

　細胞は力学的刺激を感知する能力をもち，力学的刺激は細胞に大きな影響を及ぼす。また，刺激の強さによって細胞の応答が異なることも多く，同じ種類の細胞でも採取した部位によって感受性が異なることすらある。このようなことを考えると，ある刺激に対するある細胞の反応を調べるというような場合でも，生体内でその細胞がおかれているのと同様の力学的環境下で調べる必要があるだろう。しかし，生体内と同じ力学環境をつくることは非常に難しい。例えば，血管壁の拍動を模擬する目的で，弾性膜上に接着させた血管平滑筋細胞に繰返し引張負荷を与えながら培養しても，血管壁内と同じひずみ環境をつくることは困難であるし，細胞には培養液の動きによる流れ刺激も作用してしまう。細胞に影響がないかどうかの判断がつけばよいが，それができないことも多い。これを克服するためには，血管と同様の構造，力学的特性をもったチューブ状の人工物に平滑筋細胞を埋め込んで，血圧と同様の波形をもった拍動圧を負荷しながら培養することになるだろう。しかし，力学的環境は整ったとしても，つぎに生化学的環境の問題が存在する。血管壁には内皮細胞や線維芽細胞，白血球も存在する。これらが産生する物質は多彩であり，血漿中には種々の生理活性物質も存在する。これらの環境も合わせようとすると，もはや生体外での実験では不可能であるし，そもそも培養実験は，生体内の複雑な系を簡単化し，細胞に作用する刺激や生化学物質を限定することによって生体内では知り得ない貴重な情報を得ることが目的であるので，本末転倒となってしまう。

　生体外での研究は実験系のシンプルさに意味があるので，条件をあまり複雑にせず，かつ，つねに生体内との環境の違いを念頭におきつつ実験を重ねることが大切である。一つ一つ事実を明らかにしていき，得られた知識の断片をつき合わせることによって，真実に近づいていくことは可能であろう。生体外実験で生体内現象のすべてを解明することには無理があるが，生体外実験は生体内現象の解明のために必要不可欠かつ非常に強力な手段である。

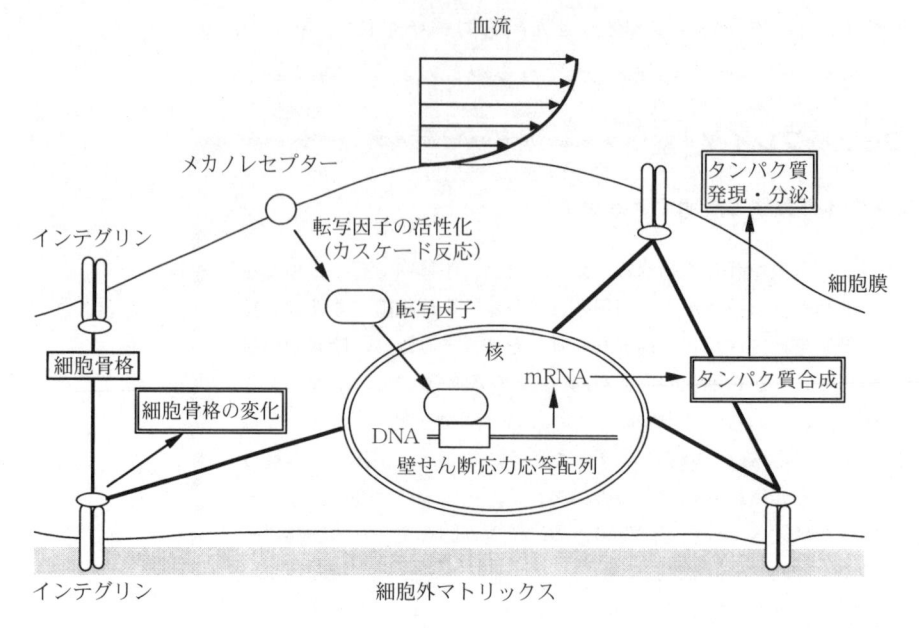

図5.12 流れ刺激による血管内皮細胞の機能変化の概略

て生化学的情報に変換するのかなどはわかっていない。活性化された転写因子は核内に入ってSSREに結合し，DNAからmRNAへの転写を促進，または抑制するため，それにともなってタンパク質の産生が増加，または減少する。

5.3.3 その他の細胞

血管平滑筋細胞は血管壁中膜に存在し，収縮・弛緩することによって血圧調節を行っている。平滑筋細胞は内皮，基底膜（basement membrane），内弾性板（internal elastic lamina）によって血流から隔てられているために，正常な血管においては血流に直接さらされることはない。しかし，バルーンを使用して血管の狭窄部を拡げるアンジオプラスティ（angioplasty）等の処置によって血管内膜に損傷が起こったような場合には，平滑筋細胞が血流に露出する，あるいは血圧によって血管壁の内部にわずかににじみ出した血液が粘稠な組織液の流れとなって血管平滑筋細胞にせん断応力を作用させると考えて，培養下で平滑筋細胞に流れを負荷してその応答を調べる研究が増加している。

その結果，血管平滑筋細胞も流れ刺激に応答して形態変化および機能変化を起こし，さまざまな遺伝子の発現も変化することが明らかになってきている。例えば，0.6Paの流れ負荷によって，24時間後には紡錘形となって流れの方向に配向する傾向を示すこと，ストレスファイバーの発達が顕著となることや，塩基性線維芽細胞増殖因子（basic fibroblast growth factor：bFGF），血小板由来増殖因子（platelet-derived growth factor：PDGF）などの増殖因子の産生が増加することなどが報告されている[22]。また，流れ刺激が血管平滑筋細胞の増殖を抑制すること

がわかっている[23]。PDGFなどの増殖因子の産生が増加するにもかかわらず増殖が抑制されることについては，多くの細胞の増殖抑制因子としてはたらくトランスフォーミング増殖因子$\beta1$ (transforming growth factor-$\beta1$：TGF-$\beta1$) の産生および活性化が流れ刺激によって高まり，このTGF-$\beta1$が自己分泌 (autocrine) 的にはたらくことが原因の一つとなっているようである[24]。

　生体外の培養実験では以上のような知見は得られているものの，血管壁内で実際に血管平滑筋細胞がこのような応答を示すのかどうかという点については意見が分かれている．また，このような研究のほとんどは継代培養を重ねた平滑筋細胞を使用しており，血管壁内に存在する平滑筋細胞とは性質が大きく異なっていることにも注意する必要がある．

　線維芽細胞も流れ刺激に対して応答を起こすことが知られている．例えば，Hungら[25]は，雑種成犬の前十字靱帯 (ACL) と内側側副靱帯 (MCL) から採取した線維芽細胞に2.5Paの流れせん断応力を負荷し，細胞内Ca^{2+}濃度の変化を観察するとともに，灌流溶液中の血清の影響を検討している．流れ負荷によっていずれの細胞においても一過性の細胞内Ca^{2+}濃度の上昇がみられた．さらに，そのピーク値の解析から，血清が存在しない場合にはMCL由来細胞で，血清が存在する場合にはACL由来細胞で上昇が顕著であり，また，MCL由来細胞の応答は血清の影響をあまり受けないが，ACL由来細胞の応答は血清の存在によって非常に高まるなど，MCL由来線維芽細胞とACL由来線維芽細胞とでは応答が異なることを示した (図5.13)．このことは，これらの線維芽細胞の性質が異なることを示唆している．実際に生体内で腱に流れせん断応力が作用するのか，もしそうであるとするならば，その大きさはどの程度であるのかなどについては不明であるものの，

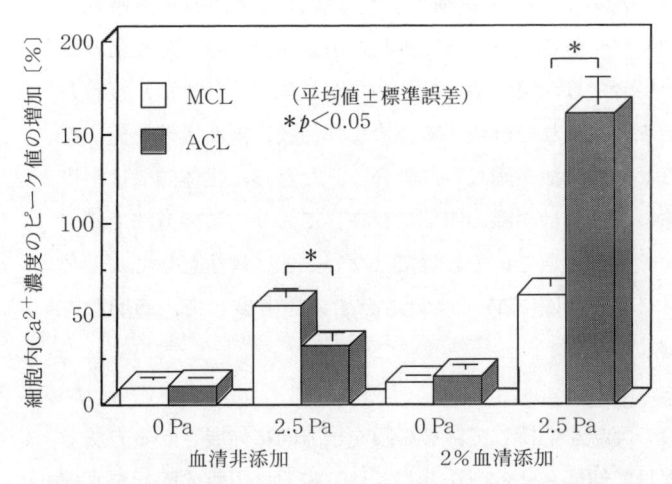

図5.13　流れ刺激によるイヌの内側側副靱帯 (MCL) および前十字靱帯 (ACL) 線維芽細胞の細胞内Ca^{2+}濃度の変化〔Hung, C.T. et al.: Intracellular calcium response of ACL and MCL ligament fibroblasts to fluid-induced shear stress, Cell. Signal., 9, pp. 587–594 (1997)〕

このような線維芽細胞の性質の違いが，臨床的によく知られているMCLとACLの損傷治癒能力の違いに反映されているのではないかと述べている。

5.4 引張負荷に対する細胞の応答

生体内で細胞はつねに何らかの力学的負荷の作用下で機能しており，張力の作用する組織，例えば，血管壁，肺，筋肉，腱・靱帯，皮膚などに存在する細胞には，周期的な，あるいは間欠的な引張負荷が作用している。したがって，このような組織に存在する細胞の形態，機能に引張負荷がどのような影響を及ぼすのかを詳細に把握することはきわめて重要である。これらの研究から得られる知見は，疾患が発症するメカニズムの解明，疾患の予防や治療，さらには再生組織や人工臓器の開発などにも役立つと考えられるために，静的あるいは動的な引張負荷を細胞に与えて，その形態やタンパク質合成，種々の遺伝子の発現に及ぼす影響などを調べる研究が盛んに行われている。細胞への引張負荷の与え方は，細胞全体を伸長させるか，あるいは細胞膜の一部分を伸展させるかに大別できるが，ここでは培養した細胞の集団全体に引張負荷を与えた結果，細胞がどのような変化を起こすのかをみることとし，引張負荷を与える方法と，それが細胞にどのような変化をもたらすのかを概説する。

5.4.1 培養細胞に引張負荷を与える方法[2),26)]

培養細胞に引張負荷を作用させるために用いられている装置は，1軸（uniaxial）の引張りを負荷するものと2軸（biaxial）の引張りを負荷するものに大別できる。基本的には両者とも，薄いシリコーン膜のような弾性膜上に細胞を培養して，接着基材である膜を伸展させることによって細胞に引張負荷を与える仕組みとなっている。繰返し負荷の場合には，培養中に細胞がはがれやすいために，接着力の弱い細胞には不向きであるが，これを解決するために弾性膜に表面処理を施すなどして細胞接着性を上げるなどの方法が講じられている。ただし，生体内では内皮細胞などの一部の細胞を除いて細胞は組織の内部に存在しており，この方法で必ずしも生体内の環境をシミュレートできているわけではないことには注意しておく必要がある。また，対象とする細胞が組織内で受けるひずみを考慮して，適切な方法，条件を選択しなければならない。

〔1〕 1軸引張負荷方法

細胞を接着させた弾性膜の両端を把持して，その膜を一方向に伸展させる方法である。周期的に膜を繰り返して伸展させる方法としては，古くは円盤の回転を直線運動に変換する方式が利用されたが[27)]，最近ではリニアアクチュエータの利用が増えている。培養下で細胞に1軸の繰返し引張負荷を与えるための装置の概略を例として図5.14に示す。薄い透明なシリコーン膜に細胞を接着させた後に，その一端

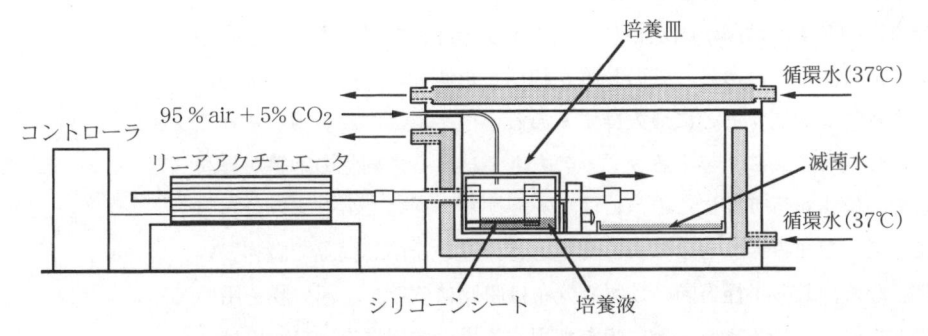

図5.14 1軸の繰返し引張りを負荷しながら細胞培養を行う装置の例

を培養装置内の培養皿に固定し，他端をリニアアクチュエータの軸に固定して膜を周期的に伸展させて細胞に引張負荷を与える．この方法では引張方向に正のひずみを与えるとシートの幅方向にわずかに負のひずみが生じるが，シリコーン膜の幅を大きく取り，膜の周囲に枠状に厚手のシリコーンゴムを接着してチャンバー形にすることによって，垂直方向の負のひずみを軽減できるとともに，膜の取り扱いも容易となる．

〔2〕 2軸引張負荷方法

シリコーン膜などの弾性膜を底面にもつシャーレ状の容器を用い，膜上に細胞を接着させて培養しながら膜全体を伸展させる方法（図5.15）が多い．

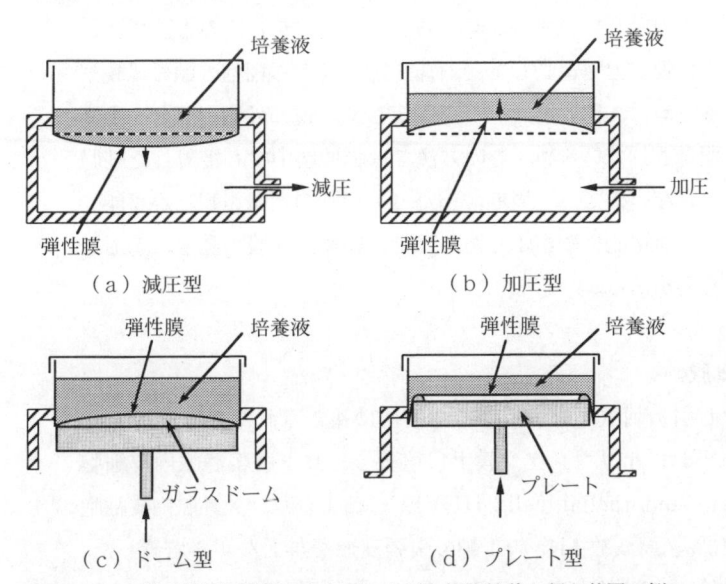

図5.15 2軸の繰返し引張りを負荷しながら細胞培養を行う装置の例

最も利用頻度の高いのが，容器底部を中空の箱にはめ込んで，箱内に陰圧をかけることによって膜を下向きに吸引する方法である（図5.15(a)）．この方式はBanesら[28]によって考案され，6穴プレートタイプの製品がフレクサーセル（Flexercell）という商品名で市販されており，最も広く利用されている．しかし，従来のこのシステムでは，ひずみの大きさが膜上で同一ではないという欠点があ

り，例えば半径方向のひずみは膜が固定されているエッジ部分で最も大きく，中心ではほとんど0である．そのために，この装置を利用した研究の報告では，細胞に与えたひずみの大きさを記述するのに最大ひずみあるいは平均ひずみが用いられることが多い．後に述べるように，与えるひずみの大きさによって細胞の応答が異なることがあるので，解析を行う際にこの点に注意を要する．逆にこのひずみ分布の不均一性を利用して，ひずみの大きさによる細胞応答の違いを同じ膜上で調べている例も多い[29),30)]．なお，この半径方向のひずみ分布は膜厚に依存し，薄い膜を用いる場合には比較的均一になる．また，薄い膜を利用する場合の円周方向ひずみは，膜の中心では半径方向ひずみと等しく，エッジ部分でほぼ0となる[31)]．

その他の方法としては，膜の下に空気または液体によって陽圧をかける方法（加圧型，図5.15(b)），ドーム状のガラスを下から押しつけて膜を伸展させる方法（図5.15(c)）などがある．半径方向のひずみ分布は，加圧型ではほぼ均一となるが，ドームを用いた場合には負荷中にドームと膜が接触する領域が大きく変化するので，最大ひずみのときのみ均一となる[32)]．いずれの場合も円周方向ひずみは中心で最大となり，エッジ部近傍でほぼ0となる．

ひずみ分布を一様にするために，円周部にリムを設け，弾性膜との接触面積を減らした円形プレートを用いて膜を伸展させる方法も考案されている（図5.15(d)）．オイルでリムと膜の間の摩擦を減らすことによって，半径方向，円周方向ともに分布が均一で大きさの等しいひずみが与えられる[32)]．しかしこの方法では，他の方法と同様に運転中に膜が上下運動して，負荷を加えながら細胞の顕微鏡観察を行うことが困難であるために，円形プレートを固定して，逆に外側の部分を上下させる仕組みの装置も開発されている[33)]．この方法では膜伸展中でも接着した細胞の垂直方向の位置が変化しないので，全周期にわたって細胞の顕微鏡観察が可能である．ただし，同じ細胞を連続的に観察するためには，顕微鏡を膜の動きに追従させて水平に移動させる必要がある．

5.4.2 血管内皮細胞[36)]

血管内皮細胞の繰返し引張刺激に対する応答が最初に報告されたのは，1986年のことである．Ivesら[37)]は，ポリウレタン膜上に培養したヒト臍帯静脈内皮細胞（human umbilical vein endothelial cell：HUVEC）およびウシ大動脈内皮細胞（BAEC）に，ひずみ10％，周波数1Hzの1軸の引張変形を与えながら培養した．いずれの細胞も48時間後までに引張りとは垂直の方向に伸展して配向し，微小管が細胞の長軸方向に配向する様子を観察した．このような方向に内皮細胞が配向する現象は，その後多くの研究者によって報告されている．ただし，最大24％，0.05Hz，5日間の繰返し引張負荷に対するBAECの配向はランダムであったという報告[38)]もあり，内皮細胞の配向現象は与える引張負荷の条件に依存する．しかしながら，生理的なひずみ条件下で適切な時間培養すると，内皮細胞はひずみの向

きに対して垂直方向に配向するようである。このような配向現象は他の多くの細胞にも見られ，力学的負荷に対する細胞の忌避行動であると理解されている。

細胞内ではストレスファイバーが発達[38]する。ストレスファイバーは，細胞の変形に先立って，繰返し引張負荷を加えてから15分以内に与えるひずみの方向に対して直交する方向に現れ，時間経過とともに太くなっていく[39],[40]。細胞がこれに遅れて配向していき，最終的には細胞の長軸方向とストレスファイバーの向きは一致する。薬剤処理でストレスファイバーの形成を阻害することによって，内皮細胞が配向する現象が見られなくなり[39],[40]，また，すでに配向した細胞のストレスファイバーを破壊しても細胞の配向に影響が見られないので[39]，ストレスファイバーの形成は繰返し引張負荷に対する細胞の配向変化の過程には必須であるが，配向した細胞の形態維持には必ずしも必要ではないようである。

繰返し引張負荷によって，微小管と中間径フィラメントも細胞の長軸方向に配向する[40]。しかし，微小管を破壊した細胞でも細胞の配向が起こることから，微小管は細胞の配向現象には関与しない。また，微小管と中間径フィラメントが意味をもって配向しているのか，細胞が細長い形態をしているために単にそのように見えるだけなのかは不明である。

生体内のほとんどの動脈は軸方向に拘束されているために，血圧によって動脈壁に生ずるおもなひずみは円周方向ひずみである。生体内の動脈内皮細胞は軸方向，すなわち円周方向ひずみに対して垂直方向に配向しており，繰返しひずみに対する培養内皮細胞の配向の方向は，生体内における配向の方向と一致している。5.3.2項で述べたように，内皮細胞は流れ刺激に対しては流れの方向に配向する。したがって，生体内の内皮細胞の伸展方向は，血流による壁せん断応力と血管壁の繰返し引張りの二つの相乗効果が現れた結果といえる。この相乗効果は，軟かいシリコーンチューブの内面上に培養した内皮細胞に拍動流を負荷する研究によって確認されており，チューブの軸方向への内皮細胞の伸展と配向や，ストレスファイバーの形成と配向は各負荷が単独で作用した場合よりも増強される[35],[41]。

繰返し引張負荷は内皮細胞の増殖を促進させ（**図5.16**）[42]，物質産生などの機能にも大きな影響を与える。機能変化も形態変化と同様に細胞に与える引張負荷の周期，ひずみの大きさ，時間に依存する場合があり，また動物種や血管部位によって細胞の応答が異なる場合があるので，この点には注意が必要である。このことはまた，一口に血管内皮細胞といっても，生体内において血管の部位ごとに発現する機能が少しずつ異なることを示唆している。

繰返し引張負荷が細胞内情報伝達物質に及ぼす影響をみると，細胞内のサイクリック AMP（cyclic adenosine monophosphate：cAMP）レベルは BAEC，ブタ肺動脈内皮細胞等では一過性の有意な上昇を示す[43],[44]が，静脈由来の細胞では有意な変化を示さない[30],[44]という報告がある。また，応答を起こすためのひずみの大きさには，いき値が存在する[43]。cAMP 依存性であるプロテインキナーゼA

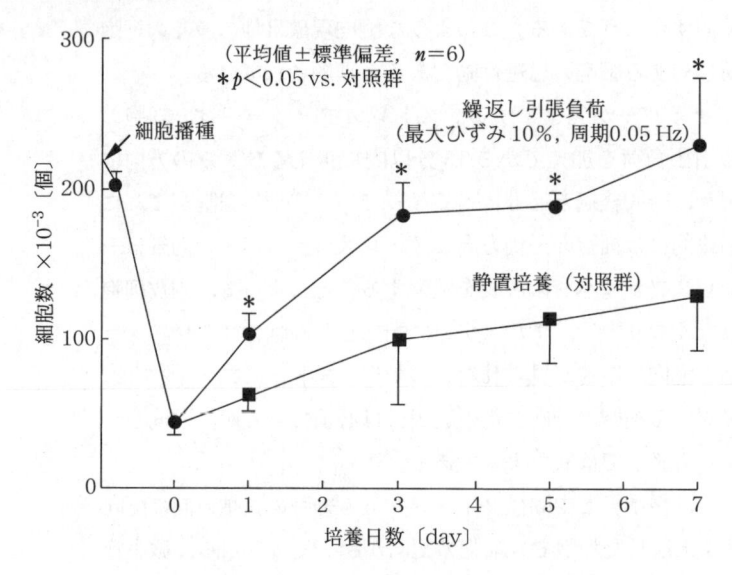

図 5.16 繰返し引張負荷がウシ大動脈内皮細胞の増殖に及ぼす影響（引張負荷前に非接着細胞を除去（日数 0），ひずみの大きさ 10%（最大），周波数 0.05 Hz，n は培養ウェル数）〔Sumpio, B.E. et al.: Mechanical stress stimulates aortic endothelial cells to proliferate, J. Vasc. Surg., 6, pp. 252-256 (1987)〕

(protein kinase A：PKA) の活性は，cAMP レベルの上昇にともなって上昇し，cAMP がもとのレベルに戻った後も活性を持続する[43]。これらのことは，作用する繰返しひずみの大きさがいき値を超えると cAMP 濃度の上昇が起こり，PKA の活性を経て核内に情報伝達が起こる可能性を示唆している。IP_3 と DAG にも 10 秒以内にピーク値をとる一過性の増加がみられる[45]。細胞内 Ca^{2+} 濃度は，細胞内の Ca^{2+} 貯蔵器官からの放出と外部からの流入によって上昇し，約 10 秒後にピークをとる[46]。

血管作動物質の産生も，繰返し引張負荷の影響を受ける。NOS の活性および NO の産生は，最大 24% のひずみでは高まるが最大 10% のひずみでは変化せず，ひずみの大きさ依存的に増加する[47]。エンドセリンの産生は 1 Hz の刺激で 1 日後には数倍に増加し[48]，産生量はひずみの大きさに依存する（図 5.17(a)）[49]。また，刺激 2 時間後には mRNA レベルの上昇がみられる[48]。PGI_2 の産生は，ひずみ 5%，周波数 1 Hz の 1 軸の引張負荷を 24 時間与えても変化しないが，振幅を 10% にすると産生量が増加する（図 5.17(b)）[49] ので，繰返し引張負荷が PGI_2 の産生に及ぼす影響はひずみの大きさに依存する。しかし，繰返し引張負荷により産生が低下するとしている報告もある[50]。

繰返し引張負荷はサイトカイン等の産生にも影響を及ぼし，インターロイキン 8 (interleukin 8：IL-8)[51] および単球走化性因子 (MCP-1)[51,52] の mRNA レベルはひずみの大きさに依存して上昇し，それにともなって産生量が増加する。また，繰返し引張負荷は過酸化水素 (H_2O_2) などの活性酸素種 (reactive oxygen

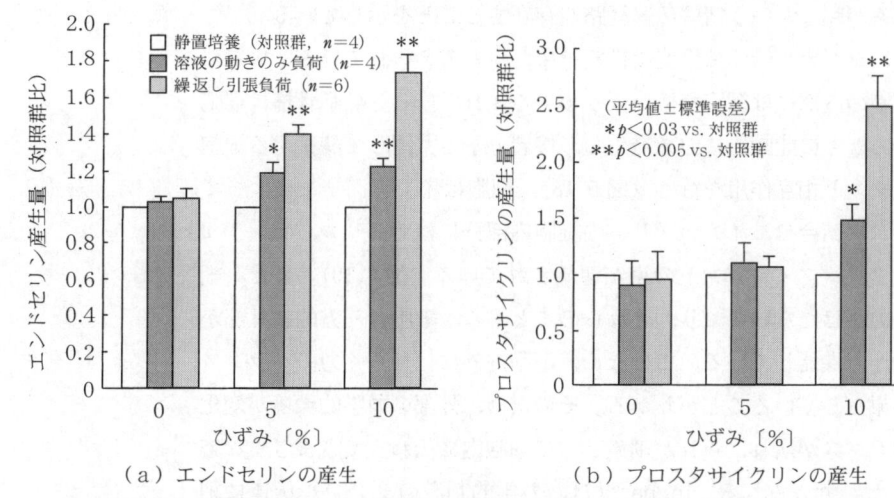

図 5.17 繰返し引張負荷がウシ大動脈内皮細胞のエンドセリンとプロスタサイクリンの産生に及ぼす影響（負荷条件は本文参照，n は実験回数）〔Carosi, J.A. *et al.* : Cyclic strain effects on production of vasoactive materials in cultured endothelial cells, J. Cell. Physiol., 151, pp. 29-36 (1992)〕

(a) エンドセリンの産生
(b) プロスタサイクリンの産生

species : ROS) の生成を高める[53),54)]。ROS は過酸化脂質を生成するとともに，MCP-1 遺伝子発現に関与[54)]する。さらに，VCAM-1 の発現量には繰返し引張負荷の影響はみられない[55)]ものの，刺激時間およびひずみの大きさに依存してICAM-1 (intercellular adhesion molecule-1) の mRNA レベルが上昇してICAM-1 の発現量が増加し，内皮細胞への単球の接着を促進させることが示されており[56)]，これらのことは，高血圧症と動脈硬化発症とを結びつける現象と考えられている。

その他の物質産生に関する変化としては，繰返し引張負荷によってコラーゲンおよび非コラーゲンタンパク質の産生が負荷時間に依存して低下することなども明らかになっている[57)]。また，インテグリン β_3 サブユニットの発現量が増加し，細胞の接着力が高まることが示唆されている[58)]。

繰返し引張刺激が内皮細胞の内部に伝達されるメカニズムは明らかではないが，細胞膜の伸展によって活性化する伸展活性化 (stretch-activated : SA) チャネル，インテグリン，G タンパク質受容体などが，引張刺激を感知するメカノレセプターとして考えられている。

Ca^{2+} 透過性 SA チャネルを選択的にブロックしたり，細胞外液から Ca^{2+} を除去すると配向応答がみられなくなることから，繰返し引張負荷に対する内皮細胞の配向現象には，細胞膜の伸展にともなう SA チャネルの活性化による Ca^{2+} の流入が必要であることがわかる[59)]。また，SA チャネルからの Ca^{2+} の流入によって c-Src のキナーゼ活性が増加するとともに，c-Src が細胞骨格に沿って集積する様子も観察されている[60)]。これらのことは，繰返し引張負荷によって SA チャネルが活性化を受けて Ca^{2+} が流入し，c-Src の活性化を経て細胞骨格構造に変化が生じ，

内皮細胞の配向応答が起るという情報伝達経路が存在することを示している。

細胞骨格もまた，シグナル伝達に重要な役割を果たすと考えられている。すでに述べたように，細胞の内部には細胞骨格が張りめぐらされている。細胞骨格は細胞の形態を維持するとともに能動的に力を発生し，接着分子と共同して隣接する細胞や細胞外マトリックスと相互作用を行う（図5.18）。細胞はインテグリンによって細胞外マトリックスに結合し，インテグリンの細胞内部分にはテーリン，ビンキュリン等を介してアクチンフィラメントの束が連結されている（図5.19）。また，細胞膜にはつねに張力がはたらいており，これらのことから，細胞は一方的に外部からの負荷を受けながら機能しているのではなく，細胞内外にはたらく力のバランスの中でその機能を果たしていることがわかる。そのため，外部の力学的環境が変化するとその力のバランスが崩れ，それが刺激として細胞内に伝わってさまざまな応答を引き起こすことが考えられる。Ingber[61]は，力学的刺激のシグナル伝達に細胞骨格が大きな役割を果たすと考え，圧縮部材である丸棒と張力部材である糸を用いた細胞骨格のテンセグリティ（tensegrity）モデルを作成して細胞の機能，シグナル伝達における細胞骨格の役割の説明を試みている。

フィブロネクチン（fibronectin），またはコラーゲンをコーティングした膜上で内皮細胞に繰返し引張負荷を与えると，それぞれの受容体であるインテグリンが細

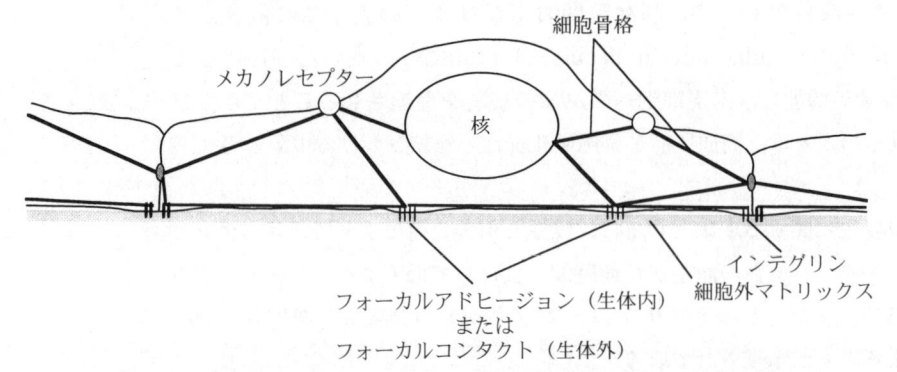

図5.18 細胞骨格がメカノレセプター，細胞膜，核膜，隣接する細胞同士を結びつけている様子

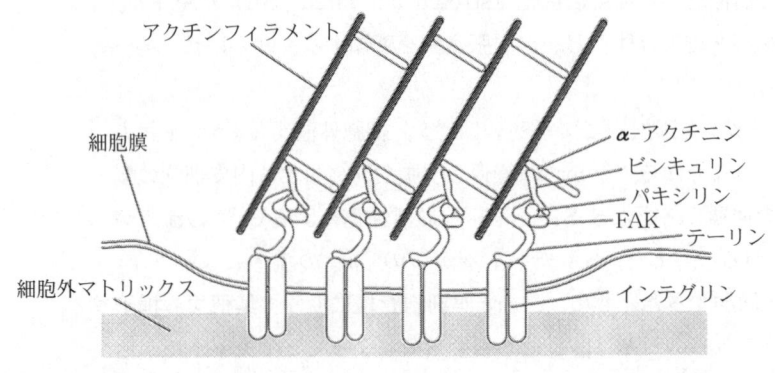

図5.19 フォーカルアドヒージョンまたはフォーカルコンタクトの模式図

胞の伸展方向に再配列し，フォーカルコンタクトの部分に集積する[62]。また，フォーカルアドヒージョンに局在するタンパク質であるパキシリン（paxillin），フォーカルアドヒージョンキナーゼ（focal adhesion kinase：FAK）のチロシンリン酸化が起こり，これらのリン酸化を阻害すると繰返し引張負荷に対する細胞の配向が起こらなくなる[63]。IL-8 および MCP-1 の mRNA レベルの上昇はひずみ依存性であり，その情報伝達にはアクチン細胞骨格系が関与するという報告がある[51]。これらのことは，ひずみ刺激がフォーカルアドヒージョンから細胞骨格を経由して細胞内部に伝達されることを示しており，インテグリンが引張刺激を感知するメカノレセプターとしてはたらき，細胞骨格を通じて細胞内に刺激を伝達する役目を果たしていることを示唆している。

　図 5.20 に，流れや引張りによる負荷などの力学的刺激に対する内皮細胞の応答に関係すると考えられる分子，およびシグナル伝達経路として考えられるものの一部を模式的に示す。

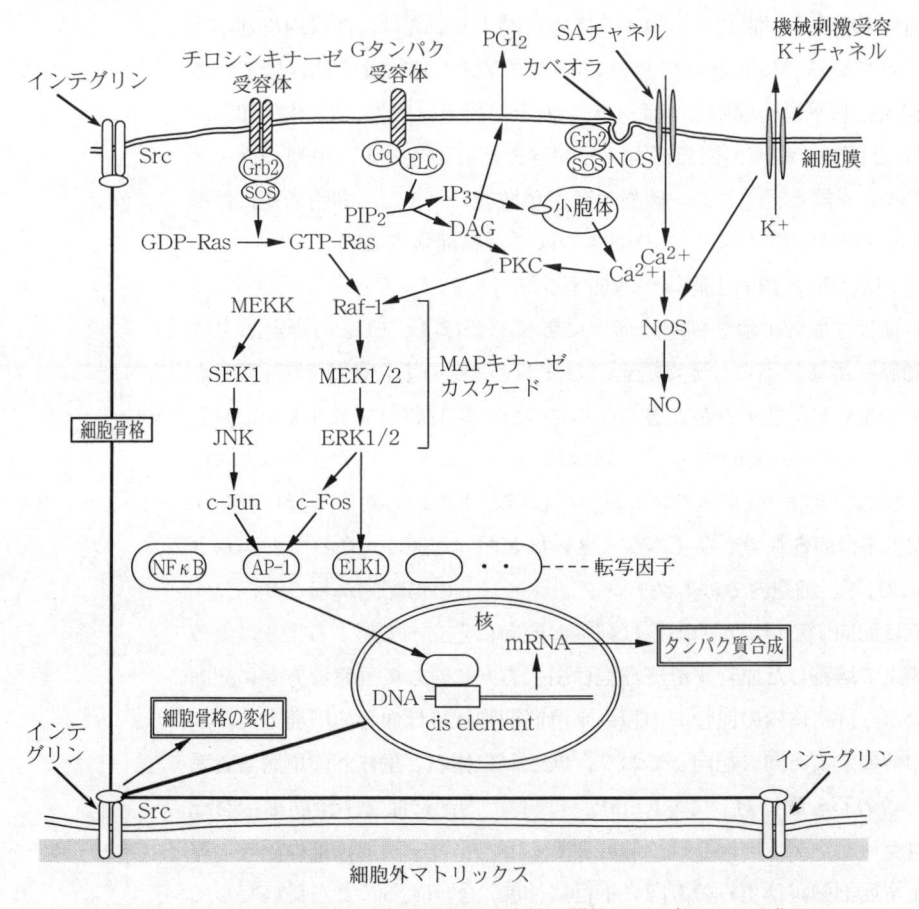

図 5.20　力学的刺激に対する血管内皮細胞の応答に関係すると考えられる分子，および応答の道筋

5.4.3 血管平滑筋細胞

粥状動脈硬化病変部(atherosclerotic lesion)やバルーンカテーテルによる血管壁の傷害にともなう内膜肥厚部位などに存在する平滑筋細胞は，通常の収縮型から合成型へフェノタイプ変換(phenotypic modulation)を起こしており，増殖亢進やタンパク質合成の増大などを示し，これらは病変を進展させる。また，高血圧になると平滑筋細胞の肥大とマトリックス成分の増加が起こり，血管壁中膜が肥厚する。動脈硬化や高血圧等の疾患では血管壁内の力学的環境が変化して平滑筋細胞の機能に影響を与えると考えられるために，力学的刺激，特に繰返し引張負荷が血管平滑筋細胞の機能，フェノタイプ変換に及ぼす影響が注目されている。現在はまだ力学的刺激感知のメカニズムや刺激の伝達経路などはほとんどわかっていないが，繰返し引張負荷は平滑筋細胞の形態，フェノタイプ，機能に影響を及ぼすことが明らかにされている。本項では，弾性膜上に接着させて繰返し引張負荷を作用させた血管平滑筋細胞の応答について述べる。

血管平滑筋細胞の繰返し引張負荷に対する応答に関する研究は，血管内皮細胞よりも早く始められている。Leungら[27]は，エクスプラント法(遊走法)によって採取した家兎胸大動脈平滑筋細胞をエラスチン膜上に接着させて，ひずみ10%，繰り返し数毎分52回の1軸の引張負荷を2日間与えたところ，I，III型コラーゲン，およびヒアルロン酸とデルマタン硫酸の産生が増加し，また，細胞増殖には影響がみられなかったと述べている。この条件では平滑筋細胞内の筋フィラメント(myofilament)が減少し，粗面小胞体が増加する[64]。

繰返し引張負荷は，血管平滑筋細胞の形態に影響を及ぼす。1Hzの繰返し引張負荷を家兎大動脈平滑筋細胞に与えた場合，ひずみが2%の場合には14日目でも特別な配向を示さないが，ひずみが大きくなるにつれて短時間でひずみ方向に対して垂直に近い向きに配向する傾向を示し，5%のひずみでは12日目でひずみ方向に対して60°の向きに，20%のひずみでは5日目でほぼひずみの方向と垂直に配向する[65]。ウシ大動脈平滑筋細胞でもひずみが大きいほど配向が速く起こることが示されている(図5.21)[66]。細胞内ではアクチンフィラメントの再配列が起こり，ひずみの方向と垂直に配向するが，この応答は細胞の配向に先立って起こる[65]。以上のように，弾性膜上で培養した血管平滑筋細胞は引張方向に対して垂直な方向に配向する。しかしながら，生体内の血管壁中膜の平滑筋細胞はほぼ血管の円周方向，すなわち血管壁の伸展する方向に配向しており，向きが生体内と生体外の単層培養系とでは異なる。この不一致に対して，Kandaら[67]は，内部に血管平滑筋細胞を三次元培養したコラーゲンゲルを繰り返し伸展させると，コラーゲン線維の配向に導かれるように平滑筋細胞がひずみの方向に平行に伸展，配向することを見いだしており，生体内の血管壁の平滑筋細胞も同様のメカニズムによって配向するものと推察している。

Sumpioら[68]は，ブタ大動脈平滑筋細胞を繰返し引張負荷下で培養すると，最初

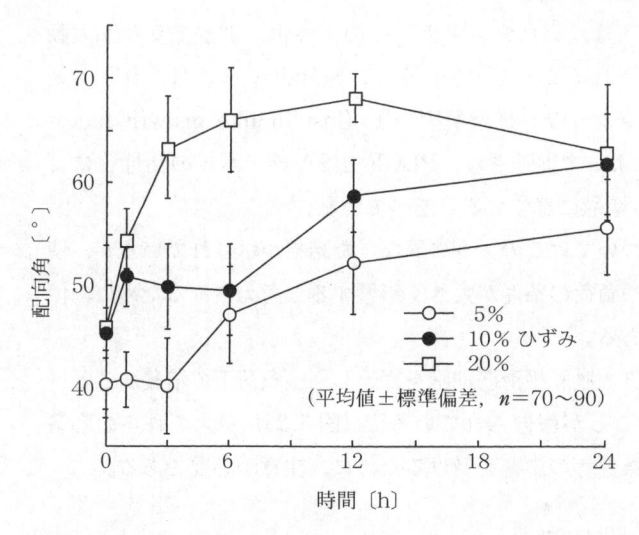

図 5.21 周波数 1 Hz で異なる大きさの繰返しひずみを作用させながら培養したウシ大動脈平滑筋細胞の配向角の経時的変化(n は細胞数)〔Kanda, K. et al.: Behavior of arterial wall cells cultured on periodically stretched substrates, Cell Transplantation, 2, pp. 475-484 (1993)〕

の 3 日間に細胞増殖率が著しく低下したと述べている。また，生理的レベルの繰返し引張負荷が細胞周期(cell cycle)の進行を抑えて増殖を抑制するという報告[69]がある。細胞は，M 期(M phase, M=mitosis)で分裂した後に，DNA 合成の準備を行う G_1 期(G_1 phase, G=gap)，DNA 合成が起こる S 期(S phase, S=synthesis)，分裂の準備を行う G_2 期(G_2 phase)を経て，再び M 期に入るという分裂サイクルを繰返し，分裂を一時的に停止した細胞は G_1 期から周期を外れて G_0 期(G_0 phase)と呼ばれる休止期に入る。Chapman ら[69]は，ひずみ 10%，1 Hz の繰返し引張負荷をラット大動脈平滑筋細胞に作用させると，G_0/G_1 期にとどまる細胞の割合が増え，S 期に入る細胞の割合が低下して増殖が抑制されることを示した(図 5.22)。

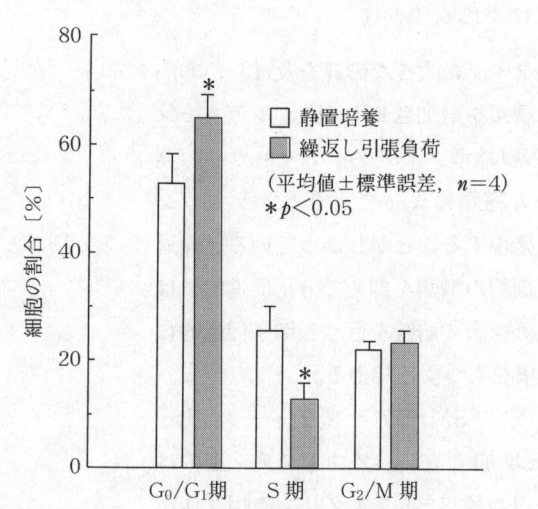

図 5.22 繰返し引張負荷がラット大動脈平滑筋細胞の細胞周期の進行に及ぼす影響(ひずみの大きさ 10%，周波数 1 Hz，n は実験回数)〔Chapman, G.B. et al.: Physiological cyclic stretch causes cell cycle arrest in cultured vascular smooth muscle cells, Am. J. Physiol. Heart Circ. Physiol., 278, pp. H748-H754 (2000)〕

しかし一方で，Davisら[70]は，チロシンキナーゼの活性化によってラット大動脈平滑筋細胞の増殖が促進されることを示し，また，Standleyら[29]は，ラット大動脈由来細胞株の増殖がインシュリン様増殖因子Ⅰ（insulin-like growth factor Ⅰ：IGF-Ⅰ）の自己分泌によって促進され，PDGFとSAチャネルの活性化による細胞内 Ca^{2+} 濃度の上昇も増殖に寄与すると述べている。

血管平滑筋細胞の増殖についてはこのように異なった結果が示されているが，使用する細胞のフェノタイプや負荷の条件が大きく影響すると考えられるために，慎重に結果を解釈する必要がある。

物質産生に関しても，ブタ大動脈平滑筋細胞を繰返し引張負荷下で培養するとコラーゲンの産生が増加することが報告されている[71]（図5.23）が，これらの応答も細胞の種類や引張刺激の条件等の影響を受けるために，注意が必要である。

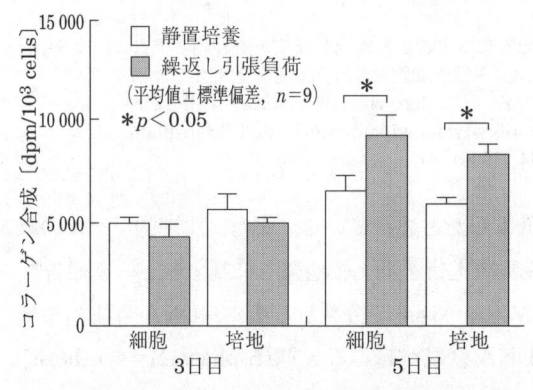

図5.23 繰返し引張負荷がブタ大動脈平滑筋細胞のコラーゲンの産生に及ぼす影響（最大ひずみ25％，周波数0.05 Hz，dpmは新生コラーゲンを標識した放射性同位元素の1分間あたりの崩壊数，細胞は細胞内および表面の，培地は培地中のコラーゲン，nは培養ウェル数）
〔Sumpio, B.E. et al.: Enhanced collagen production by smooth muscle cells during repetitive mechanical stretching, Arch. Surg., 123, pp. 1233-1236 (1988)〕

繰返し引張負荷は，血管平滑筋細胞のフェノタイプに大きな影響を及ぼし，非筋ミオシンを減少させるとともに平滑筋ミオシン重鎖を増加させ[72]，h-カルデスモン（h-caldesmon）の発現を増加させる[73]。これら収縮型フェノタイプマーカーの発現量は接着基質に用いた細胞外マトリックスの種類によって異なり，ラミニン（laminin）上で培養を行った場合に最も顕著に発現することがわかっている。繰返し引張刺激は，ラミニン上での培養では平滑筋細胞の増殖を抑えて分化促進的にはたらく一方で，ビトロネクチン，フィブロネクチン上で培養を行うと増殖促進的にはたらく[74]。コラーゲンはそれらの中間的な効果をもつようである。

また，新生ラット平滑筋細胞のミオシン重鎖のSM-1アイソフォーム（isoform）は，ラミニン上で引張刺激を負荷すると増加するが，プロネクチン上では増加がみられない[75]ことなどから，細胞外マトリックス-インテグリンの相互作用

を介して細胞内に情報が伝達されるとともに，インテグリンの種類によって情報が伝達される経路が異なることが示唆されている[72),73)]。また，細胞外マトリックスは転写因子の転写活性を増強するMAPキナーゼ，SAPキナーゼの活性にも影響を及ぼす[75)]。

さらに，コラーゲンゲル内で三次元培養した血管平滑筋細胞に繰返し引張負荷を与えると，収縮型の特徴である筋フィラメント，高密度体（dense body）が増加するが，静的引張負荷を与えた場合にはそれらの増加が見られない[67)]ことから，収縮型へのフェノタイプ変換や収縮型の維持には作用する引張負荷の変動が重要であることがわかっている。

さらに，繰返し引張負荷によって原がん遺伝子 $c\text{-}fos$, $c\text{-}myc$ のmRNAレベルの上昇が見られる[70)]など，繰返し引張負荷は遺伝子レベルで平滑筋の機能に影響を及ぼすことが明らかとなっている。

5.4.4 心筋細胞と筋細胞

高血圧や大動脈弁狭窄等による心筋への過負荷によって起こる心肥大などとの関連から，心筋細胞の引張刺激に対する応答に関しても，培養細胞を用いた多くの研究がある。

繰返し引張負荷に対して心筋細胞も配向の変化を起こし，引張方向に対して垂直方向に配向する。この配向現象は，他の種類の細胞と同様の傾向であるが，ラット胎児心筋細胞は細胞培養開始からの経過時間によって配向の向きが変化するという観察結果がある[76)]。すなわち，ひずみ20％，周波数0.5 Hzの1軸の繰返し引張負荷を培養初期から与えると，12時間後には細胞は細胞内の筋原線維とともにひずみの方向に平行に伸展，配向するが，さらに時間がたつとひずみ方向に平行に配向する細胞の割合が低下し，筋原線維の配向の向きがひずみ方向に対して垂直方向に変化してくる（図5.24）。これに対して，培養開始から24時間は負荷せず，その後，繰返し引張負荷を与えた場合には細胞も筋原線維もひずみ方向に対して垂直方向に配向する（図5.25）。心筋細胞の配列は心臓の収縮機能に密接にかかわることから，非常に興味深い現象である。また，機能に関しては，繰返し引張負荷はミオシン重鎖mRNAレベルを上昇させる[77)]ことなどがわかっている。

静的引張負荷に対しても，例えば原がん遺伝子である $c\text{-}fos$ の発現が増加し，そのmRNAレベルは伸展15分後には上昇し始め，30分後にピークとなることや，その情報伝達にはプロテインキナーゼC（protein kinase C：PKC）による伝達経路が含まれることなどが明らかになっており，このような遺伝子レベルでの解析が進められている[36)]。

骨格筋は，骨の成長，伸長とともに引き延ばされながら成長し，その後も筋肉の使用にともなう引張負荷によって肥大し，また，使用しなければ萎縮する。肥大や萎縮のメカニズムを解明するために，胎児の筋肉から単離した筋芽細胞（myo-

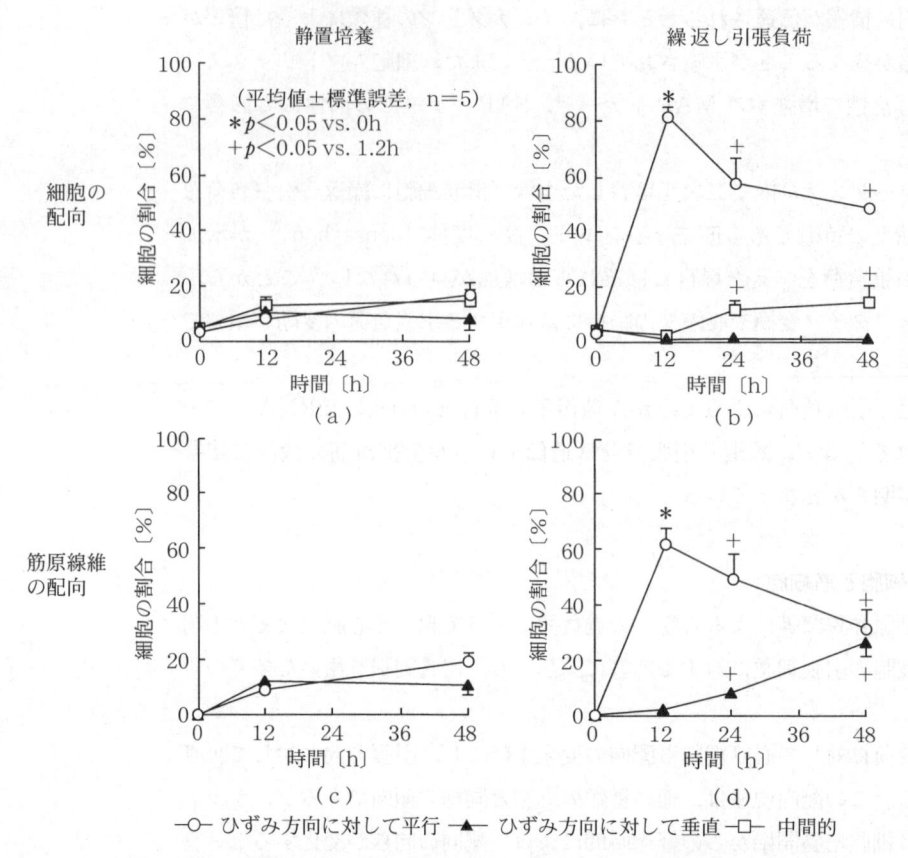

図 5.24 繰返し引張負荷の作用下で培養したラット胎児の心筋細胞と内部の筋原線維の配向の変化（ひずみ 20%，周波数 0.5 Hz，n は実験回数）〔Kada, K. et al.: Orientation change of cardiocytes induced by cyclic stretch stimulation: Time dependency and involvement of protein kinases, J. Mol. Cell Cardiol., 31, pp. 247-259 (1999)〕

blast）などに培養下で引張負荷を作用させて反応を調べる研究が行われている。

　筋芽細胞を培養すると，融合，分化して筋管(myotube)を形成する。その分化の過程で引張負荷を与えると，筋管の配向は引張速度または負荷のモードの影響を受ける。すなわち，0.09～0.35 mm/h という非常に遅い速度で一方向引張負荷を与えながら培養すると，筋管はひずみの方向に平行に配向するが，9 mm/s の速度で17%の振幅の繰返しひずみを作用させると，ひずみの方向に対して直交する方向に配向する[36]。筋芽細胞の配向には一定以上の細胞密度と時間が必要であることや，ストレスファイバーが細胞の伸長方向に平行に発達することが報告されている[78]。

　鳥類の胎児胸筋から単離した筋芽細胞を，筋管に分化させた後に 10.8% の静的引張ひずみを与えながら 18 時間培養すると，アミノ酸取り込みの増加，タンパク質合成の促進，ミオシン重鎖の増加などが起こり，生体内で張力負荷を受けたのと同様に筋の肥大が導かれる[34]。

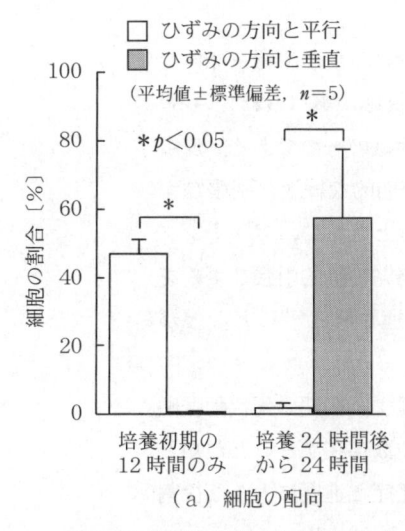

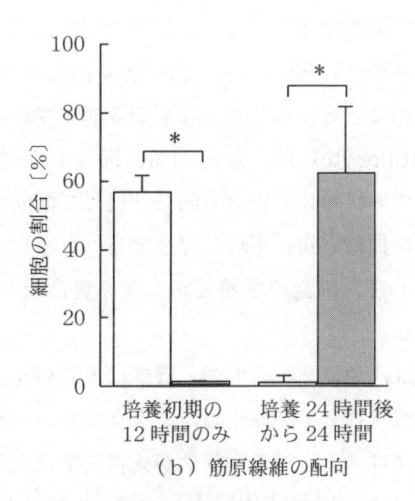

図 5.25 繰返し引張負荷を作用させる時期による培養 48 時間後のラット胎児心筋細胞の配向の違い（ひずみ 20%，周波数 0.5 Hz，n は実験回数）〔Kada, K. et al.: Orientation change of cardiocytes induced by cyclic stretch stimulation: Time dependency and involvement of protein kinases, J. Mol. Cell Cardiol., 31, pp. 247-259 (1999)〕

5.4.5 線維芽細胞

鳥類の腱由来の線維芽細胞[31]，ウシ大動脈外膜の線維芽細胞[66]，ヒト肺由来線維芽細胞株[79),80)] に繰返し引張負荷を作用させながら培養すると，血管内皮細胞，血管平滑筋細胞などの他の多くの細胞と同様にひずみに対して直交方向に配向することが報告されている．また，プロスタグランジン E_2 (prostaglandin E_2：PGE_2) の産生，DNA 合成，タンパク質の産生能が高まり[81]，増殖因子の自己分泌により増殖が促進される[79]．増殖に関しては，最大 5%，1 Hz のひずみを 8 時間作用させても，腱上膜細胞と線維芽細胞の DNA 合成に変化は生じないが，PDGF-BB または IGF-I が存在すると，負荷と相乗的に，かつ増殖因子の濃度依存的に DNA 合成が促進されるという報告がある[82]．また，接着する細胞外マトリックスによって負荷に対する反応が異なり，ラミニン，エラスチン上に接着した場合には Type I コラーゲンの合成が高まるが，フィブロネクチン上に接着した場合にはコラーゲン合成を高める効果がみられない[80]．

3 章で述べた負荷に対する腱・靱帯の適応反応は，以上のように線維芽細胞が引張刺激に応答して機能変化を起こすことによって引き起こされる．線維芽細胞は存在する組織によって性質が異なることが知られているので，このような研究を各組織から採取した線維芽細胞について詳細に行うことによって，各組織の損傷治癒のメカニズムの解明や，損傷の治療方針，ティッシュエンジニアリングによる組織の再建や修復，治療後のリハビリテーションなどに有用な情報が得られるものと期待される．

5.4.6 その他の細胞

これまでに述べた細胞のほかにも，生体内で引張負荷を受ける皮膚や腎糸球体などの組織に存在する種々の細胞について，引張刺激に対する反応が調べられている。

皮膚は，身体運動にともなって大きな引張変形を受ける組織の一つである。皮膚の角質細胞（keratinocyte）は，最大 24%，毎分 10 回の周期的な繰返し引張ひずみを与えると，ひずみに対して垂直方向に伸展して配向するとともに，アクチンフィラメントが細胞の長軸方向に平行に発達する。さらに，24%の静的引張ひずみを与えた場合と比較して，細胞の増殖とタンパク質合成が促進される[83]ことなどが明らかになっている。

繰返し引張負荷は，免疫細胞の形態と機能にも影響を及ぼす。初期の粥状動脈硬化病変部には，脂質を蓄えて泡沫化したマクロファージが多数存在することが知られており，このマクロファージの泡沫化が粥状動脈硬化の発症と進展に大きな役割を果たしている。また，腎糸球体（glomerulus）のメサンギウム（mesangium）も，血圧によって周期的に力学的環境が変化する組織である。メサンギウムのマクロファージは，糸球体に蓄積した免疫グロブリン複合体などの大分子の処理に重要な役割を果たしていると考えられている。周期的に引張負荷を受ける動脈壁やメサンギウムに存在するマクロファージは，他の部位のものと機能が異なっていることが考えられるために，繰返し引張負荷がマクロファージの形態や機能に及ぼす影響が調べられている。その結果，負荷がマクロファージの形態変化とひずみ方向への配向[84]，cAMP レベルの上昇と IgG 複合体の貪食抑制[85]，ラテックス微粒子の貪食抑制[86]などを引き起こすことが明らかになっている。

腎糸球体のメサンギウム細胞についても，繰返し引張負荷によって形態変化を起こすとともに，ひずみ方向に対して垂直に配向し，また，増殖が促進され，PGE_2 の産生やコラーゲン合成が増大する[87]ことなどがわかっている。

以上に述べたように，非常に多くの種類の細胞が引張刺激に対して何らかの反応を示すことが明らかになっており，これらの知見は臨床的にも重要な基礎知識となる可能性が高いために，より詳細な研究が期待される。

5.5 細胞の力学的特性

これまでに述べてきたように，細胞は力学的刺激に対してさまざまな応答を示す。それらの反応を解析し，理解するうえで，細胞の力学的特性は重要なパラメータの一つである。これを調べるために，これまで種々の方法が利用されてきており，これらは細胞の局所的な力学的特性を調べる方法と，細胞全体の力学的特性を調べる方法の二つに大別することができる。これらの方法は，細胞の力学的特性を計測するために用いられるのみならず，個々の細胞に定量的な負荷を与える方法としても利用することができる。

5.5.1 局所的な力学的特性の計測法

細胞の一部に負荷を作用させて局所的な変形を与えることによって，比較的狭い範囲の力学的特性を調べる方法であり，細胞内の力学的特性の分布を調べることが可能である．

〔1〕 **マイクロピペット吸引法**

内径数 μm の微小なマイクロピペット（micropipette）の内部に細胞の一部を吸引し，吸引圧とピペット内に吸い込まれた長さから，細胞膜や細胞質の粘弾性特性を求める方法（**図5.26**）である．赤血球，白血球，血管内皮細胞，線維芽細胞，軟骨細胞等に利用されている．

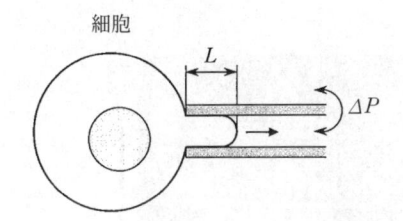

図5.26 細胞の局所的な力学的特性を計測する方法の例（マイクロピペット吸引法）

〔2〕 **マイクロニードル法**

細いガラス棒などを用いて，基材に接着，伸展している細胞の葉状仮足などを折り曲げた後に，その回復過程を観察する方法や，細胞の一部を移動させて移動距離と移動に要する力の関係を求めるなどの方法がある．

〔3〕 **磁性微粒子法**

細胞内に注入した磁性微粒子を外部磁場で動かして細胞質の粘性，細胞膜の張力などを求める方法や，細胞表面の受容体に特異的に結合させた磁性微粒子を一方向に磁化させた後に磁化モーメントの向きに対して直交方向に弱い磁場を与えて微粒子の回転角を計測し，細胞骨格系のスティフネスを計測する方法がある．後者の方法は，受容体に微粒子の回転によるせん断応力を負荷する方法であり磁気ねじりサイトメトリ（magnetic twisting cytometry）と呼ばれる．受容体が内部で拘束されていない場合には微粒子は 90°回転するが，細胞骨格による受容体の拘束が強いと回転角が小さくなる．

〔4〕 **セルポーキング**

セルポーカー（cell poker）は，生きた細胞の局所的なスティフネスを計測するために開発された装置で，直径 2 μm 程度のガラス棒の先端をカバーガラス上に接着した細胞に垂直に押込み，押込荷重と押込距離の関係を計測してスティフネスを求める．白血球，赤血球，3T3細胞などに利用された例があるが，つぎに述べる原子間力顕微鏡が発達したために，ほとんど使われなくなったようである．

〔5〕 **原子間力顕微鏡**

原子間力顕微鏡は，カンチレバーの先端付近にある微小な探針（プローブ）の先端と試料との間にはたらく力をモニタリングしながら試料表面を走査して，試料の

画像を得る顕微鏡である。プローブと試料の間にはたらく力をカンチレバーのたわみから検出し，力の大きさ，すなわちカンチレバーのたわみが一定となるようにフィードバック制御をかけて，ピエゾ素子で試料あるいはカンチレバーを上下（Z方向）に移動させる。各点の座標とその点におけるZ方向への移動距離から試料表面の三次元的位置情報を得ることができ，これを画像化することによって試料の三次元画像（トポグラフ：topograph）が得られる。使用されるプローブはおもにピラミッド型で，先端の曲率半径は数十 nm 程度である。試料を処理することなく，摘出したまま溶液中に浸した生体組織や細胞の観察が可能であるという特長を有する。**図 5.27**（a）にプローブの拡大写真を，図（b）に AFM を用いて観察した家兎腹大動脈の内皮の画像を示す。

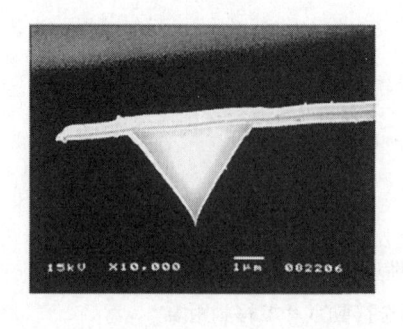

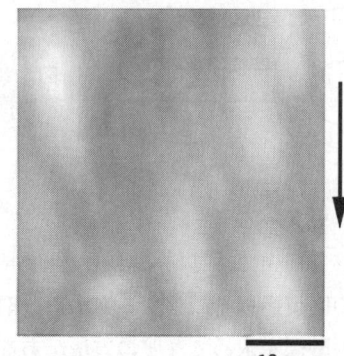

（a） プローブの例　　　　　　　　　（b） 家兎腹大動脈の内皮の画像

図 5.27 原子間力顕微鏡（AFM）で使用されるプローブの例（オリンパス製）とこれを用いて生理的溶液中で観察した家兎腹大動脈の内皮の画像（矢印は血流の方向を表す）
〔Miyazaki, H. *et al.*: Atomic force microscopic measurement of the mechanical properties of intact endothelial cells in fresh arteries, Med. Biol. Eng. Comput., 37, pp. 530-536 (1999)〕

通常，試料またはカンチレバーの位置制御には三次元のピエゾ素子が，カンチレバーのたわみの計測にはレーザービームとフォトダイオードを用いた高感度の"光てこ法"が用いられ，ナノメートル，ナノニュートンの分解能でプローブの位置と試料に作用する力を制御，計測することができる。細胞にプローブを押し込んでいくときの荷重（F）と押込距離（δ）の関係を計測（**図 5.28**）し，これから細胞の弾性係数やスティフネスが求められる。生体試料専用の AFM が市販されていることもあり，細胞上のスティフネスの分布を調べる（フォースマッピング）など，ここ数年で細胞のメカニクスへの利用が飛躍的に増加している。

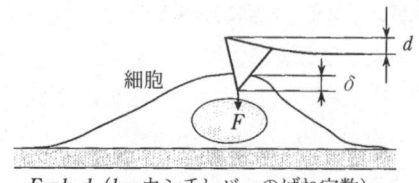

$F = k \cdot d$　（k＝カンチレバーのばね定数）

図 5.28 細胞の局所的な力学的特性を計測する方法の例（原子間力顕微鏡）

5.5.2 細胞全体の力学的特性の計測法

細胞全体に負荷を与えて変形させることによって力学的特性を調べる方法であり，細胞の基本的な力学的特性を把握するために有用である．種々の細胞に適用可能であるが，血球以外の細胞では計測例はあまり多くない．

〔1〕 平板による圧縮法

細胞を変形しない 2 枚の平板の間に挟んで押しつぶすようにし，加えた力と変形との関係を計測する方法である（**図 5.29（a）**）．

（a）平板による圧縮 　　　　（b）マイクロプレート法

（c）引張試験（結び付け法）　　（d）引張試験（接着法）

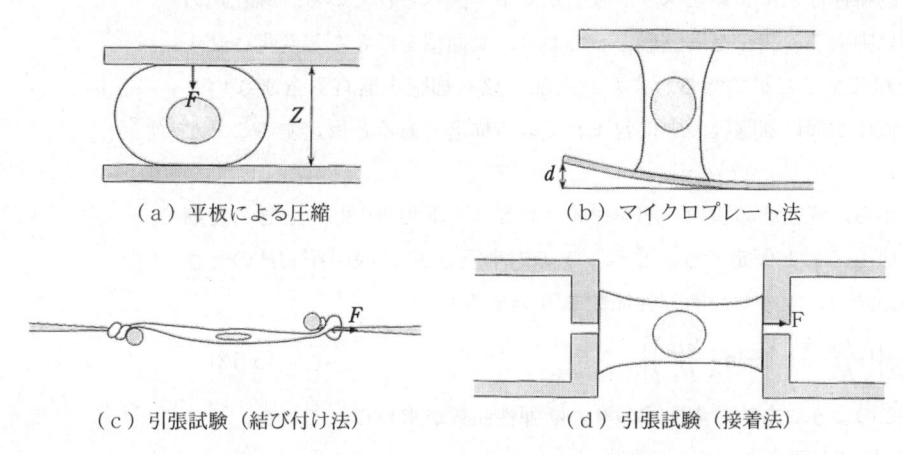

図 5.29 細胞全体の力学的特性を計測する方法の例

〔2〕 マイクロピペット法

マイクロピペット内に細胞全体を吸い込み，細胞を変形させた後にピペットから吐き出して形状の回復過程を調べ，細胞の粘性特性を調べる方法である．血球への適用が多い．

〔3〕 マイクロプレート法

厚さ 2～3 μm のたわみやすい平板と，厚くてたわみにくい平板との間に細胞を挟んで圧縮するか，両平板間に接着させて片方の平板を移動させて細胞を引き伸ばすことによって細胞の粘弾性特性，発生張力などを計測する方法である（**図 5.29（b）**）．

〔4〕 引 張 試 験

細胞を一対の向かい合ったマイクロガラスニードルに結び付け，片方のニードルを一方向に移動させて細胞を引っ張る方法（**図 5.29（c）**）と，一対の向かい合ったマイクロピペットの先端間に細胞を挟むように接着させ，一方のピペットを移動させて引っ張る方法（**図 5.29（d）**）がある．結び付け法は，消化管の平滑筋細胞など比較的長い細胞には非常に有効であるが，短い細胞の試験を行うことはできず，また細胞全体が引き伸ばされるわけではない．接着法では，ピペットの吸引力を利用することができるので細胞の取扱いが容易であり，丸い細胞を引張試験することもでき，しかも細胞全体を引き伸ばすことができる利点があるが，接着力に限

界があるので，強度の高い細胞に適用するためには接着力が課題となる．

5.5.3 代表的な細胞の力学的特性

微小循環で重要な赤血球および白血球と，本章で負荷に対する応答を述べてきた血管内皮細胞，血管平滑筋細胞と線維芽細胞について，力学的特性の代表的な計測例を述べる．

〔1〕赤血球

赤血球の力学的特性はマイクロピペット吸引法でよく調べられている．哺乳類の成熟した赤血球は中央部の凹んだ円盤形をしており，表面積をほとんど変化させずに大きな変形を起こすことができる．また，内部に核も細胞小器官も含まないため，ニュートン流体が薄い細胞膜の中に包まれている構造であると仮定することができる．

これらのことから，赤血球の膜の一部をマイクロピペットで吸引したときの変形はせん断のみによるものと仮定でき，ピペットの内半径を R_p，吸引圧 ΔP のときの吸引長を $L(L \geq R_p)$，膜のせん断弾性係数を μ とすると

$$\Delta P = \frac{\mu}{R_p} \cdot \left\{ \left(\frac{2L}{R_p} - 1 \right) + \ln \left(\frac{2L}{R_p} \right) \right\} \tag{5.12}$$

が成立する[88]．このような方法で赤血球のせん断弾性係数が求められており，その値は 6～9 μN/m 程度と報告されている[89]．

また，あらかじめ膨潤させた赤血球をマイクロピペットで吸引することによって，面積膨張弾性係数（area expansion modulus）を求めることができる．膜の一部を吸引したときに，赤血球のピペット外の部分が球状であると仮定する．このとき，膜には等方的張力 T がはたらいており，この値は吸引圧 ΔP，ピペットの内半径 R_p，ピペット外の赤血球の半径 R_c から次式で求められる[90]．

$$T = \frac{\Delta P R_p}{2 \left(1 - \frac{R_p}{R_c} \right)} \tag{5.13}$$

この張力によって膜の面積 A_0 が ΔA だけ増加したとすると

$$T = K \frac{\Delta A}{A_0} \tag{5.14}$$

と表すことができる．ここで K は面積膨張弾性係数で，室温では約 500 mN/m の値が求められている[89]．面積膨張弾性係数はせん断弾性係数よりも約 10^5 倍大きく，赤血球の膜は変形しやすいが面積変化に対しては非常に大きな抵抗を示すことがわかる．

〔2〕白血球

血液中に存在する白血球の数は赤血球よりもはるかに少ないが，赤血球よりも変形しにくいために，微小循環などではその力学的特性は重要である．おもに好中球を対象として，マイクロピペット吸引法によって粘弾性特性が求められている．

Schmid-Schönbein ら[91]は，EDTA を含む室温の溶液中でヒト好中球にマイクロピペット吸引法を適用し，ステップ状の吸引圧をかけて細胞の一部を吸引して非活性状態の好中球の粘弾性特性をケルビンモデル（Kelvin model）を用いて解析している（図 5.30）。変形が細胞の直径の 10% 以下の範囲ではモデルは実験値とよく一致している。また，彼らは 75 個の細胞について弾性係数 K_1 と K_2，粘性係数 μ の平均値を求めて，$K_1=27.5\,\mathrm{Pa}$，$K_2=73.7\,\mathrm{Pa}$，$\mu=13.0\,\mathrm{Pa\cdot s}$ を得ている。

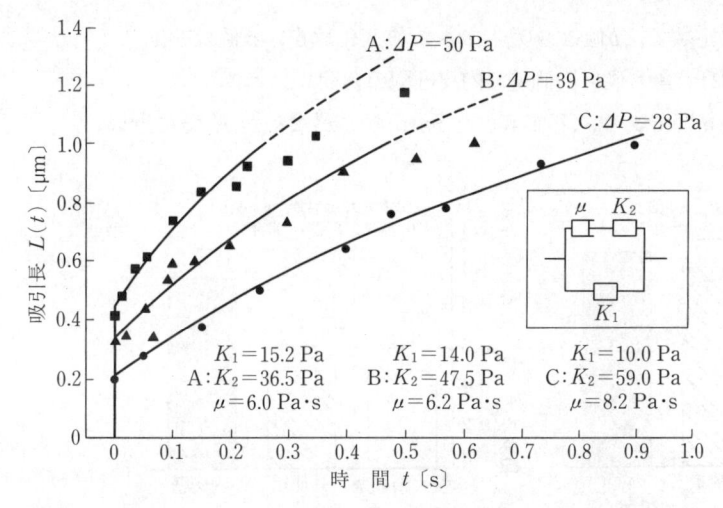

図 5.30 マイクロピペットでステップ状の吸引圧を負荷したときの好中球の粘弾性特性〔Schmid-Schönbein, G.W. et al. : Passive mechanical properties of human leukocytes, Biophys. J., 36, pp. 243-256 (1981)〕

Needham ら[92]，0.5，1，2 kPa の異なる吸引圧で好中球全体をマイクロピペット内に吸い込み，変形の速度が細胞の見かけの粘性に及ぼす影響を調べている。粘性係数 μ は，100〜200 Pa・s の範囲であり，平均すると $\mu=135\,\mathrm{Pa\cdot s}$ であったが，吸引圧が高いほう，すなわち速い変形を与えたほうが粘性係数が小さくなる傾向を得ている。

〔3〕 血管内皮細胞

血管内皮細胞の力学的特性はマイクロピペット吸引法や，原子間力顕微鏡によって計測されている。

Sato ら[14]は，ウシ大動脈内皮細胞に 1.0，3.0，8.5 Pa（それぞれ 10，30，85 dynes/cm²）の流れせん断応力を作用させたのち，マイクロピペット吸引してスティフネスを調べた（図 5.6 参照）。彼らは細胞の硬さを次式で定義されるスティフネスパラメータ K で評価している。

$$K = \frac{R \cdot \Delta P}{\dfrac{L}{R}} \tag{5.15}$$

ここで R はピペット内半径，ΔP はピペット内外の圧力差，L は吸引長であり，1 時間程度の短期間の流れ負荷でも細胞は有意に硬くなり，8.5 Pa のせん断応力を

30～90分間負荷した場合には $K=1.36\,\mathrm{mN/m}$（平均値）という値を得ている[14]。

Miyazakiら[15]は，先に述べたように原子間力顕微鏡を利用して家兎の大動脈分岐部の腹大動脈，および分岐の内側壁，外側壁の血管内皮細胞の力（F）とプローブ押込距離（δ）の関係を計測し（図5.7），次式で近似してスティフネスを求めている。

$$F=a(\exp(b\delta)-1), \quad \frac{dF}{d\delta}=bF+c \tag{5.16}$$

ここで $a,b,c(=ab)$ は定数で，b 値はスティフネスの変化率を，c 値は初期スティフネスを表す（図5.31）。最も硬い内側壁の内皮細胞の初期スティフネスは，$c=0.93\,\mathrm{nN/\mu m}$（$0.93\,\mathrm{mN/m}$）であり，上に示したSatoら[14]が求めた K 値に近い。

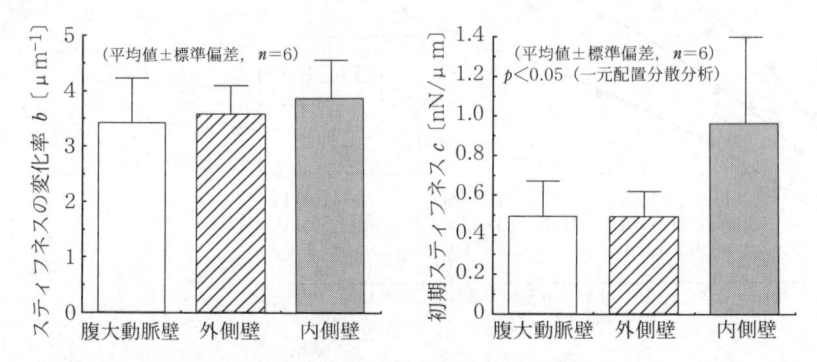

図5.31 原子間力顕微鏡で計測した家兎大動脈分岐部の内皮細胞のスティフネス（n は動物数）〔Miyazaki, H. *et al.*: Atomic force microscopic measurement of the mechanical properties of intact endothelial cells in fresh arteries, Med. Biol. Eng. Comput., 37, pp. 530-536 (1999)〕

〔4〕 **血管平滑筋細胞**

Miyazakiら[93]は，一対のピペットを用いて家兎胸大動脈から採取した収縮型および合成型平滑筋細胞の引張試験を行って，フェノタイプ間で引張特性を比較している（表5.1）。細胞の伸びが30μmのときの引張荷重は合成型で2.4μN，収縮型で3.4μNと異なり，また，収縮型平滑筋細胞のほうがスティフネスが有意に高い。

表5.1 合成型および収縮型血管平滑筋細胞の引張特性
〔文献93から作成〕

平滑筋細胞のフェノタイプ	伸びが30μmのときの引張荷重〔μN〕	スティフネス〔N/m〕
合成型（$n=6$）	2.4±0.4	0.092±0.027
収縮型（$n=6$）	3.4±0.1	0.170±0.032*

平均値±標準偏差，n は細胞数，スティフネスは伸びが10～25μmの範囲で荷重と伸びの関係を直線近似したときの直線の傾き，* は有意差ありを示す

〔5〕 線維芽細胞

Miyazaki ら[94]は，家兎膝蓋腱から単離した線維芽細胞の引張試験を行い，荷重と伸びの関係を計測している（図5.32）。平均破断荷重は $0.9\,\mu N$，破断伸びは $86\,\mu m$ であった。

(a) 線維芽細胞の引張試験の様子　　(b) 荷重-伸び関係

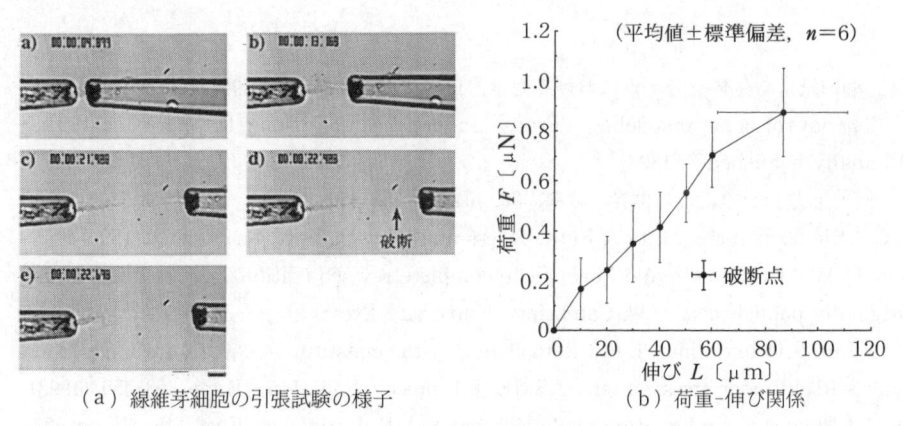

図5.32　線維芽細胞の引張試験の様子と荷重-伸び関係（黒線の長さは $20\mu m$，n は細胞数）〔Miyazaki, H. *et al.*: A newly designed tensile tester for cells and its application to fibroblasts, J. Biomech., 33, pp.97-104 (2000)〕

Thoumine と Ott は[95]，マイクロプレート法でヒヨコの線維芽細胞の粘弾性特性を調べ，細胞の伸びが $12\,\mu m$ のときに $0.11\,\mu N$ の荷重を得ている。また，ケルビンモデルを用いて粘弾性解析を行い，二つの弾性係数は $0.6\sim1\,kPa$ の範囲であり，見かけの粘性係数は約 $10\,kPa\cdot s$ であった。

Wu ら[96]は，細胞株である L 929 細胞の力学的特性を原子間力顕微鏡で計測し，Hertz モデルを用いて弾性係数を，ケルビンモデルから粘性係数を求め，それぞれ $2.23\,kPa$，$5.80\,kPa\cdot s$ であったと報告している。

参 考 文 献

第1章

1) Fung, Y.C., 瀬口靖幸：生体システムにおける力学，日本機械学会誌，**88**, 796, pp. 290-296 (1985)
2) Wolff, J.：The law of bone remodeling, (Trans. Maquet, P. and Furlong, R.), Springer-Verlag (1986), (Originally published in 1892)
3) 瀬口靖幸：残留応力とその新しい世界，材料，**36**, 401, pp. 196-197, (1987)
4) Fung, Y. C.：Biomechanics：Motion, Flow, Stress and Growth, Springer-Verlag (1990)
5) Thompson, D. W.：On Growth and Form (The complete revised edition), Dover Publications (1992), (Originally published in 1942, Cambridge University Press)
6) Fung, Y. C., Liu, S. Q. and Zhou, J. B.：Remodeling of the constitutive equation while a blood vessel remodels itself under stress, Trans. ASME, J. Biomech. Eng., **115**, 4B, pp. 453-459 (1993)
7) Cowin, S. C.：Bone stress adaptation model, Trans. ASME, J. Biomech. Eng., **115**, 4B, pp. 528-533 (1993)
8) Taber, L. A.：Biomechanics of growth, remodeling, and morphogenesis, Appl. Mech. Rev., **48**, 8, pp. 487-545 (1995)
9) Hayashi, K., Kamiya, A. and Ono, K.：Biomechanics - Functional Adaptation and Remodeling, Springer-Verlag (1996)
10) 林紘三郎：バイオメカニクス，コロナ社 (2000)
11) Cowin, S. C.：How is a tissue built? Trans. ASME, J. Biomech. Eng., **122**, 6, pp. 553-569 (2000)
12) Van der Meulen, M. C. H. and Huiskes, R.：Why mechanobiology? A Survey article, J. Biomech., **35**, 4, pp. 401-414 (2002)

第2章

1) Ascenzi, A.：Biomechanics and Galileo Galilei, J. Biomech., **26**, 2, pp. 95-100 (1993)
2) Wolff, J.：Ueber die bedeutung der architectur der spongiosen substanz fur die frange vom knochenwachsthum, Zentralblatt fur die Medizinischen Wissenschaften, pp. 223-234 (1869)
3) Wolff, J.：Das Gesetz der Transformation der Knochen, Hirschwald, Berlin (1892)
4) Wolff, J.：The law of bone remodeling, (Trans. P. Maquet and R. Furlong), Springer (1986)
5) Roux, W.：Der zuchtende kampf der teil, oder die 'Teilauslese' im Organismus (Theorie der 'Funktionellen Anpassung'), Wilhelm Engelmann, Leipzig (1881)
6) Roesler, H.：The history of some fundamental concepts in bone biomechanics, J. Biomech., **20**, 11/12, pp. 1025-1034 (1987)
7) von Meyer, H.：Die architectur der spongiosa, Achiv fur Anatomie, Physiologie und Wissenschaftliche Medizin, 34, pp. 615-625 (1967)
8) Günter Regling (Ed.)：Wolff's law and connective tissue regulation, Walter de Grüyter, Berlin (1992)
9) Singh, M., Nagrath, A. R. and Maini, P. S.：Changes in trabecular pattern of the upper end of the femur as an index of osteoporosis, J. Bone & Jt Surg, **52**-A, 3, pp. 457-467 (1970)

10) Lanyon, L. E. : Experimental support for the trajectorial theory of bone structure, J. Bone & Jt Surg., **56**B, 1, pp. 161-166 (1974)
11) Frost, H. M. : The Bone Dynamics in Osteoporosis and Osteomalacia, Charles C. Thomas, Springfield (1966)
12) Eriksen, E. F., Axelrod, D. W. and Melsen, F. : Bone Histomorphometry, Raven Press, New York (1994)
13) Parfitt, A. M. : Osteonal and hemi-osteonal remodeling : The spatial and temporal framework for signal traffic in adult human bone, J. Cell. Biochem., 55, pp. 273-286 (1994)
14) Jaworski, Z. F., Lok, E. : The rate of osteoclastic bone erosionin Haversian remodeling sites of adult dog's rib, Calcif. Tis. Res., 10, pp. 103-112 (1972)
15) Weiner, S., Arad, T., Sabanay, I. and Traub, W. : Rotated plywood structure of primary lamellar bone in the rat ; Orientations of the collagen fibril arrays, Bone, 20, 6, pp. 509-514 (1997)
16) Zysset, P. K., Guo, X. E., Hoffler, C. E., Moore, K. E. and Goldstein, S. A. : Elastic modulus and hardness of cortical and trabecular bone lamellae measured by nanoindentation in the human femur, J. Biomech., **32**, 10, pp. 1005-1012 (1999)
17) Cowin, S. C., Moss-Salentijn, L. and Moss, M. L. : Candidates for the mechanosensory system in bone, Trans. ASME. J. Biomech. Eng., **113**, 2, pp. 191-197 (1991)
18) Rubin, C. T., McLeod, K. J. and Bain, S. D. : Functional strain and cortical bone adaptation : Epigenetic assurance of skeletal integrity, J. Biomech., **23**, S1, pp. 43-54 (1991)
19) Weinbaum, S., Cowin, S. C. and Zeng, Y. : Excitation of osteocytes by mechanical loading-induced bone fluid shear stress, J. Biomech., **27**, 3, pp. 339-360 (1994)
20) Martin, R. B., Burr, D. B. and Sharkey, N. A. : Skeletal Tissue Mechanics, Springer (1998)
21) Frost, H. M. : The Laws of Bone Structure, Charles C. Thomas, Springfield (1964)
22) Vico, L., Lafage-Proust, M.-H. and Alexandre, C. : Effects of gravitational changes on the bone system *in vitro* and *in vivo*, Bone, **22**, 5, pp. 95S-100S (1998)
23) Uhthoff, H. K. and Jaworski, Z. F. G. : Bone loss in response to long-term immobilisation, J. Bone & Jt Surg., **60**B, 3, pp. 420-429 (1978)
24) Jaworski, Z. F. G. and Uhthoff, H. K. : Reversibility of nontraumatic disuse osteoporosisi during its active phase, Bone, 7, pp. 431-439 (1986)
25) Chamay, A. and Tschantz, P. : Mechanical influences in bone remodeling : Experimental research on Wolff's law, J. Biomech., 5, pp. 173-180 (1972)
26) Churches, A. E., Howlett, C. R., Waldron, K. J. and Ward, G. W. : The response of living bone to controlled time-varying loading : Method and preliminary results, J. Biomech., 12, pp. 35-45 (1979)
27) Woo, S. L.-Y., Kuei, S. C., Amiel, D., Gomez, M. A., Hayes, W. C., White, F. C. and Akeson, W. H. : The effect of prolonged physical training on the properties of long bone : A study of Wolff's law, J. Bone Jt Surg., **63**A, 5, pp. 780-787 (1980)
28) Goodship, A. E., Lanyon, L. E. and McFie, H. : Functional adaptation of bone to increased stress : An experimental study, J. Bone Jt Surg., **61**A, 4, pp. 539-546 (1979)
29) Lanyon, L. E., Goodship, A. E., Pye, C. J. and MacFie, J. H. : Mechanically adaptive bone remodeling, J. Biomech., **15**, 3, pp. 141-154 (1982)
30) Rubin, C. T. and Lanyon, L. E. : Regulation of bone formation by applied dynamic loads, J.

Bone Jt Surg., **66**A, 3, pp. 397-402 (1984)

31) Lanyon, L. E. and Rubin, C. T. : Static vs. dynamic loads as an influence on bone remodeling, J. Biomech., **17**, 12, pp. 897-905 (1984)

32) O'Connor, J. A., Lanyon, L. E. and MacFie, H. : The influence of strain rate on adaptive bone remodelling, J. Biomech., **15**, 10, pp. 767-781 (1982)

33) Rubin, C. T. and Lanyon, L. E. : Regulation of bone mass by mechanical strain magnitude, Calcif. Tis. Int., 37, pp. 411-417 (1985)

34) Mosley, J. R. and Lanyon, L. E. : Strain rate as a controlling influence on adaptive modeling in responce to dynamic loading of the ulna in growing male rats, Bone, **23**, 4, pp. 313-318 (1998)

35) Burr, D. B., Martin, R. B., Schaffer, M. B. and Randin, E. L. : Bone remodeling in response to in vivo fatigue microdamege, J. Biomech., **18**, 3, pp. 189-200 (1985)

36) Goodship, A. E. and Kenwright, J. : The influence of induced micromovement upon the healing of experimental tibial fractures, J. Bone & Jt Surg., **67**B, 4, pp. 650-655 (1985)

37) Burr, D. B., Schaffler, M. B., Yang, K. H., Lukoschek, M., Sivaneri, N., Blaha, J. D. and Radin, E. L. : Skeletal change in response to altered strain environments : Is waven bone a response to elevated strain?, Bone, 10, pp. 223-233 (1989)

38) Cheal, E. J., Snyder, B. D., Nunamaker, D. M. and Hayes, W. C. : Trabecular bone remodeling around smooth and porous implants in an equine patellar model, J. Biomech., **20**, 11/12, pp. 1121 -1134 (1987)

39) Goldstein, S. A., Matthews, L. S., Kuhn, J. L. and Hollister, S. J. : Trabecular bone remodeling : An experimental model, J. Biomech., **24**, S1, pp. 135-150 (1991)

40) Guldberg, R. E., Richards, M., Caldwell, N. J., Kuelske, C. L. and Goldstein, S. A. : Trabecular bone adaptation to variations in porous-coated implant topology, J. Biomech., **30**, 2, pp. 147-153 (1997)

41) Chambers, T. J., Evans, M., Gardner, T. N., Turner-Smith, A. and Chow, J. W. M. : Induction of bone formation in rat tail vertebrae by mechanical loading, Bone and Min., 20, pp. 167-178 (1993)

42) Lean, J. M., Jagger, C. J., Chambers, T. J. and Chow, J. W. M. : Increased insulin-like growth factor I mRNA expression in rat osteocytes in response to mechanical stimulation, Am. J. Physiol., **268**, 2, pp. E318-E327 (1995)

43) Guldberg, R. E., Caldwell, N. J., Guo, X. E., Goulet, R. W., Hollister, S. J. and Goldstein, S. A. : Mechanical stimulation of tissue repair in the hydraulic bone chamber, J. Bone & Min. Res., **12**, 8, pp. 1295-1302 (1997)

44) Kodama, H., Amagi, Y., Sudo, H., Kasai, S. and Yamamoto, S. : Establishment of a clonal osteogenic cell line from newborn mouse calvaria, Jpn. J. Oral Biol., 23, pp. 899-901 (1981)

45) Majeska, R. J., Rodan, S. B. and Rodan, G. A. : Parathyroid hormone-responsive clonal cell lines from rat osteosarcoma, Endocrinology, **107**, 5, pp. 1494-1503 (1980)

46) Kato, Y., Windle, J. J., Koop, B. A., Mundy, G. R. and Bonewald, L. F : Establishment of an osteocyte-like cell line, MLO-Y4, J. Bone Min. Res., **12**, 2, pp. 2014-2023 (1997)

47) Ecarot-Charrier, B., Glorieux, F. H., van der Rest, M. and Pereira, G. : Osteoblasts isolated from mouse calvaria initiate matrix mineralization in culture, J. Cell Biol., **96**, 3, pp. 639-643 (1983)

48) Maniatopoulos, C., Sodek, J. and Melcher, A. H. : Bone formation *in vitro* by stromal cells obtained from bone marrow of young adult rats, Cell and Tis. Res., **254**, 2, pp. 317-330 (1988)
49) van der Plas, A. and Nijweide, P. J. : Isolation and purification of osteocytes, J. Bone & Min. Res., **7**, 4, pp. 389-396 (1992)
50) Zallone, A. Z. and Teti, A. : Isolation and befaviour of cultured osteoblasts, In : Bone, 2, The Osteoclast, (Ed. B. K. Hall), pp. 87-118, CRC Press (1991)
51) Brown, T. D. : Techniques for mechanical stimulation of cells *in vitro* : A review, J. Biomech., 33, pp. 3-14 (2000)
52) Rodan, G. A., Bourret, L. A., Harvey, A. and Mensi, T. : 3, 5 cyclic AMP and 3, 5 cyclic GMP : Mediators of the mechanical effects on bone remodeling, Science, **189**, 4201, pp. 467-469 (1975)
53) Veldhuijzen, J. P., Bourret, L. A. and Rodan, G. A. : *In vitro* studies of the effect of intermittent compressive forces on cartilage cell proliferation, J. Cell Physiol., **98**, 2, pp. 299-307 (1979)
54) Smith, R. L., Rusk, S. F., Ellison, B. E., Wessells, P., Tsuchiya, K., Carter, D. R., Caler, W. E., Sandell, L. J. and Schurman, D. J. : *In vitro* stimulation of articular chondrocyte mRNA and extracellular matrix synthesis by hydrostatic pressure, J. Orthop. Res., 14, pp. 53-60 (1996)
55) Ozawa, H., Imamura, K., Abe, E., Takahashi, N., Hiraide, T., Shibasaki, Y., Fukuhara, Y. and Suda, T. : Effect of continuous applied compressive pressure on mouse osteoblasts-like cells (MC3T3-E1) *in vitro*, J. Cell Physiol., **142**, 1, pp. 177-185 (1990)
56) Roelofsen, J., Klein-Nulend, J. and Burger, E. H. : Mechanical stimulation by intermittent hydrostatic compression promotes bone-specific gene expression *in vitro*, J. Biomech., **28**, 12, pp. 1493-1503 (1995)
57) Imamura, K., Ozawa, H., Hiraide, T., Takahashi, N., Shibasaki, Y., Fukuhara, T. and Suda, T. : Continuously applied compressive pressure induces bone resorption by a mechanism involving prostaglandin E2 synthesis, J. Cell Physiol., **144**, 2, pp. 222-228 (1990)
58) Klein-Nulend, J., Veldhuijzen, J. P., van Strien, M. E., de Jong, M. and Burger, E. H. : Inhibition of osteoclastic bone resorption by mechanical stimulation *in vitro*, Arthritis Rheum., **33**, 1, pp. 66-72 (1990)
59) Klein-Nulend, J., Van der Plas, A., Semeins, C. M., Ajubi, N. E., Frangos, J. A., Nijweide, P. J. and Burger, E. H. : Sensitivity of Osteocytes to Biomechanical Stress *in vitro*, FASEB J., 9, pp. 441-445 (1995)
60) Reich, K. M. and Frangos, J. A. : Effect of flow on prostaglandin E2 and inositol trisphosphate levels in osteoblasts, Am. J. Physiol., **261**, 3, pp. C428-432 (1991)
61) Klein-Nulend, J., Burger, E. H., Semeins, C. M., Raisz, L. G. and Pilbeam, C. C. : Pulsating fluid flow stimulates prostaglandin release and inducible prostaglandin G/H synthase mRNA expression in primary mouse bone cells, J. Bone Min. Res., **12**, 1, pp. 45-51 (1997)
62) Smalt, R., Mitchell, F. T., Howard, R. L. and Chambers, T. J. : Induction of NO and prostaglandin E2 in osteoblasts by wall-shear stress but not mechanical strain, Am. J. Physiol. **273**, 4, pp. E751-758 (1997)
63) Jacobs, C. R., Yellowley, C. E., Davis, B. R., Zhou, Z., Cimbala, J. M. and Donahue, H. J. : Differential effect of steady versus oscillating flow on bone cells, J. Biomech., 31, pp. 969-976 (1998)
64) Owan, I., Burr, D. B., Turner, C. H., Qiu, J., Tu, Y., Onyia, J. E. and Duncan, D. L. : Me-

chanotransduction in bone : Osteoblasts are more responsive to fluid forces than mechanical strain, Am. J. Physiol., 273, pp. C810-815 (1997)

65) Duncan, R. L. and Turner, C. H. : Mechanotransduction and the functional response of bone to mechanical strain, Calcif. Tis. Int., **57**, 5, pp. 344-358 (1995)

66) Harell, A., Dekel, S. and Binderman, I. : Biochemical effect of mechanical stress on cultured bone cells, Calcif. Tis. Res., 22S, pp. 202-207 (1977)

67) Yeh, C. and Rodan, G. A. : Tensile forces enhance PGE synthesis in osteoblasts grown on collagen ribbon, Calcif. Tis. Int., **36**, S1, pp. 67-71 (1984)

68) Hasegawa, S., Sato, S., Saito, S., Suzuki, Y. and Brunette, D. M. : Mechanical stretching increases the number of cultured bone cells synthesizing DNA and alters their pattern of protein synthesis, Calcif. Tis. Int., **37**, 4, pp. 431-436 (1985)

69) Buckley, M. J., Banes, A. J., Levin, L. G., Sumpio, B. E., Sato, M., Jordan, R., Gilbert, J., Link, G. W. and Tran. Son. Tay, R. : Osteoblasts increase their rate of division and align in response to cyclic, mechanical tension *in vitro*, Bone and Min., **4**, 3, pp. 225-236 (1988)

70) Banes, A. J., Gilbert, J.,Taylor, D. and Monbureau, O. : A new vacuum-operated stress-providing instrument that applies static or variable duration cyclic tension or compression to cells *in vitro*, J. Cell. Sci, 75, pp. 35-42 (1985)

71) Murray, D. W. and Rushton, N. : The effect of strain on bone cell prostaglandin E2 release : A new experimental method, Calcif. Tis. Int., **47**, 1, pp. 35-39 (1990)

72) Brighton, C. T., Strafford, M. D., Gross, B. S., Leatherwood, D. F., Williams, J. L. and Pollack, S. R. : The proliferative and synthetic response of isolated calvarial bone cell of rats to cyclic biaxial mechanical strain, J. Bone & Jt Surg., **73**A, 3, pp. 320-331 (1991)

73) Jones, D. B., Nolte, H., Scholubbers, J. G., Turner, E. and Veltel, D. : Biochemical signal transduction of mechanical strain in osteoblast-like cells, Biomat., **12**, 2, pp. 101-110 (1991)

74) Neidlinger-Wilke, C., Stalla, I., Clases, L., Brand, R., Hoellen, I., Rubenacker, S., Arand, M. and Kinzl, L. : Human-osteoblasts from younger normal and osteoporotic donors show differences in proliferation and TGF-b-release in response to cyclic strain, J. Biomech., **28**, 12, pp. 1411-1418 (1995)

75) Fermor, B., Gundle, R., Evans, M., Emerton, M., Pocock, A. and Murray, D. : Primary human osteoblast proliferation and prostaglandin E2 release in response to mechanical strain *in vitro*, Bone, 22, 6, pp. 637-643 (1998)

76) Ziambaras, K. L., Lecanda, F., Steingerg, T. H. and Civitelli, R. : Cyclic stretch enhances gap junctional communication between osteoblastic cells, J. Bone Min. Res., **13**, 2, pp. 218-228 (1998)

77) Banes, A. J., Tsuzaki, M., Yamamoto, J., Fischer, T., Brigman, B., Browin, T. and Miller, L. : Mechanoreception at the cellular level : the detection, interpretation, and diversity of responses to mechanical signals, Biochem. Cell Biol., 73, pp. 349-365 (1995)

78) Duncan, R. L., Akanbi, K. A. and Farach-Carson, M. C. : Calcium signals and calcium channels in osteoblastic cells, Sem. Nephrology, **18**, 2, pp. 178-190 (1998)

79) Hung, C. T., Allen, F. D., Pollak, S. R. and Brighton, C. T. : Intracellular Ca^{2+} stores and extracellular Ca^{2+} are required in the real-time Ca^{2+} response of bone cells experiencing fluid flow, J. Biomech., **29**, 11, pp. 1411-1417 (1996)

80) Ritchie, C. K., Maercklein, P. B. and Fitzpatrick, L. A. : Direct effect of calcium cannel antago-

nists on osteoclast function : Alterations in bone resorption and intracellular calcium concentrations, Endocrinology, **135**, 3, pp. 996-1003 (1994)

81) Adachi, T., Murai, T., Hoshiai, S. and Tomita, Y. : Effect of actin filament on deformation-induced Ca^{2+} response in osteoblast-like cells, JSME Int. J., **44C**-4, pp. 914-919 (2001)

82) Sato, K., Adachi, T. and Tomita, Y. : Directional dependency of Ca^{2+} signaling response to mechanical stimulus in osteoblastic cell, Proc. 2001 Bioeng. Conf., ASME BED-50, (Eds. : Kamm, R. D., Schmid-Schonbein, G. W., Ateshian, G. A., and Hefzy, M. S.), pp. 153-154 (2001)

83) Raab-Cullen, D. M., Thiede, M. A., Petersen, D. N., Kimmel, D. B. and Recker, R. R. : Mechanical loading stimulates rapid changes in periosteal gene expression, Calcif. Tis. Int., **55**, 6, pp. 473-478 (1994)

84) Toma, C. D., Ashkar, S., Gray, M. L., Schaffer, J. L. and Gerstenfeld, L. C. : Signal transduction of mechanical stimuli is dependent on microfilament integrity : Identification of osteopontin as a mechanically induced gene osteoblasts, J. Bone. Min. Res. **12**, 10, pp. 1626-1636 (1997)

85) Meazzini, M. C., Toma, C. D., Schaffer, J. L., Gray, M. L. and Gerstenfeld, L. C. : Osteoblast cytoskeletal modulation in response to mechanical strain *in vitro*, J. Orthop. Res., **16**, 2, pp. 170-180 (1998)

86) Pavalko, F. M., Chen, N. X., Turner, C. H., Burr, D. B., Atkinson, S., Hsieh, Y.-F., Qiu, J. and Duncan, R. L. : Fluid shear-induced mechanical signaling in MC3T3-E1 osteoblasts requires cytoskeleton-integrin interactions, Am. J. Physiol., 275, pp. C1592-1601 (1998)

87) Critchley, D. R. : Focal adhesions - The cytoskeletal connection, Curr. Opin. Cell Biol., 12, pp. 133-139 (2000)

88) Hynes, R. O. : Integrins : Versatility, modulation, and signaling in cell adhesion, Cell, 69, pp. 11-25 (1992)

89) Clark, E. A. and Brugge, J. S. : Integrin and signal transduction pathways : The road taken, Science, 268, pp. 233-239 (1995)

90) Ingber, D. : Integrins as mechanochemical transducers, Curr. Opin. Cell Biol., 3, pp. 841-848 (1991)

91) Wang, N. J., Butler, P. and Ingber, D. E. : Mechanotransduction across the cell surface and through the cytoskeleton, Science, **260**, 21, pp. 1124-1127 (1993)

92) Chicurel, M. E., Singer, R. H., Meyer, C. J. and Ingber, D. E. : Integrin binding and mechanical tension induce movement of mRNA and ribosomes to focal adhesions, Nature, **392**, 16, pp. 730-733 (1998)

93) Martin, R. B. : Toward a unifying theory of bone remodeling, Bone, 26, pp. 1-6 (2000)

94) Cowin, S. C. : Bone stress adaptation models, Trans. ASME. J. Biomech. Eng., 115, pp. 528-533 (1993)

95) Kummer, B. K. E. : Biomechanics of bone : Mechanical properties, functional structure, functional adaptation, In : Biomechanics : Its Foundations and Objectives, Y. C. Fung, N. Perrone, and M. Anliker (Eds.), pp. 237-271, Prentice-Hall (1972)

96) Frost, H. M. : The mechanostat : A proposed pathogenic mechanism of osteoporoses and the bone mass effects of mechanical and nonmechanical agents, Bone and Min., 2, pp. 73-85 (1987)

97) Cowin, S. C. and van Buskirk, W. C. : Surface bone remodeling induced by a medullary pin, J. Biomech., 12, pp. 269-276 (1979)

98) Cowin, S. C., Hart, R. T., Balser, J. R. and Kohn, D. H.：Functional adaptation in long bones：Establishing in vivo values for surface remodeling rate coefficients, J. Biomech., **18**, 9, pp. 665-684 (1985)
99) Huiskes, R., Weinans, H., Grootenboer, H. J., Dalstra, M., Fudala, B. and Slooff, T. J.：Adaptive bone-remodeling theory applied to prosthetic-design analysis, J. Biomech., **20**, 11/12, pp. 1135-1150 (1987)
100) Carter, D. R. and Hayes, W. C.：The compressive behavior of bone as a two-phase porous structure, J. Bone & Jt. Surg., 59A, pp. 954-962 (1977)
101) Cowin, S. C. and Hegedus, D. H.：Bone remodeling I：Theory of adaptive elasticity, J. Elasticity, **6**, 3, pp. 313-326 (1976)
102) Huiskes, R. and Hollister, S. J.：From structure to process, from organ to cell：Recent developments of FE-analysis in orthpaedic biomechanics, Trans. ASME, J. Biomech. Eng., 115, pp. 520-527 (1993)
103) Weinans, H., Huiskes, R. and Grootenboer, H. J.：Effects of fit and bonding characteristics of femoral stems on adaptive bone remodeling, Trans. ASME, J. Biomech. Eng., 116, pp. 393-400 (1994)
104) Hart, R. T., Davy, D. T. and Heiple, K. G.：A computational method for stress analysis of adaptive elastic materials with a view toward applications in strain-induced bone remodeling, Trans. ASME. J. Biomech. Eng., 106, pp. 342-350 (1984)
105) Carter, D. R.：Mechanical loading history and skeletal biology, J. Biomech., **20**, 11/12, pp. 1095-1109 (1987)
106) Carter, D. R., Orr, T. E. and Fyhrie, D. P.：Relationships between loading history and femoral cancellous bone architecture, J. Biomech., **22**, 3, pp. 231-244 (1989)
107) Beaupre, G. S., Orr, T. E. and Carter, D. R.：An approach for time-dependent bone modeling and remodeling - Theoretical development, J. Orthop. Res., 8, 5, pp. 651-661 (1990)
108) Turner, C. H.：On Wolff's law of trabecular architecture, J. Biomech., **25**, 1, pp. 1-9 (1992)
109) Cowin, S. C.：The relationship between the elasticity tensor and the fabric tensor, Mech. Mat., 4, pp. 137-147 (1985)
110) Cowin, S. C., Sadegh, A. M. and Luo, G. M.：An evolutionary Wolff's law for trabecular architecture, Trans. ASME., J. Biomech. Eng., 114, pp. 129-136 (1992)
111) Jacobs, C. R., Simo, J. C., Beaupre, G. S. and Carter, D. R.：Adaptive bone remodeling incorporating simultaneous density and anisotropy considerations, J. Biomech., **30**, 6, pp. 603-613 (1997)
112) 田中正夫，安達泰治，冨田佳宏：骨組織の構造と残留応力とを考慮した力学的再構築モデル，日本機械学会論文集，60A, 580, pp. 2921-2927 (1994)
113) Adachi, T., Tomita, Y. and Tanaka, M.：Skew lattice continuum model for cancellous bone, In：Continuum Models and Discrete Systems, Markov, K. Z. (Ed), pp. 342-349, World Scientific (1996)
114) Adachi, T., Tomita, Y. and Tanaka, M.：Three-dimensional lattice continuum model of cancellous bone for structural and remodeling simulation, JSME Int. J., **42**C, 3, pp. 470-480 (1999)
115) Adachi, T., Tanaka, M. and Tomita, Y.：Uniform stress state in bone structure with residual stress, Trans. ASME, J. Biomech. Eng., **120**, 3, pp. 342-347 (1998)
116) Sadegh, A. M., Luo, G. M. and Cowin, S. C.：Bone ingrowth：An application of the boundary

element method to bone remodeling at the implant interface, J. Biomech., **26**, 2, pp. 167-182 (1993)
117) Luo, G., Cowin, S. C., Sadegh, A. M. and Arramon, Y. P. : Implementation of strain rate as a bone remodeling stimulus, Trans. ASME, J. Biomech. Eng., 117, pp. 329-338 (1995)
118) Weinbaum, S., Cowin, S. C. and Zeng, Y. : A model for the excitation of osteocytes by mechanical loading-induced bone fluid shear stresses, J. Biomech., **27**, 3, pp. 339-360 (1994)
119) Mullender, M. G., Huiskes, R. and Weinans, H. : A physiological approach to the simulation of bone remodeling as a self-organizational control process, J. Biomech., **27**, 11, pp. 1389-1394 (1994)
120) 安達泰治，冨田佳宏，坂上 拡，田中正夫：応力の局所不均一性による骨梁表面再構築モデルと形態変化シミュレーション，日本機械学会論文集，**63**C, 607, pp. 777-784（1997）
121) 安達泰治，坪田健一，冨田佳宏：骨梁表面再構築による海綿骨の力学的適応シミュレーション，シミュレーション，**18**, 4, pp. 251-259（1999）
122) Hollister, S. J., Brennan, J. M. and Kikuchi, N. : A homogenization sampling procedure for calculating trabecular bone effective stiffness and tissue level stress, J. Biomech., **27**, 4, pp. 433-444 (1994)
123) van Rietbergen, B., Weinans, H., Huiskes, R. and Odgaard, A. : A new method to determine trabecular bone elastic properties and loading using micromechanical finite-element models, J. Biomech., **28**, 1, pp. 69-81 (1995)
124) 安達泰治，坪田健一，冨田佳宏：デジタルイメージモデルを用いた海綿骨の力学的再構築シミュレーション，日本機械学会論文集，**66**A, 648, pp. 1640-1647（2000）
125) Adachi, T., Tsubota, K., Tomita, Y. and Hollister, S. J. : Trabecular surface remodeling simulation for cancellous bone using microstructural voxel finite element models, Trans ASME, J. Biomech, Eng., **123**, 5, pp. 403-409（2001）
126) 安達泰治，冨田佳宏，坪田健一：椎体海綿骨形態に及ぼす固定具の影響：直接シミュレーションによる検討，日本臨床バイオメカニクス学会誌，18, pp. 153-157（1997）
127) 坪田健一，澁谷 基，安達泰治，冨田佳宏：固定用スクリュー近傍の三次元骨梁リモデリングシミュレーション，日本臨床バイオメカニクス学会誌，22, pp. 35-39（2001）
128) 河野雄二，安達泰治，冨田佳宏：骨再生シミュレーションによるScaffoldの構造設計手法の提案，日本機械学会第14回計算力学講演会講演論文集，01-10, pp. 289-290（2001）
129) Timoshenko, S. : History of strength of materials, McGraw-Hill, New York (1953)
130) Pedersen, P. and Bendsøe, M. P. (Eds.) : IUTAM Symposium on Synthesis in Bio Solid Mechanics, Kluwer Academic Publishers (1999)
131) 梅谷陽二，平井成興：生長変形法による構造材の適応的最適形状の決定，日本機械学会論文集，**42**, 346, pp. 3754-3762（1976）
132) 畔上秀幸：成長の構成則を用いた形状最適化手法の提案（静的弾性体の場合），日本機械学会論文集，**54**A, 508, pp. 2167-2175（1988）
133) Bendsøe, M. P. and Kikuchi, N. : Generating optimal topologies in structural design using a homogenization method, Comp. Meth. Appl. Mech. Eng., 71, pp. 197-224 (1988)

第3章

1) Daniel, D. M., Akeson, W. H. and O'Conner, J. J. (Eds.) : Knee Ligaments - Structure, Function, Injury, and Repair, Raven Press (1990)

2) Whiting, W. C. and Zernicke, R. F.: Biomechanics of Musculoskeletal Injury, Human Kinetics (1998)

3) Yasuda, K. and Hayashi, K.: Remodeling of tendon autograft in ligament reconstruction, Biomechanics - Functional Adaptation and Remodeling, Hayashi, K., Kamiya, A. and Ono, K. (Eds.), pp. 213-250, Springer-Verlag (1996)

4) Tsuchida, T., Yasuda, K., Kaneda, K., Hayashi, K., Yamamoto, N., Miyakawa, K. and Tanaka, K.: Effects of in situ freezing and stress-shielding on the ultrastructure of rabbit patellar tendons, J. Orthop. Res., 15, pp. 904-910 (1997)

5) 山本憲隆, 村上健, 林紘三郎:成長過程にある家兎膝蓋腱に作用する生体内張力と力学的性質, 日本機械学会論文集 (C編), 63, pp. 810-815 (1997)

6) Nakagawa, Y., Hayashi, K., Yamamoto, N. and Nagashima, K.: Age-related changes in biomechanical properties of the Achilles tendon in rabbits, Eur. J. Appl. Physiol., 73, pp. 7-10 (1996)

7) Woo, S. L-Y., Orlando, C. A., Gomez, M. A., Frank, C. B. and Akeson, W. H.: Tensile properties of the medial collateral ligament as a function of age, J. Orthop. Res., 4, pp. 133-141 (1986)

8) Woo, S. L-Y., Weiss, J. A. and Ohland, K. J.: Aging and sex-related changes in the biomechanical properties of the rabbit medial collateral ligament, Mechanisms Aging Develop., 56, pp. 129-142 (1990)

9) Woo, S. L-Y., Hollis, J. M., Adams, D. J., Lyon, R. M. and Takai, S.: Tensile properties of the human femur-anterior cruciate ligament-tibia complex. The effects of specimen age and orientation, Am. J. Sports Med., 19, pp. 217-225 (1991)

10) Scott, J. E., Orford, C. R. and Hughes, E. W.: Proteoglycan-collagen arrangement in developing rat tail tendon. An electron microscopical and biochemical investigation, Biochem. J., 195, pp. 573-581 (1981)

11) Davankar, S. P., Deane, N. J., Davies, A. S., Firth, E. C., Hodge, H. and Parry, D. A.: Collagen fibril diameter distributions in ligaments and tendons of the carpal region of the horse, Conn. Tissue Res., 34, pp. 11-21 (1996)

12) Hayashi, K.: Biomechanical studies of the remodeling of knee joint tendons and ligaments, J. Biomech., 29, pp. 707-716 (1996)

13) Yasuda, K. and Hayashi, K.: Changes in biomechanical properties of tendons and ligaments from joint disuse, Osteoarthritis Cartilage, 7, pp. 122-129 (1999)

14) Amiel, D., Woo, S. L-Y., Harwood, F. L. and Akeson, W. H.: The effect of immobilization on collagen turnover in connective tissue: A biochemical-biomechanical correlation, Acta Orthop. Scand., 53, pp. 325-332 (1982)

15) Binkley, J. M. and Peat, M.: The effects of immobilization on the ultrastructure and mechanical properties of the medial collateral ligament of rats, Clin. Orthop. Related Res., 203, pp. 301-308 (1986)

16) Woo, S. L-Y., Gomez, M. A., Sites, T. J., Newton, P. O., Orlando, C. A. and Akeson, W. H.: The biomechanical and morphological changes in the medial collateral ligament of the rabbit after

immobilization and remobilization, J. Bone Joint Surg., 69A, pp. 1200-1211 (1987)

17) Noyes, F. R., Torvik, P. H., Hyde, W. B. and DeLucas, J. L. : Biomechanics of ligament failure II. An analysis of immobilization, exercise and reconditioning effects in primates, J. Bone Joint Surg., 56A, pp. 1406-1418 (1974)

18) Noyes, F. R. : Functional properties of knee ligaments and alterations induced by immobilization, Clin. Orthop. Related Res., 123, pp. 210-242 (1977)

19) Klein, L., Player, J. S., Heiple, K. G., Bahniuk, E. and Goldberg, V. M. : Isotopic evidence for resorption of soft tissues and bone in immobilized dogs, J. Bone Joint Surg., 64A, pp. 225-230 (1982)

20) Larsen, N. P., Forwood, M. R. and Parker, A. W. : Immobilization and retraining of cruciate ligaments in the rat, Acta Orthop. Scand., 58, pp. 260-264 (1987)

21) Newton, P. O., Woo, S. L-Y., MacKenna, D. A. and Akeson, W. H. : Immobilization of the knee joint alters the mechanical and ultrastructural properties of the rabbit anterior cruciate ligament, J. Orthop. Res., 13, pp. 191-200 (1995)

22) Amiel, D., Akeson, W. H., Harwood, F. L. and Frank, C. B. : Stress deprivation effect on metabolic turnover of the medial collateral ligament collagen, Clin. Orthop. Related Res., 172, pp. 265-270 (1983)

23) Harwood, F. L. and Amiel, D. : Differential metabolic response of periarticular ligaments and tendon to joint immobilization, J. Appl. Physiol., 72, pp. 1687-1691 (1992)

24) Nakagawa, Y., Totsuka, M., Sato, T., Fukuda, Y. and Hirota, K. : Effect of disuse on the ultrastructure of the Achilles tendon in rats, Eur. J. Appl. Physiol., 59, pp. 239-242 (1989)

25) Ohno, K., Yasuda, K., Yamamoto, N., Kaneda, K. and Hayashi, K. : Effects of complete stress-shielding on the mechanical properties and histology of in situ frozen patellar tendon, J. Orthop. Res., 11, pp. 592-602 (1993)

26) Yamamoto, N., Ohno, K., Hayashi, K., Kuriyama, H., Yasuda, K. and Kaneda, K. : Effects of stress shielding on the mechanical properties of rabbit patellar tendon, Trans. ASME, J. Biomech. Eng., 115, pp. 23-28 (1993)

27) Hayashi, K., Yamamoto, N. and Yasuda, K. : Response of knee joint tendons and ligaments to mechanical stress, Biomechanics - Functional Adaptation and Remodeling, Hayashi, K., Kamiya, A. and Ono, K. (Eds.), pp. 185-212, Springer-Verlag (1996)

28) Majima, T., Yasuda, K., Yamamoto, N., Kaneda, K. and Hayashi, K. : Deterioration of mechanical properties of the autograft in controlled stress-shielded augmentation procedures - An experimental study with rabbit patellar tendon, Am. J. Sports Med., 22, pp. 821-829 (1994)

29) Majima, T., Yasuda, K., Fujii, T., Yamamoto, N., Hayashi, K. and Kaneda, K. : Biomechanical effects of stress shielding of the rabbit patellar tendon depend on the degree of stress reduction, J. Orthop. Res., 14, pp. 377-383 (1996)

30) Fujie, H., Yamamoto, N., Murakami, T. and Hayashi, K. : Effects of growth on the response of the rabbit patellar tendon to stress shielding : A biomechanical study, Clin. Biomech., 15, pp. 370-378 (2000)

31) Keira, M., Yasuda, K., Kaneda, K., Yamamoto, N. and Hayashi, K. : Mechanical properties of the anterior cruciate ligament chronically relaxed by elevation of the tibial insertion, J. Orthop. Res., 14, pp. 157-166 (1996)

32) Yamamoto, E., Hayashi, K. and Yamamoto, N. : Mechanical properties of collagen fascicles from the rabbit patellar tendon, Trans. ASME, J. Biomech. Eng., 121, pp. 124-131 (1999)

33) Yamamoto, E., Hayashi, K. and Yamamoto, N. : Mechanical properties of collagen fascicles from stress-shielded patellar tendons in the rabbit, Clin. Biomech., 14, pp. 418-425 (1999)

34) 山本憲隆，林紘三郎：家兎膝蓋腱の力学的性質に及ぼす Stress shielding の影響―線維芽細胞の侵入抑制の効果について―，日本臨床バイオメカニクス学会誌，16，pp. 119-122 (1995)

35) Tsuchida, T., Yasuda, K., Kaneda, K., Hayashi, K., Yamamoto, N., Miyakawa, K. and Tanaka, K. : Effects of stress shielding on the ultrastructure of normal and in situ frozen rabbit patellar tendons - A role of fibroblasts, Trans. Orthop. Res. Soc., 20, p. 613 (1995)

36) Yamamoto, N., Hayashi, K., Kuriyama, H., Ohno, K., Yasuda, K. and Kaneda, K. : Effects of restressing on the mechanical properties of stress-shielded patellar tendons in rabbits, Trans. ASME, J. Biomech. Eng., 118, pp. 216-220 (1996)

37) Tipton, C. M., Schild, R. J. and Tomanek, R. J. : Influence of physical activity on the strength of knee ligaments in rats, Am J. Physiol., 212, pp. 783-787 (1967)

38) Tipton, C. M., James, S. L., Mergner, W. and Tcheng, T-K. : Influence of exercise on strength of medial collateral knee ligaments of dogs, Am. J. Physiol., 218, pp. 894-901 (1970)

39) Tipton, C. M., Matthes, R. D., Vailas, A. C. and Schnoebelen, C. L. : The response of the galago senegalensis to physical training, Comp. Biochem Physiol., 63A, pp. 29-36 (1979)

40) Viidik, A. : Elasticity and tensile strength of the anterior cruciate ligament in rabbits as influenced by training, Acta Physiol. Scand., 74, pp. 372-380 (1968)

41) Woo, S. L-Y., Kuei, S. C., Gomez, M. A., Winters, J. M., Amiel, D. and Akeson, W. H. : The effect of immobilization and exercise on the strength characteristics of bone-medial collateral ligament -bone complex, 1979 Biomech. Symp., ASME, pp. 67-70 (1979)

42) Woo, S. L-Y., Gomez, M. A., Amiel, D., Ritter, M. A., Gelberman, R. H. and Akeson, W. H. : The effects of exercise on the biomechanical and biochemical properties of swine digital flexor tendons, Trans. ASME, J. Biomech. Eng., 103, pp. 51-56 (1981)

43) Woo, S. L-Y., Gomez, M. A., Woo, Y-K. and Akeson, W. H. : Mechanical properties of tendons and ligaments II. The relationships of immobilization and exercise on tissue remodeling, Biorheology, 19, pp. 397-408 (1982)

44) Woo, S. L-Y., Ritter, M. A., Amiel, D., Sanders, T. M., Gomez, M. A., Kuei, S. C., Garfin, S. R. and Akeson, W. H. : The biomechanical and biochemical properties of swine tendons - Long term effects of exercise on the digital extensors, Connective Tissue Res., 7, pp. 177-183 (1980)

45) Cabaud, H. E., Chatty, A., Gildengorin, V. and Feltman, R. J. : Exercise effects on the strength of the rat anterior cruciate ligament, Am. J. Sports Med., 8, pp. 79-86 (1980)

46) Wang, C. W., Weiss, J. A., Albright, J. P., Buckwalter, J. A. and Woo, S. L-Y. : The effects of long

term exercise on the structural and mechanical properties of the canine medial collateral ligament, 1989 Biomech. Symp., ASME, pp. 69-72 (1989)

47) Yamamoto, N., Hayashi, K., Hayashi, F., Yasuda, K. and Kaneda, K. : Biomechanical studies of the rabbit patellar tendon after removal of its one-fourth or a half, Trans. ASME, J. Biomech. Eng., 121, pp. 323-329 (1999)

48) Burks, R. T., Haut, R. C. and Lancaster, R. L. : Biomechanical and histological observations on the dog patellar tendon after removal of its central one third, Am. J. Sports Med., 18, pp. 146-153 (1990)

49) Kamps, B. S., Linder, L. H., DeCamp, C. E. and Haut, R. C. : The influence of immobilization versus exercise on scar formation in the rabbit patellar tendon after excision of the central third, Am. J. Sports Med., 22, pp. 803-811 (1994)

50) Hanselmann, K-F., Durselen, L., Augat, P. and Claes, L. : Patella position and biomechanical properties of the patellar tendon 1 year after removal of its central third, Clin. Biomech., 12, pp. 267-271 (1997)

51) Atkinson, P. J., Oyen-Tiesma, M., Zukosky, D. K., DeCamp, C. E., Mackenzie, C. D. and Haut, R. C. : Patellar tendon augmentation after removal of its central third limits joint tissue changes, J. Orthop. Res., 17, pp. 28-36 (1999)

52) Cabaud, H. E., Feagin, J. A. and Rodkey, W. G. : Acute anterior cruciate ligament injury and augmented repair. Experimental studies, Am. J. Sports Med., 8, pp. 395-401 (1980)

53) Linder, L. H., Sukin, D. L., Burks, R. T. and Haut, R. C. : Biomechanical and histologic properties of the canine patellar tendon after removal of its medial third, Am. J. Sports Med., 22, pp. 136-142 (1994)

54) Gomez, M. A. : 'The effect of tension on normal and healing medial collateral ligaments, Ph. D. Thesis, University of California, San Diego (1988)

55) Yamamoto, N., Hayashi, F. and Hayashi, K. : Mechanical response of rabbit anterior cruciate ligament to overloading, Proc. 7th Int. Conf. Biomed. Eng., J. C. H. Goh and A. Nather (Eds.), pp. 110-112 (1992)

56) Hannafin, J. A., Arnoczky, S. P., Hoonjan, A. and Torzilli, P. A. : Effects of stress deprivation and cyclic tensile loading on the material and morphologic properties of canine flexor digitorum profundus tendons : An *in vitro* study, J. Orthop. Res., 13, pp. 907-914 (1995)

57) Yamamoto, E., Iwanaga, W., Miyazaki, H., Fujie, H. and Hayashi, K. : Effects of mechanical stress on the tensile properties of cultured collagen fascicles, Poc. 1997 Bioeng. Conf., Chandran, K. B., Vanderby, R. Jr. and Hefzy, M. S. (Eds.), pp. 475-476 (1997)

58) Yamamoto, E., Iwanaga, W., Miyazaki, H. and Hayashi, K. : Effects of static stress on the mechanical properties of cultured collagen fascicles from the rabbit patellar tendon , Trans. ASME, J. Biomech. Eng., 124, pp. 85-93 (2002)

59) Yamamoto, E., Tokura, S., Miyazaki, H. and Hayashi, K. : Effects of cyclic stress on the tensile properties of cultured collagen fascicles, Poc. 1999 Bioeng. Conf., Goel, V. K., Spilker, R. L., Ate-

shian, G. A. and Soslowsky, L. J. (Eds.), pp. 693-694 (1999)

60) Yamamoto, E., Tokura, S., Miyazaki, H. and Hayashi, K.: Effects of cyclic stress on the mechanical properties of cultured collagen fascicles from the rabbit patellar tendon, Trans. ASME, J. Biomech. Eng., 投稿中

61) 林紘三郎：バイオメカニクス，コロナ社（2000）

62) 山本憲隆，林紘三郎，林文弘：家兎膝蓋腱に作用する張力の in vivo 計測，日本機械学会論文集（A編），58，pp. 1142-1147（1992）

63) Koob, T. J. and Vogel, K. G.: Proteoglycan synthesis in organ cultures from regions of bovine subjected to different mechanical forces, Biochem. J., 246, pp. 589-598 (1987)

64) Slack, C., Flint, M. H. and Thompson, B. M.: The effect of tensional load on isolated embryonic chick tendons in organ culture, Connect. Tissue Res., 12, pp. 229-247 (1984)

65) Hsieh, A. H., Tsai, C. M-H., Ma, Q-J., Lin, T., Banes, A. J., Villarreal, F. J., Akeson, W. H. and Sung, K-L. P.: Time-dependent increases in type-III collagen gene expression in medial collateral ligament fibroblasts under cyclic strains, J. Orthop. Res., 18, pp. 220-227 (2000)

66) Fu, F. H., Bennett, C. H., Lattermann, C. and Benjamin, C.: Current trends in anterior cruciate ligament reconstruction, Am. J. Sports Med., 27, pp. 821-830 (1999)

67) Friedman, M. J. and Ferkel, R. D. (Eds.): Prosthetic Ligament Reconstruction of the Knee, W. B. Saunders (1988)

68) 日本機械学会（編）：生体材料学，オーム社（1993）

69) Amiel, D., Frank, C., Harwood, F., Fronek, J. and Akeson, W.: Tendon and ligaments: a morphological and biochemical comparison, J. Orthop. Res., 1, pp. 257-265 (1984)

70) Amiel, D., Kleiner, J. B., Roux, R. D., Harwood, F. L. and Akeson, W. H.: The phenomenon of ligamentization: Anterior cruciate ligament reconstruction with autogenous patellar tendon, J. Orthop. Res., 4, pp. 162-172 (1986)

71) Amiel, D., Kleiner, J. B. and Akeson, W. H.: The natural history of the anterior cruciate ligament autograft of patellar tendon origin, Am. J. Sports Med., 14, pp. 449-462 (1986)

72) Arnoczky, S. P., Tarvin, G. B. and Marshall, J. L.: Anterior cruciate ligament replacement using patellar tendon: an evaluation of graft revascularization in the dog, J. Bone Joint Surg., 64A, pp. 217-224 (1982)

73) Yasuda, K., Tomiyama, Y., Ohkoshi, Y. and Kaneda, K.: Arthroscopic observations of autogenous quadriceps and patellar tendon grafts after anterior cruciate ligament reconstruction of the knee, Clin. Orthop., 246, pp. 217-224 (1989)

74) Jackson, D. W., Grood, E. S., Goldstein, J., Rosen, M. A., Kurzweil, P. R., Cummings, J. F. and Simon, T. M.: A comparison of patellar tendon autograft and allograft used for anterior cruciate ligament reconstruction in goats, Am. J. Sports Med., 21, pp. 176-185 (1993)

75) Oakes, B. W.: Collagen ultrastructure in the normal ACL and in ACL graft, The Anterior Cruciate Ligament - Current and Future Concepts, Jackson, D. W. (Ed.), Raven, pp. 209-217 (1993)

76) Clancy, W. G., Narechania, R. G., Rosenberg, T. D., Gmeiner, J. G., Wisnefske, D. D. and Lange, T.

A. : Anterior and posterior cruciate ligament reconstruction in rhesus monkeys, J. Bone Joint Surg., 63A, pp. 1270-1284 (1981)

77) McPherson, G. K., Mendenhall, H. V., Gibbons, D. F., Plenk, H., Rottman, W., Sanford, J. B., Kennedy, J. C. and Roth, J. H. : Experimental mechanical and histologic evaluation of the Kennedy ligament augmentation device, Clin. Orthop., 196, pp. 186-195 (1985)

78) Yoshiya, S., Andrish, J. T., Manley, M. T. and Kurosaka, M. : Augmentation of anterior cruciate ligament reconstruction in dogs with prostheses of different stiffnesses, J. Orthop. Res., 4, pp. 475-483 (1986)

79) Butler, D. L., Grood, E. S., Noyes, F. R., Olmstead, M. L., Hohn, R. B., Arnoczky, S. P. and Siegel, M. G. : Mechanical properties of primate vascularized versus nonvascularized patellar tendon grafts : Change over time, J. Orthop. Res., 7, pp. 68-79 (1989)

80) Ballock, R. T., Woo, S. L-Y., Lyon, R. M., Hokkis, J. M. and Akeson, W. H. : Use of patellar tendon autograft for anterior cruciate ligament reconstruction in the rabbit : A long-term histologic and biomechanical study, J. Orthop. Res., 7, pp. 474-485 (1989)

81) Ohno, K., Yasuda, K., Yamamoto, N., Kaneda, K. and Hayashi, K. : Biomechanical and histological changes in the patellar tendon after in situ freezing, Clin. Biomech., 11, pp. 207-213 (1996)

82) Jackson, D. W., Grood, E. S., Cohn, B. T., Arnoczky, S. P., Simon, T. M. and Cummings, J. F. : The effects of in situ freezing on the anterior cruciate ligament, J. Bone Joint Surg., 73A, pp. 201-213 (1991)

83) Yasuda, K. and Hayashi, K. : Effects of stress shielding on autografts in augmentation procedures : Experimental studies using the in situ frozen patellar tendon, Clinical Biomechanics and Related Research, Hirasawa, Y., Sledge, C. B. and Woo, S. L-Y. (Eds.), pp. 363-379, Springer-Verlag (1994)

84) Yamamoto, E., Tokura, S., Yamamoto, N. and Hayashi, K. : Mechanical properties of collagen fascicles from in situ frozen and stress-shielded rabbit patellar tendons, Clin. Biomech., 15, pp. 284-291 (2000)

85) Ishida, H., Yasuda, K., Hayashi, K., Yamamoto, N. and Kaneda, K. : Effects of resumption of loading on stress-shielded autografts after augmentation procedures - An experimental study, Am. J. Sports Med., 24, pp. 510-517 (1996)

86) Noyes, F., Butler, D., Paukos, L. E. and Grood, E. S. : Intra-articular cruciate reconstruction. I : Perspectives on graft strength, vascularization, and immediate motion after replacement, Clin. Orthop., 172, pp. 71-77 (1983)

87) Fleming, B., Beynonn, B., Howe, J., McLeod, W. and Pope, M. : Effect of tension and placement of a prosthetic anterior cruciate ligament on the anterior laxity of the knee, J. Orthop. Res., 10, pp. 177-186 (1992)

88) Katsuragi, R., Yasuda, K., Tsujino, J., Keira, M. and Kaneda, K. : The effect of nonphysiologically high tension on the mechanical properties of in situ frozen anterior cruciate ligament in a canine model, Am. J. Sports Med., 28, pp. 47-56 (2000)

参考文献

第4章

1) 林紘三郎：バイオメカニクス，コロナ社（2000）
2) Streeter, D. Jr., Spotnitz, H. M., Patel, D. J., Ross, J. Jr. and Sonnenblick, E. H.：Fiber orientation in the canine left ventricle during diastole and systole, Circ. Res., 24, pp. 339-347 (1969)
3) Caro, C. G., Pedley, T. J. and Schroter, R. C.：Mechanics of the Circulation, Oxford University Press (1978)
4) Monos, E. and Contney, S. Q.：Electrical and mechanical responses of rat saphenous vein to short-term pressure load, Am. J. Physiol., 256, pp. H47-H55 (1989)
5) Moreno, A. H., Katz, A. I., Gold, L. D. and Reddy, R. V.：Mechanics of distension of dog veins and other very thin-walled tubular structures, Circ. Res., 27, pp. 1069-1079 (1970)
6) Hayashi, K., Nagasawa, S., Naruo, Y., Moritake, K., Okumura, A. and Handa, H.：Parametric description of mechanical behavior of arterial walls, 日本バイオレオロジー学会論文集, 3, pp. 75-78 (1980)
7) Peterson, L. H., Jensen, R. E. and Parnell, R.：Mechanical properties of arteries in vivo, Circ. Res., 8, pp. 622-639 (1960)
8) Gow, B. S. and Taylor, M. G.：Measurement of viscoelastic properties of arteries in the living dog, Circ. Res., 23, pp. 111-122 (1968)
9) Hayashi, K., Handa, H., Nagasawa, S., Okumura, A. and Moritake, K.：Stiffness and elastic behavior of human intracranial and extracranial arteries, J. Biomech., 13, pp. 175-184 (1980)
10) Bergel, D. H.：The static elastic properties of the arterial wall, J. Physiol., 156, pp. 445-457 (1961)
11) Hudetz, A. G.：Incremental elastic modulus for orthotropic incompressible arteries, J. Biomech., 12, pp. 651-655 (1979)
12) Hayashi, K.：Experimental approaches on measuring the mechanical properties and constitutive laws of arterial walls, Trans. ASME, J. Biomech. Eng., 115, pp. 481-488 (1993)
13) Kawasaki, T., Sasayama, S., Yagi, S., Asakawa, T. and Hirai, T.：Non-invasive assessment of the age related changes in stiffness of major branches of the human arteries, Cardiovasc. Res., 21, pp. 678-687 (1987)
14) Benetos, A., Laurent, S., Hoeks, A. P., Boutouyrie, P. H. and Safar, M. E.：Arterial alterations with aging and high blood pressure：A noninvasive study of carotid and femoral arteries, Arteriosclerosis and Thrombosis, 13, pp. 90-97 (1993)
15) Wolinsky, H.：Response of the aortic media to hypertension：Morphological and chemical studies, Circ. Res., 26, pp. 507-522 (1970)
16) Wolinsky, H.：Effect of hypertension and its reversal on the thoracic aorta of male and female rats：Morphological and chemical studies, Circ. Res., 28, pp. 622-637 (1971)
17) Wolinsky, H.：Long-term effects of hypertension on the rat aortic wall and their relation to concurrent aging changes：Morphological and chemical studies, Circ. Res., 30, pp. 301-309 (1972)
18) Berry, C. L. and Greenwald, S. E.：Effects of hypertension on the static mechanical properties and chemical composition of the rat aorta, Cardiovasc. Res., 10, pp. 437-451 (1976)

19) Cox, R. H. : Comparison of arterial wall mechanics in normotensive and spontaneously hypertensive rats, Am. J. Physiol., 237, pp. H159-H167 (1979)

20) Stacy, D. L. and Prewitt, R. L. : Effects of chronic hypertension and its reversal on arteries and arterioles, Circ. Res., 65, pp. 869-879 (1989)

21) Vaishnav, R. N., Vossoughi, J., Patel, D. J., Cothran, L. N., Coleman, B. R. and Ison-Franklin, E. L. : Effect of hypertension on elasticity and geometry of aortic tissue from dogs, Trans. ASME, J. Biomech, Eng., 112, pp. 70-74 (1990)

22) Sharma, M. G. and Hollis, T. M. : Rheological properties of arteries under normal and experimental hypertension conditions, J. Biomech., 4, pp. 293-300 (1974)

23) Feigl, E. O., Peterson, L. H. and Jones, A. W. : Mechanical and chemical properties of arteries in experimental hypertension, J. Clin. Invest., 42, pp. 1640-1647 (1963)

24) Matsumoto, T. and Hayashi, K. : Mechanical and dimensional adaptation of rat aorta to hypertension, Trans. ASME, J. Biomech. Eng., 116, pp. 278-283 (1994)

25) Matsumoto, T. and Hayashi, K. : Response of arterial wall to hypertension and residual stress, Biomechanics — Functional Adaptation and Remodeling, Hayashi, K., Kamiya, A. and Ono, K. (Eds.), Springer-Verlag, Tokyo, pp. 93-119 (1996)

26) Matsumoto, T. and Hayashi, K. : Stress and strain distribution in hypertensive and normotensive rat aorta considering residual strain, Trans. ASME, J. Biomech. Eng., 118, pp. 62-73 (1996)

27) Hayoz, D., Rutschmann, B., Perret, F., Niederberger, M., Tardy, Y., Mooser, V., Nussberger, J., Waeber, B. and Brunner, H. R. : Conduit artery compliance and distensibility are not necessarily reduced in hypertension, Hypertension, 20, pp. 1-6 (1992)

28) Cunha, R. S., Dabire, H., Bezie, I., Weiss, A. M., Chaouche-Teyara, K., Laurent, S., Safar, M. E. and Lacolley, P. : Mechanical stress of the carotid artery at the early phase of spontaneous hypertension in rats, Hypertension, 29, pp. 992-998 (1997)

29) Marque, V., Kieffer, P., Atkinson, J., Lartaud-Idjouadiene, I. : Elastic properties and composition of the aortic wall in old spontaneously hypertensive rats, Hypertension, 34, pp. 415-422 (1999)

30) Qiu, H. Y., Valtier, B., Struyker-Boudier, H. A. J. and Levy, B. I. : Mechanical and contractile properties of in situ localized mesenteric arteries in normotensive and spontaneously hypertensive rats, J. Pharmacol. Toxicol. Methods, 33, pp. 159-170 (1995)

31) Liu, J., Bishop, S. P. and Overbeck, H. W. : Morphometric evidence for non-pressure-related arterial wall thickening in hypertension, Circ. Res., 62, pp. 1001-1010 (1988)

32) Greenwald, S. E. and Berry, C. L. : Static mechanical properties and chemical composition of the aorta of spontaneously hypertensive rats : A comparison with the effects of induced hypertension, Cardiovasc. Res., 12, pp. 364-372 (1978)

33) Brayden, J. E., Halpern, W. and Brann, L. R. : Biochemical and mechanical properties of resistance arteries from normotensive and hypertensive rats, Hypertension, 5, pp. 17-25 (1983)

34) Hansen, T. R., Abrams, G. D. and Bohr, D. F. : Role of pressure in structural and functional changes in arteries of hypertensive rats, Circ. Res., 34/35 (Suppl.), pp. I-101-I-107 (1974)

35) Fridez, P., Makino, A., Miyazaki, H., Meister, J-J., Hayashi, K. and Stergiopulos, N. : Short-term biomechanical adaptation of the rat carotid to acute hypertension : Contribution of smooth muscle, Annals Biomed. Eng., 29, pp. 26-34 (2001)

36) Fridez, P., Rachev, A., Meister, J-J., Hayashi, K. and Stergiopulos, N. : Model of geometrical and vascular smooth muscle tone adaptation on carotid artery subjected to step change in pressure, Am. J. Physiol., 280, pp. H2752-H2760 (2001)

37) Kamm, K. E., Gerthoffer, W. T., Murphy, R. A. and Bohr, D. F. : Mechanical properties of carotid arteries from DOCA hypertensive swine, Hypertension, 13, pp. 102-109 (1989)

38) Owens, G. K., Rabinovitch, P. S. and Schwartz, S. M. : Smooth muscle cell hypertrophy versus hyperplasia in hypertension, Proc. Nat. Acad. Sci., USA, 78, pp. 7759-7763 (1981)

39) Olivetti, G., Anversa, P., Melissari, M. and Loud, A. V. : Morphometry of medial hypertrophy in the rat thoracic aorta, Lab. Invest., 42. pp. 559-565 (1980)

40) Dickhout, J. G. and Lee, R. M. K. W. : Increased medial smooth muscle cell length is responsible for vascular hypertrophy in young hypertensive rats, Am. J. Physiol., 279, pp. H2085-H2094 (2000)

41) Warshaw, D. M., Mulvany, M. J. and Halpern, W. : Mechanical and morphological properties of arterial resistance vessels in young and old spontaneously hypertensive rats, Circ. Res., 45, pp. 250-259 (1979)

42) Bouthier, J., Benetos, A., Simon, A., Levenson, J. and Safar, M. : Pulsed Doppler evaluation of diameter, blood velocity and blood flow of common carotid artery in sustained essential hypertension, J. Cardiovasc. Pharmacol., 7, pp. S99-S104 (1985)

43) Roman, M. J., Saba, P. S., Pini, R., Spitzer, M., Pickering, T. G., Rosen, S., Alderman, M. H. and Devereux, R. B. : Parallel cardiac and ventricular adaptation in hypertension, Circ., 86, pp. 1909-1918 (1992)

44) van Merode, T., Hick, P. J. J., Hoeks, A. P. G., Rahn, K. H. and Reneman, R. S. : Carotid artery wall properties in normotensive and borderline hypertensive subjects of various ages, Ultrasound Med. Biol., 14, pp. 563-569 (1988)

45) Mulvany, M. J. : A reduced elastic modulus of vascular wall components in hypertension?, Hypertension, 20, pp. 7-9 (1992)

46) Girerd, X., Mourad, J-J., Copie, X., Moulin, C., Acar, C., Safar, M. and Laurent, S. : Noninvasive detection of an increased vascular mass in untreated hypertensive patients, Am. J. Hypertension, 7, pp. 1076-1084 (1994)

47) Laurent, S., Girerd, X., Mourad, J-J., Lacolley, P., Beck, L., Boutouyrie, P., Mignot, J-P. and Safar, M. : Elastic modulus of the radial artery wall material is not increased in patients with essential hypertension, Arterioscler. Thromb., 14, pp. 1223-1231 (1994)

48) Laurent, S., Caviezel, B., Beck, L., Girerd, X., Billaud, E., Boutouyrie, P., Hoeks, A. and Safar, M. : Carotid artery distensibility and distending pressure in hypertensive humans, Hypertension, 23 (Part 2), pp. 878-883 (1994)

49) Laurent, S. : Arterial wall hypertrophy and stiffness in essential hypertensive patients, Hyperten-

sion, 26, pp. 355-362 (1995)

50) Safar, M. E., Blacher, J., Mourad, J. J. and London, G. M. : Stiffness of carotid artery wall material and blood pressure in humans : Application to antihypertensive therapy and stroke prevention, Stroke, 31, pp. 782-790 (2000)

51) Roman, M. J., Pini, R., Pickering, T. G. and Devereaux, R. B. : Non-invasive measurements of arterial compliance in hypertensive compared with normotensive adults, J. Hypertension (Suppl. 6), 10, pp. 5115-5118 (1992)

52) Polak, J. F., Kronmal, R. A., Tell, G. S., O'Leary, D. H., Savage, P. J., Gardin, J. M., Rutan, G. H. and Borhani, N. O. : Compensatory increase in common carotid artery diameter : Relation to blood pressure and artery intima-media thickness in older adults, Stroke, 27, pp. 2012-2015 (1996)

53) Arcaro, G., Laurant, S., Jondeau, G., Hoeks, A. P. and Safar, M. E. : Stiffness of the common carotid artery in treated hypertensive patients, J. Hypertension, 9, pp. 947-954 (1991)

54) Schretzenmayr, A. : Uber Kreislaufregulatorische Vorgange an den grossen Arterien bei der Muskelarbeit, Pflug. Archiv. Ges. Physiol., 232, pp. 743-748 (1933)

55) Lie, M., Sejersted, O. M. and Kill, F. : Local regulation of vascular cross section during changes in femoral arterial blood flow in dogs, Circ. Res., 27, pp. 727-737 (1970)

56) Langille, B. L. : Blood flow-induced remodeling of the artery wall, Flow-Dependent Regulation of Vascular Function, Bevan, J. H., Kaley, G. and Rubanyi, G. M.(Eds.), Oxford Univ. Press, pp. 277-299 (1995)

57) Kamiya, A. and Togawa, T. : Adaptive regulation of wall shear to flow change in the canine carotid artery, Am. J. Physiol., 239, pp. H14-H21 (1980)

58) Kornet, L., Hoeks, A. P. G., Lambregts, J. and Reneman, R. S. : In the femoral artery bifurcation, differences in mean wall shear stress within subjects are associated with different intima-media thickness, Arterioscl. Thromb. Vasc. Biol., 19, pp. 2933-2939 (1999)

59) Murray, C. D. : The physiological principle of minimum work. I. The vascular system and the cost of blood volume, Proc. Nat. Acad. Sci. U. S. A., 12, pp. 207-214 (1926)

60) 神谷瞭，井街宏，上野照剛：物質輸送のシステム生理学，医用生体工学，pp. 1-38, 培風館 (2000)

61) Masuda, H., Bassiouny, H., Glagov, S. and Zarins, C. K. : Artery wall restructuring in response to increased flow, Am. College Surg. 1989 Surg. Forum, 15, pp. 285-286 (1989)

62) Tohda, K., Masuda, H., Kawamura, K. and Shozawa, T. : Difference in dilatation between endothelium-preserved and -desquamated segments in the flow-loaded rat common carotid artery, Arterioscler. Thromb., 12, pp. 519-528 (1992)

63) Langille, B. L. and O'Donnell, F. : Reduction in arterial diameter produced by chronic decrease in blood flow are endothelium-dependent, Science, 231, pp. 405-407 (1986)

64) Brownlee, R. D. and Langille, B. L. : Arterial adaptation to altered blood flow, Can. J. Physiol. Pharmacol., 69, pp. 978-983 (1991)

65) Hayashi, K., Makino, A., Kakoi, D. and Miyazaki, H. : Remodeling of arterial wall in response to blood pressure and blood flow changes, Proc. 2001 Summer Bioeng. Conf., ASME, pp. 819-820 (2001)

参 考 文 献

66) Langille, B. L., Bendeck, M. P. and Keeley, F. W.：Adaptation of carotid arteries of young and mature rabbits to reduced carotid blood flow, Am. J. Physiol., 256, pp. H931-H939 (1989)

67) Driss, A. B., Benessiano, J., Poitevin, P., Levy, B. I. and Michel, J-B.：Arterial expansion remodeling induced by high flow rates, Am. J. Physiol., 272, pp. H851-H858 (1997)

68) Miyashiro, J. K., Poppa, V. and Berk, B. C.：Flow-induced vascular remodeling in the rat carotid artery diminishes with age, Circ. Res., 81, pp. 311-319 (1997)

69) Harmon, K. J., Couper, L. L. and Lindner, V.：Strain-dependent vascular remodeling phenotypes in inbred mice, Am. J. Pathol., 156, pp. 1741-1748 (2000)

70) Hayashi, K., Kakoi, D., Makino, A. and Miyazaki, H.：Effects of altered blood flow on the dimensions and mechanical properties of arterial wall - In the case of restoration of normal flow after flow reduction, Proc. 12th Conf. Europ. Soc. Biomech., Royal Acad. Med. Ireland, p. 266 (2000)

71) Tronc, F., Wassef, M., Esposito, B., Henrion, D., Glagov, S. and Tedgui, A.：Role of NO in flow-induced remodeling of the rabbit common carotid artery, Arterioscler. Thromb. Vasc. Biol., 16, pp. 1256-1262 (1996)

72) Guzman, R. J., Abe, K. and Zarins, C. K.：Flow-induced arterial enlatgement is inhibited by suppression of nitric oxide synthetase activity in vitro, Surg., 122, pp. 273-280 (1997)

73) Conrad, M. C., Anderson, J. L. and Garrett, J. B.：Chronic collateral growth after femoral artery occlusion in the dog, J. Appl. Physiol., 31, pp. 550-555 (1971)

74) Unthank, J. L., Fath, S. W., Burkhart, H. M., Miller, S. C. and Dalsing, M. C.：Wall remodeling during luminal expansion of mesenteric arterial collaterals in the rat, Circ. Res., 79, pp. 1015-1023 (1996)

75) Tulis, D. A., Unthank, J. L. and Prewitt, R. L.：Flow-induced arterial remodeling in rat mesenteric vasculature, Am. J. Physiol., 274, pp. H874-H882 (1998)

76) Pourageaud, F. and de May, J. G. R.：Structural properties of rat mesenteric small arteries after 4-wk exposure to elevated or reduced blood flow, Am. J. Physiol., 273, pp. H1699-H1706 (1997)

77) Pourageaud, F. and de May, J. G. R.：Vasomotor responses in chronically hyperperfused and hypoperfused rat mesenteric arteries, Am. J. Physiol., 274, pp. H1301-H1307 (1998)

78) Ueno, H., Kanellakis, P., Agrotis, A. and Bobik, A.：Blood flow regulates the development of vascular hypertrophy, smooth muscle cell proliferation, and endothelial cell nitric oxide synthase in hypertension, Hypertension, 36, pp. 89-96 (2000)

79) Kakoi, D., Makino, A., Miyazaki, H. and Hayashi, K.：Biomechanical response of arterial wall to simultaneous blood pressure elevation and blood flow reduction in the rat, Proc. 10th Int. Conf. Biomed. Eng., Nat. Univ. Singapore, pp. 403-404 (2000)

80) Delp, M. D., Colleran, P. N., Wilkerson, M. K., McCurdy, M. R. and Muller-Delp, J.：Structural and functional remodeling of skeletal muscle microvasculature is induced by simulated microgravity, Am. J. Physiol., 278, pp. H1866-H1873 (2000)

81) Masuda, H., Kawamura, K., Tohda, K., Shozawa, T., Sageshima, M. and Kamiya, A.：Increase in endothelial cell density before artery enlargement in flow-loaded canine carotid artery, Arterios-

cler., 9. pp. 812-823 (1989)
82) Masuda, H., Zhuang, Y-J., Singh, T. M., Kawamura, K., Murakami, M., Zarins, C. K. and Glagov, S. : Adaptive remodeling of internal elastic lamina and endothelial lining during flow-induced arterial enlargement, Arterioscl. Thromb. Vasc. Biol., 19, pp. 2298-2307 (1999)
83) Resnick, N. and Gimbrone, M. A. Jr. : Hemodynamic forces are complex regulators of endothelial gene expressions, FASEB J., 9, pp. 874-882 (1995)
84) Nerem, R. M., Harrison, D. G. and Taylor, W. R. : Hemodynamics and vascular endothelial biology, J. Cardiovasc. Pharmacol., 21 (Suppl 1), pp. S6-S10 (1993)
85) Laurent, S., Lacolley, P., London, G. and Safar, M. : Hemodynamics of the carotid artery after vasodilation in essential hypertension, Hypertension, 11, pp. 134-140 (1988)
86) Chau, N. P., Levenson, J. and Simon, A. : Chronic progressive changes in brachial and carotid artery circulations under the combined effects of aging and hypertension, J. Hypertension, 8, pp. 449-455 (1990)
87) Girerd, X., London, G., Boutouyrie, P., Mourad, J-J., Safar, M. and Laurent, S. : Remodeling of the radial artery in response to a chronic increase in shear stress, Hypertension, 27 (Part 2), pp. 799-803 (1996)
88) Langille, B. L. : Remodeling of developing and mature arteries : Endothelium, smooth muscle, and matrix, J. Cardiovasc. Pharmacol., 21 (Suppl. 1), pp. S11-S17 (1993)
89) Stahl, W. R. : Scaling of respiratory variables in mammals, J. Appl. Physiol., 150, pp. 1039-1042 (1967)
90) Ganau, A., Devereux, R. B., Roman, M. J., Simone, G. de, Pickering, T. G., Bara, P. S., Vargiu, P., Simongini, I. and Laragh, J. H. : Patterns of left ventricular hypertrophy and geometric remodeling in essential hypertension, J. Am. Coll. Cardiol., 19, pp. 1550-1558 (1992)
91) Grossman, W., Jones, D. and McLaurin, L. P. : Wall stress and patterns of hypertrophy in the human left ventricle, J. Clin. Invest., 56, pp. 56-64 (1975)
92) Grossman, W. : Cardiac hypertrophy : Useful adaptation or pathologic process?, Am. J. Med., 69, pp. 576-583 (1980)
93) Bouthier, J. D., De Luca, N., Safar, M. E. and Simon, A. Ch. : Cardiac hypertrophy and arterial distensibility in essential hypertension, Am. Heart J., 109, pp. 1345-1352 (1985)
94) Sasayama, S., Ross, J. Jr., Franklin, D., Bloor, C. M., Bishop, S. and Dilley, R. B. : Adaptation of the left ventricle to chronic pressure overload, Circ. Res., 38, pp. 172-178 (1976)
95) Ishihara, K., Zile, M. Z., Tomita, M., Tanaka, R., Kanazawa, S. and Carabello, B. A. : Left ventricular hypertrophy in a canine model of reversible pressure overload, Cardiovasc. Res., 26, pp. 580-585 (1992)
96) Isoyama, S., Wei, J. Y., Izumo, S., Fort, P., Schoen, F. J. and Grossman, W. : Effect of age on the development of cardiac hypertrophy produced by aortic constriction in the rat, Cir. Res., 61, pp. 337-345 (1987)
97) Isoyama, S., Grossman, W. and Wei, J. Y. : Effect of age on myocardial adaptation to volume

overload in the rat, J. Clin. Invest., 81, pp. 1850-1857 (1988)
98) Abrahams, C., Janicki, J. S. and Weber, K. T. : Myocardial hypertrophy in Macaca fascicularis - Structural remodeling of the collagen matrix, Lab. Invest., 56, pp. 676-683 (1987)
99) Doering, C. W., Jalil, J. E., Janicki, J. S., Pick, R., Aghili, S., Abrahams, C. and Weber, K. T. : Collagen network remodeling and diastolic stiffness of the rat left ventricle with pressure overload hypertrophy, Cardiovasc. Res., 22, pp. 686-695 (1988)
100) Imamura, T., McDermott, P. J., Kent, R. L., Nagatsu, M., Cooper, G. IV and Carabello, B. A. : Acute changes in myosin heavy chain synthesis rate in pressure versus volume overload, Circ. Res., 75, pp. 418-425 (1994)
101) Matsuo, T., Carabello, B. A., Nagatomo, Y., Koide, M., Hamawaki, M., Zile, M. R. and McDermott, P. J. : Mechanisms of cardiac hypertrophy in canine volume overload, Am. J. Physiol., 275, pp. H65-H74 (1998)
102) Modesti, P. A., Vanni, S., Bertolozzi, I., Cecioni, I., Polidori, G., Paniccia, R., Bandinelli, B., Perna, A., Liguori, P., Boddi, M., Galanti, G. and Serneri, G. G. N. : Early sequence of cardiac adaptations and growth factor formation in pressure- and volume-overload hypertrophy, Am. J. Physiol., 279, pp. H976-H985 (2000)

第5章
1) 増田道隆：培養細胞に流れ刺激を与える装置の原理と実際，組織培養，22，pp. 408-412 (1996)
2) Frangos, J. A. (Ed.) : Physical forces and the mammalian cell , Chapter 1, Academic Press (1993)
3) Davies, P. F. : Flow-mediated endothelial mechanotransduction, Physiol. Rev., 75, pp. 519-560 (1995)
4) 安藤譲二：流れによる内皮細胞の遺伝子発現，蛋白質核酸酵素，41，pp. 26-33 (1996)
5) 増田道隆，加藤一夫，藤原敬己：血管内皮細胞の流れに対する応答とその機構，蛋白質核酸酵素，41，pp. 34-47 (1996)
6) Barakat, A. I. and Davies, P. F. : Mechanisms of shear stress transmission and transduction in endothelial cells, Chest, 114, pp. 58S-63S (1998)
7) Chien, S., Li, S. and Shyy, J. Y-J. : Effects of mechanical forces on signal transduction and gene expression in endothelial cells, Hypertension, 31 (Pt. 2), pp. 162-169 (1998)
8) Papadaki, M. and Eskin, S. G. : Effects of fluid shear stress on gene regulation of vascular cells, Biotecnol. Prog., 13, pp. 209-221 (1997)
9) Ishida, T., Takahashi, M., Corson, M. A. and Berk, B. C. : Fluid shear stress-mediated signal transduction : How do endothelial cells transduce mechanical force into biological responses?, Ann. NY Acad. Sci., 811, pp. 12-23 (1997)
10) Flaherty, J. T., Pierce, J. E., Ferrans, V. J., Patel, D. J., Tucker, W. K. and Fry, D. L. : Endothelial nuclear patterns in the canine arterial tree with particular reference to hemodynamic events, Circ. Res., 30, pp. 23-33 (1972)
11) Dewey, C. F., Jr., Bussolari, S. R., Gimbrone, M. A., Jr. and Davies, P. F. : The dynamic response

of vascular endothelial cells to fluid shear stress, Trans. ASME, J. Biomech. Eng., 103, pp. 177-185 (1981)

12) Galbraith, C. G., Skalak, R. and Chien, S.: Shear stress induces spatial reorganization of the endothelial cell cytoskeleton, Cell Motil. Cytoskeleton, 40, pp. 317-330 (1998)

13) Girard, P. R. and Nerem, R. M.: Shear stress modulates endothelial cell morphology and F-actin organization through the regulation of focal adhesion-associated proteins, J. Cell. Physiol., 163, pp. 179-193 (1995)

14) Sato, M., Levesque, M. J. and Nerem, R. M.: Micropipette aspiration of cultured bovine aortic endothelial cells exposed to shear stress, Arteriosclerosis, 7, pp. 276-286 (1987)

15) Miyazaki, H. and Hayashi, K.: Atomic force microscopic measurement of the mechanical properties of intact endothelial cells in fresh arteries, Med. Biol. Eng. Comput., 37, pp. 530-536 (1999)

16) Levesque, M. J., Nerem, R. M. and Sprague, E. A.: Vascular endothelial cell proliferation in culture and the influence of flow, Biomaterials, 11, pp. 702-707 (1990)

17) Uematsu, M., Ohara, Y., Navas, J. P., Nishida, K., Murphy, T. J., Alexander, R. W., Nerem, R. M. and Harrison, D. G.: Regulation of endothelial cell nitric oxide synthesis mRNA expression by shear stress, Am. J. Physiol., 269, pp. C1371-C1378 (1995)

18) Ando, J., Komatsuda, T. and Kamiya, A.: Cytoplasmic calcium response to fluid shear stress in cultured vascular endothelial cells, In Vitro Cell. Develop. Biol., 24, pp. 871-877 (1988)

19) 藤原敬己, 増田道隆, 大澤正輝: Shear stress—内皮細胞による流れ感知とPECAM-1, 実験医学, 16 (増刊), pp. 712-717 (1998)

20) 山口隆美: 細胞をとりまく力学的環境—壁ずり応力分布と細胞形態に関する計算流体力学を用いた解析—, 蛋白質核酸酵素, 41, pp. 48-55 (1996)

21) 安藤譲二, 是永理佐: 血行力学による血管内皮遺伝子発現, 生体の科学, 49, pp. 78-86 (1998)

22) Cucina, A., Sterpetti, A. V., Di Carlo, A., Randone, B., Aromatario, C., Proietti, P., Giustiniani, Q., Cavallaro, A. and Santoro-D'Angelo, L.: Haemodynamic forces modulate simultaneously the release of growth factors and the organization of cytoskeleton of aortic smooth muscle-cells, Minerva Cardioangiol., 44, pp. 637-643 (1996)

23) Sterpetti, A. V., Cucina, A., D'Angelo, L. S., Cardillo, B. and Cavallaro, A.: Response of arterial smooth muscle cells to laminar flow, J. Cardiovasc. Surg., 33, pp. 619-624 (1992)

24) Ueba, H., Kawakami, M. and Yaginuma, T.: Shear stress as an inhibitor of vascular smooth muscle cell proliferation Role of transforming growth factor-β1 and tissue-type plasminogen activator, Arterioscler. Thromb. Vasc. Biol., 17, pp. 1512-1516 (1997)

25) Hung, C. T., Allen, F. D., Pollack, S. R., Attia, E. T., Hannafin, J. A. and Torzilli, P. A.: Intracellular calcium response of ACL and MCL ligament fibroblasts to fluid-induced shear stress, Cell. Signal., 9, pp. 587-594 (1997)

26) 曽我部正博, 成瀬恵治: 培養細胞への各種伸展刺激法—その利点と欠点—, 組織培養, 22, pp. 413-417 (1996)

27) Leung, D. Y. M., Glagov, S. and Mathews, M. B.: Cyclic stretching stimulates synthesis of matrix

components by arterial smooth muscle cells in vitro, Science, 191, pp. 475-477 (1976)

28) Banes, A. J., Gilbert, J., Taylor, D. and Monbureau, O. : A new vacuum-operated stress-providing instrument that applies static or variable duration cyclic tension or compression to cells in vitro, J. Cell Sci., 75, pp. 35-42 (1985)

29) Standley, P. R., Obards, T. J. and Martina, C. L. : Cyclic stretch regulates autocrine IGF-I in vascular smooth muscle cells : implications in vascular hyperplasia, Am. J. Physiol., 276, 4 Pt 1, pp. E697-E705 (1999)

30) Iba, T., Mills, I. and Sumpio, B. E. : Intracellular cyclic AMP levels in endothelial cells subjected to cyclic strain in vitro, J. Surg. Res., 52, pp. 625-630 (1992)

31) Gilbert, J. A., Weinhold, P. S., Banes, A. J., Link, G. W. and Jones, G. L. : Strain profiles for circular cell culture plates containing flexible surfaces employed to mechanically deform cells in vitro, J. Biomech., 27, pp. 1169-1177 (1994)

32) Schaffer, J. L., Rizen, M., L'Italien, G. J., Benbrahim, A., Megerman, J., Gerestenfeld, L. C. and Gray, M. L. : Device for the application of a dynamic biaxially uniform and isotropic strain to a flexible cell culture membrane, J. Orthop. Res., 12, pp. 709-719 (1994)

33) Sotoudeh, M., Jalali, S., Usami, S., Shyy, J. Y.-J. and Chien, S. : A strain device imposing dynamic and uniform equi-biaxial strain to cultured cells, Ann. Biomed. Eng., 26, pp. 181-189 (1998)

34) Vandenburgh, H. and Kaufman, S. : In vitro model for stretch-induced hypertrophy of skeletal muscle, Science, 203, pp. 265-268 (1979)

35) Moore, J. E., Jr., Bürki, E., Suciu, A., Zhao, S., Burnier, M., Brunner, H. R. and Meister, J-J. : A device for subjecting vascular endothelial cells to both fluid shear stress and circumferential cyclic stretch, Ann. Biomed. Eng., 22, pp. 416-422 (1994)

36) Frangos, J. A. (Ed.) : Physical forces and the mammalian cell, Chapter 3, Academic Press (1993)

37) Ives, C. L., Eskin, S. G. and McIntire, L. V. : Mechanical effects on endothelial cell morphology : in vitro assessment, In Vitro Cell. Devel. Biol., 22, pp. 500-507 (1986)

38) Sumpio, B. E., Banes, A. J., Buckley, M. and Johnson, G., Jr. : Alterations in aortic endothelial cell morphology and cytoskeletal protein synthesis during cyclic tensional deformation, J. Vasc. Surg., 7, pp. 130-138 (1988)

39) Shirinsky, V. P., Antonov, A. S., Birukov, K. G., Sobolevsky, A. V., Romanov, Y. A., Kabaeva, N. Y., Antonova, G. N. and Smirnov, Y. N. : Mechano-chemical control of human endothelium orientation and size, J. Cell Biol., 109, pp. 331-339 (1989)

40) Iba, T. and Sumpio, B. E. : Morphological response of human endothelial cells subjected to cyclic strain in vitro, Microvasc. Res., 42, pp. 245-254 (1991)

41) Zhao, S., Suciu, A., Ziegler, T., Moore, J. E., Jr., Bürki, E., Meister, J-J. and Brunner, H. R. : Synergistic effects of fluid shear stress and cyclic circumferential stretch on vascular endothelial cell morphology and cytoskeleton, Arterioscler. Thromb. Vasc. Biol., 15, pp. 1781-1786 (1995)

42) Sumpio, B. E., Banes, A. J., Levin, L. G. and Johnson, G. : Mechanical stress stimulates aortic endothelial cells to proliferate, J. Vasc. Surg., 6, pp. 252-256 (1987)

43) Cohen, C. R., Mills, I., Du, W., Kamal, K. and Sumpio, B. E. : Activation of the adenylyl cyclase/cyclic AMP/protein kinase A pathway in endothelial cells exposed to cyclic strain, Exp. Cell Res., 231, pp. 184-189 (1997)

44) Manolopoulos, V. G. and Lelkes, P. I. : Cyclic strain and forskolin differentially induce cAMP production in phenotypically diverse endothelial cells, Biochem. Biophys. Res. Commun., 191, pp. 1379-1385 (1993)

45) Rosales, O. R. and Sumpio, B. E. : Changes in cyclic strain increase inositol triphosphate and diacylglycerol in endothelial cells, Am. J. Physiol., 262, pp. C956-C962 (1992)

46) Rosales, O. R., Isales, C. M., Barrett, P. Q., Brophy, C. and Sumpio, B. E. : Exposure of endothelial cells to cyclic strain induces elevations of cytosolic Ca^{2+} concentration through mobilization of intracellular and extracellular pools, Biochem. J., 326, pp. 385-392 (1997)

47) Awolesi, M. A., Widmann, M. D., Sessa, W. C. and Sumpio, B. E. : Cyclic strain increases endothelial nitric oxide synthase activity, Surgery, 116, pp. 439-445 (1994)

48) Wang, D. L., Wung, B.-S., Peng, Y.-C. and Wang, J. J. : Mechanical strain increases endothelin-1 gene expression via protein kinase C pathway in human endothelial cells, J. Cell. Physiol., 163, pp. 400-406 (1995)

49) Carosi, J. A., Eskin, S. G. and McIntire, L. V. : Cyclic strain effects on production of vasoactive materials in cultured endothelial cells, J. Cell. Physiol., 151, pp. 29-36 (1992)

50) Upchurch, G. R., Jr., Banes, A. J., Wagner, W. H., Ramadan, F., Link, G. W., Henderson, R. H. and Johnson, G., Jr. : Differences in secretion of prostacyclin by venous and arterial endothelial cells grown in vitro in a static versus a mechanically active environment, J. Vasc. Surg., 10, pp. 292-298 (1989)

51) Okada, M., Matsumori, A., Ono, K., Furukawa, Y., Shioi, T., Iwasaki, A., Matsushima, K. and Sasayama, S. : Cyclic stretch upregulates production of interleukin-8 and monocyte chemotactic and activating factor/monocyte chemoattractant protein-1 in human endothelial cells, Arterioscler. Thromb. Vasc. Biol., 18, pp. 894-901 (1998)

52) Wang, D. L., Wung, B.-S., Shyy, Y.-J., Lin, C.-F., Chao, Y.-J., Usami, S. and Chien, S. : Mechanical strain induces monocyte chemotactic protein-1 gene expression in endothelial cells—Effects of mechanical strain on monocyte adhesion to endothelial cells, Circ. Res., 77, pp. 294-302 (1995)

53) Howard, A. B., Alexander, R. W., Nerem, R. M., Griendling, K. K. and Taylor, W. R. : Cyclic strain induces an oxidative stress in endothelial cells, Am. J. Physiol., 272, pp. C421-C427 (1997)

54) Wung, B. S., Cheng, J. J., Hsieh, H. J., Shyy, Y. J. and Wang, D. L. : Cyclic strain-induced monocyte chemotactic protein-1 gene expression in endothelial cells involves reactive oxygen species activation of activator protein 1, Circ. Res., 81, pp. 1-7 (1997)

55) Yun, J. K., Anderson, J. M. and Ziats, N. P. : Cyclic-strain-induced endothelial cell expression of adhesion molecules and their roles in monocyte-endothelial interaction, J. Biomed. Mater. Res., 44, pp. 87-97 (1999)

56) Cheng, J.-J., Wung, B.-S., Chao, Y.-J. and Wang, D. L. : Cyclic strain enhances adhesion of

monocytes to endothelial cells by increasing intercellular adhesion molecule-1 expression, Hypertension, 28, pp. 386-391 (1996)

57) Sumpio, B. E., Banes, A. J., Link, G. W. and Iba, T. : Modulation of endothelial cell phenotype by cyclic stretch : Inhibition of collagen production, J. Surg. Res., 48, pp. 415-420 (1990)

58) Suzuki, M., Naruse, K., Asano, Y., Okamoto, T., Nishikimi, N., Sakurai, T., Nimura, Y. and Sokabe, M. : Up-regulation of integrin β_3 expression by cyclic stretch in human umbilical endothelial cells, Biochem. Biophys. Res. Commun., 239, pp. 372-376 (1997)

59) Naruse, K., Yamada, T. and Sokabe, M. : Involvement of SA channels in orienting response of cultured endothelial cells to cyclic stretch, Am. J. Physiol., 274, pp. H1532-H1538 (1998)

60) Naruse, K., Sai, X., Yokoyama, N. and Sokabe, M : Uni-axial cyclic stretch induces c-src activation and translocation in human endothelial cells via SA channel activation, FEBS Lett., 441, pp. 111-115 (1998)

61) Ingber, D. E. : Tensegrity : The architectural basis of cellular mechanotransduction, Annu. Rev. Physiol., 59, pp. 575-599 (1997)

62) Yano, Y., Geibel, J. and Sumpio, B. E. : Cyclic strain induces reorganization of integrin $\alpha_5\beta_1$ and $\alpha_2\beta_1$ in human umbilical vein endothelial cells, J. Cell. Biochem., 64, pp. 505-513 (1997)

63) Yano, Y., Geibel, J. and Sumpio, B. E. : Tyrosine phosphorylation of pp125[FAK] and paxillin in aortic endothelial cells induced by mechanical strain, Am. J. Physiol., 271, pp. C635-C649 (1996)

64) Sottiurai, V. S., Kollros, P., Glagov, S., Zarins, C. K. and Mathews, M. B. : Morphologic alteration of cultured arterial smooth muscle cells by cyclic stretching, J. Surg. Res., 35, pp. 490-497 (1983)

65) Dartsch, P. C. and Hämmerle, H. : Orientation response of arterial smooth muscle cells to mechanical stimulation, Eur. J. Cell Biol., 41, pp. 339-346 (1986)

66) Kanda, K. and Matsuda, T. : Behavior of arterial wall cells cultured on periodically stretched substrates, Cell Transplantation, 2, pp. 475-484 (1993)

67) Kanda, K. and Matsuda, T. : Mechanical stress-induced orientation and ultrastructural change of smooth muscle cells cultured in three-dimensional collagen lattices, Cell Transplantation, 3, pp. 481-492 (1994)

68) Sumpio, B. E. and Banes, A. J. : Response of porcine aortic smooth muscle cells to cyclic tensional deformation in culture, J. Surg. Res., 44, pp. 696-701 (1988)

69) Chapman, G. B., Durante, W., Hellums, J. D. and Schafer, A. I. : Physiological cyclic stretch causes cell cycle arrest in cultured vascular smooth muscle cells, Am. J. Physiol. Heart Circ. Physiol., 278, pp. H748-H754 (2000)

70) Davis, M. G., Ali, S., Leikauf, G. D. and Dorn, G. W., II : Tyrosine kinase inhibition prevents deformation-stimulated vascular smooth muscle growth, Hypertension, 24, pp. 706-713 (1994)

71) Sumpio, B. E., Banes, A. J., Link, W. G. and Johnson, G., Jr. : Enhanced collagen production by smooth muscle cells during repetitive mechanical stretching, Arch. Surg., 123, pp. 1233-1236 (1988)

72) Reusch, P., Wagdy, H., Reusch, R., Wilson, E. and Ives, H. E. : Mechanical strain increases smooth muscle and decreases nonmuscle myosin expression in rat vascular smooth muscle cells, Circ. Res.,

79, pp. 1046-1053 (1996)

73) Birukov, K. G., Shirinsky, V. P., Stepanova, O. V., Tkachuk, V. A., Hahn, A. W. A., Resink, T. J. and Smirnov, V. N. : Stretch affects phenotype and proliferation of vascular smooth muscle cells, Mol. Cell. Biochem., 144, pp. 131-139 (1995)

74) Wilson, E., Sudhir, K. and Ives, H. E. : Mechanical strain of rat vascular smooth muscle cells is sensed by specific extracellular matrix/integrin interactions, J. Clin. Invest., 96, pp. 2364-2372 (1995)

75) Reusch, H. P., Chan, G., Ives, H. E. and Nemenoff, R. A. : Activation of JNK/SAPK and ERK by mechanical strain in vascular smooth muscle cells depends on extracellular matrix composition, Biochem. Biophys. Res. Commun., 237, pp. 239-244 (1997)

76) Kada, K., Yasui, K., Naruse, K., Kamiya, K., Kodama, I. and Toyama, J. : Orientation change of cardiocytes induced by cyclic stretch stimulation : Time dependency and involvement of protein kinases, J. Mol. Cell Cardiol., 31, pp. 247-259 (1999)

77) Shyu, K. G., Chen, J. J., Shin, N. L., Wang, D. L., Chang, H., Lien, W. P. and Liew, C. C. : Regulation of human cardiac myosin heavy chain genes by cyclical mechanical stretch in cultured cardiocytes, Biochem. Biophys. Res. Commun., 211, pp. 567-573 (1995)

78) 跡見順子，鴨田正憲：筋細胞の伸展刺激に対する応答，組織培養，22, pp. 403-407 (1996)

79) Bishop, J. E., Mitchell, J. J., Absher, P. M., Baldor, L., Geller, H. A., Woodcock-Mitchell, J., Hamblin, M. J., Vacek, P. and Low, R. B. : "Cyclic mechanical deformation stimulates human lung fibroblast proliferation and autocrine growth factor activity", Am. J. Respir. Cell Mol. Biol., 9, pp. 126-133 (1993)

80) Breen, E. C. : Mechanical strain increases type I collagen expression in pulmonary fibroblasts in vitro, J. Appl. Physiol., 88, pp. 203-209 (2000)

81) Almekinders, L. C., Banes, A. J. and Bracey, L. W. : An in vitro investigation into the effects of repetitive motion and nonsteroidal antiinflammatory medication on human tendon fibroblast, Am. J. Sports Med., 23, pp. 119-123 (1995)

82) Banes, A. J., Tsuzaki, M., Hu, P., Brigman, B., Brown, T., Almekinders, L., Lawrence, W. T. and Fischer, T. : PDGF-BB, IGF-I and mechanical load stimulate DNA synthesis in avian tendon fibroblasts in vitro, J. Biomech., 28, pp. 1505-1513 (1995)

83) Takei, T., Rivas-Gotz, C., Delling, C. A., Koo, J. T., Mills, I., McCarthy, T. L., Centrella, M. and Sumpio, B. E. : Effect of strain on human keratinocytes in vitro, J. Cell. Physiol., 173, pp. 64-72 (1997)

84) Matsumoto, T., Delafontaine, P., Schnetzer, K. J., Tong, B. C. and Nerem, R. M. : Effect of uniaxial, cyclic stretch on the morphology of monocytes/macrophages in culture, Trans. ASME, J. Biomech. Eng., 118, pp. 420-422 (1996)

85) Mattana, J., Sankaran, R. T. and Singhal, P. C. : Repetitive mechanical strain suppresses macrophage uptake of immunoglobulin G complexes and enhances cyclic adenosine monophosphate synthesis, Am. J. Pathol., 147, pp. 529-540 (1995)

86) Miyazaki, H. and Hayashi, K. : Effects of cyclic strain on the morphology and phagocytosis of

macrophages, Bio-Med. Mater. Eng., 11, pp. 301-309 (2001)

87) Harris, R. C., Haralson, M. A. and Badr, K. F. : Continuous stretch-relaxation in culture alters rat mesangial cell morphology, growth characteristics, and metabolic activity, Lab. Invest., 66, pp. 548-554 (1992)

88) Waugh, R. and Evans, E. A. : Thermoelasticity of red blood cell membrane, Biophys. J., 26, pp. 115-132 (1979)

89) Hochmuth, R. M. : Measuring the mechanical properties of individual human blood cells, Trans. ASME, J. Biomech. Eng., 115, pp. 515-519 (1993)

90) Skalak, R. and Chien, S. (Eds.) : Handbook of Bioengineering, Chapter 12, McGraw-Hill (1987)

91) Schmid-Schönbein, G. W., Sung, K-L. P., Tözeren, H., Skalak, R. and Chien, S. : Passive mechanical properties of human leukocytes, Biophys. J., 36, pp. 243-256 (1981)

92) Needham, D. and Hochmuth, R. M. : Rapid flow of passive neutrophils into a 4μm pipet and measurement of cytoplasmic viscosity, Trans. ASME, J. Biomech. Eng., 112, pp. 269-276 (1990)

93) Miyazaki, H., Hasegawa, Y. and Hayashi, K. : Tensile properties of fibroblasts and vascular smooth muscle cells, Biorheology, 投稿中

94) Miyazaki, H., Hasegawa, Y. and Hayashi, K. : A newly designed tensile tester for cells and its application to fibroblasts, J. Biomech., 33, pp. 97-104 (2000)

95) Thoumine, O. and Ott, A. : Time scale dependent viscoelastic and contractile regimes in fibroblasts probed by microplate manipulation, J. Cell Sci., 110, pp. 2109-2116 (1997)

96) Wu, H. W., Kuhn, T. and Moy, V. T. : Mechanical properties of L929 cells measured by atomic force microscopy : Effects of anticytoskeletal drugs and membrane crosslinking, Scanning, 20, pp. 389-397 (1998)

索引

【あ】

アキレス腱	52,55
アクチンフィラメント	34,133
アセチルコリン	140
圧負荷	125
圧力-ひずみ弾性係数	88
アルカリホスファターゼ活性	26

【い】

移 植	69,74,75,76,78
移植腱モデル	79
Ⅰ型コラーゲン	13
一酸化窒素	137
イノシトール 1,4,5-トリスリン酸	142
インシュリン様増殖因子	23,158
インテグリン	36,154

【う】

運動負荷	65

【え】

壊 死	75,76
エピネフリン	101
エラスチン	49,87
塩基性線維芽細胞増殖因子	146
炎症反応	75
遠心性肥大	125
エンドセリン	137
エンベロープ	10

【か】

加圧式血圧測定法	106
外頸静脈	109
外頸動脈	96
外股動脈	110
外側側副靱帯	49
外弾性板	86
外 膜	86
海綿骨	6
架 橋	50
核	131
角質細胞	162
下行大静脈	113
下肢固定	53,56

【き】

活性化	102
活性化応力	102
活性酸素種	152
過負荷	65,67
カフ形血圧計	107
カベオラ	145
粥状動脈硬化	156
冠循環	84
完全除荷	57
基 質	50,87
機能的適応	3,5,7
ギプス	53
ギプス固定	56
ギャップジャンクション	32
吸 収	1,10
求心性肥大	125
胸大動脈	87
筋芽細胞	159

【く】

屈筋腱	66,71,73
グリコサミノグリカン	49,73,75
クリンプ	50

【け】

脛 骨	49
形 成	1,10
血管運動	124
血管コンプライアンス	88
血管再生	75
血管新生	75
血管弾性	88
血管内皮細胞	87,112,137
血管平滑筋細胞	87,146
血小板由来増殖因子	146
腱	48
原がん遺伝子	159
原子間力顕微鏡	163

【こ】

高血圧	91
高血圧誘発ラット	92,100
恒常性	1
剛 性	54,59
構造最適設計	46
構造特性	56
構 築	1,10
後十字靱帯	49
骨 顆	49
骨芽細胞	12,26,28,30
骨基質	6
骨形成因子	13
骨細管	13
骨細胞	6,12,28,29
骨小腔-骨細管系	29
骨単位	6
骨 梁	6
骨梁骨	6
骨梁リモデリング	43
コラーゲン	6,49,87,134
コラーゲン合成	73
コラーゲン線維	55
コラーゲンフィブリル	55
コラーゲン線維束	61,80

【さ】

サイクリック AMP	151
サイクリック GMP	142
再構築	1,10
最小材料・最大強度説	10,46
最大荷重	52,54,58
再負荷	64
細 胞	131
細胞外マトリックス	14,132
細胞骨格	34,133
細胞株	25
細胞周期	157
細胞増殖因子	137
細胞内 Ca^{2+}	32,142
細胞内情報伝達	142
細胞膜	131
酢酸デオキシコルチコステロン	100
サブフィブリル	50
残留応力	107

【し】

ジアシルグリセロール	142
弛 緩	102
自己最適化モデル	40

自己組織	75
磁性微粒子	163
自然発生的高血圧症ラット	96
膝蓋腱	48
膝蓋骨	48
膝蓋靱帯	49
指動脈	105
シャム群	58
収縮期張力	126
受容体	132
上層細胞	12,13
冗長性	65
焦点接着複合体	36
小胞体	133
静脈	87,135
心筋細胞	159
心筋線維	126
人工靱帯	75,79
心臓	84
靱帯	48
靱帯再建	74
伸展活性化チャネル	34
腎動脈	92
心肥大	125

【す】

スティフネス	140
スティフネスパラメータ	89
ストレスシールド	57
ストレスファイバー	133

【せ】

生検	76
静水圧刺激	25
成長	1,10
セカンドメッセンジャー	142
石灰化	6,13
赤血球	166
接線係数	61,89
接着因子	36
セメント線	13
線維	50
線維芽細胞	50,134
線維束	50
前十字靱帯	49
せん断応力	135
せん断応力応答配列	143
せん断速度	143
せん断弾性係数	166

【そ】

総頸動脈	89
総股動脈	110

増殖	102
増殖因子	13
増分弾性係数	89
側副血行路	116

【た】

体循環	84
対照群	58
代償性肥大	126
大腿骨	49
大腿静脈	116
大腿動脈	87,116
大動脈狭窄	118
大動脈弁狭窄	125
大動脈弁閉鎖不全	125
単球走化性因子	152
弾性係数	89,164

【ち】

緻密骨	6
チャネル	132
中間径フィラメント	34,133
中膜	86
腸間膜動脈	116

【て】

適応	1
適応弾性体モデル	39
転写因子	143
テンセグリティ	154

【と】

橈骨動脈	104
動静脈シャント	110
糖タンパク質	6
動脈	135
動脈硬化	109
動脈弾性	89,91
動脈壁	86
トランスフォーミング増殖因子 $\beta 1$	147
トロポコラーゲン	50

【な】

内圧-膨張比	95
内側側副靱帯	49
内弾性板	86
内部リモデリング	38
内膜	86
内膜厚さ	109
流れによるせん断応力	28
軟骨細胞	25

【ね】

粘性係数	167

【の】

ノルエピネフリン	117

【は】

肺循環	84
ハイドロキシアパタイト	6
破骨細胞	12,26
白血球	166
パパヴェリン	112
ハバース管	6
ハムストリング筋腱	75
半腱様筋/薄筋	75
瘢痕組織	69

【ひ】

肥厚	92,93
皮質骨	6
微小管	34,133
引張試験	165
ビトロネクチン	139
表面リモデリング	38
ビンキュリン	139

【ふ】

ファブリックテンソル	41
フィブリル	50
フィブロネクチン	35,154
フェノタイプ変換	156
フォーカルアドヒージョン	154
フォーカルコンタクト	139
フォルクマン管	6
負荷軽減	57
不感帯	38,39
腹大動脈	89
プラスミノーゲン	142
プレティスモグラフ	104
プロスタサイクリン	140
プロテインキナーゼA	151
プロテインキナーゼC	159
プロテオグリカン	6,49

【へ】

平滑筋細胞	99
壁せん断応力	91
ペルオキシソーム	133
変形能	107

【ほ】

ポアズイユの法則	91

骨の変形法則	7	メカノレセプター	145	【り】	
ホメオスタシス	10	メサンギウム	162	力学的階層性	2
ポリペプチド	50	面積膨張弾性係数	166	力学的適応性	2
本態性高血圧	125	【も】		リボソーム	132
【ま】		モデリング	10	リモデリング	1, 5, 10
マイクロニードル	163	【や】		——のバイオメカニクス	1
マイクロピペット	163	ヤング率	89	リモデリング回転	13
マイクロフィブリル	50	【ゆ】		リン酸カルシウム	6
マイクロプレート	165	有意差	54	リン脂質	131
マクロファージ	162	【よ】		【る】	
【み】		容量負荷	125	類骨	13
ミオシン	133	【ら】		【れ】	
ミオシン重鎖	129	落屑	111	レイノルズ数	86
ミトコンドリア	133	ラプラースの式	91	【わ】	
【め】		ラミニン	158	腕頭動脈	89
メカノスタット理論	38, 39				
メカノトランスダクション	29, 32				

【C】		【L】		【S】	
Ca^{2+}ストア	34	L-NAME	116	SAチャネル	153
【D】		【M】		SHR	96
DOCA	100	MC3T3-E1	25	【T】	
【G】		MLO-Y4	25	tethering	91
Gタンパク質	143	【N】		【V】	
【I】		NO産生	122	VCAM-1	142
ICAM-1	153	【R】		【W】	
in vitro	5, 25	RGD配列	34	WKY	96
in vivo	5, 16	ROS 17/2.8	25	Wolffの法則	7, 9

―― 著者略歴 ――

林　紘三郎（はやし　こうざぶろう）
1970 年　京都大学大学院博士課程修了(機械工学専攻)
　　　　　工学博士（京都大学）
1976 年
～1978 年　米国クリーブランドクリニック研究所研究員
1979 年　国立循環器病センター研究所室長（心臓動態研究室）
1982 年　国立循環器病センター研究所部長（生体工学部）
1987 年　北海道大学教授(応用電気研究所生体制御部門)
1993 年　大阪大学教授（基礎工学部機械工学科）
1997 年　大阪大学大学院教授（基礎工学研究科機械科学分野）
　　　　　現在に至る

宮崎　浩（みやざき　ひろし）
1994 年　北海道大学大学院博士後期課程修了（生体工学専攻）
　　　　　博士（工学）（北海道大学）
　　　　　大阪大学助手（基礎工学部機械工学科）
1997 年　大阪大学大学院助手（基礎工学研究科機械科学分野）
1999 年
～2000 年　米国デューク大学客員研究員
2002 年　大阪大学大学院講師（基礎工学研究科機械科学分野）
　　　　　現在に至る

安達　泰治（あだち　たいじ）
1992 年　大阪大学大学院博士前期課程修了(物理系専攻)
　　　　　神戸大学助手（工学部機械工学科）
1997 年　博士（工学）（大阪大学）
1997 年
～1999 年　米国ミシガン大学特別研究員
1998 年　神戸大学助教授（工学部機械工学科）
　　　　　現在に至る

生体細胞・組織のリモデリングのバイオメカニクス
Biomechanics of the Remodeling of Biological Cells and Tissues

Ⓒ(社)日本エム・イー学会　2003

2003 年 3 月 20 日　初版第 1 刷発行

検印省略	編　者	社団法人　日本エム・イー学会 東京都文京区本駒込5-16-9
	発行者	株式会社　コロナ社 代表者　牛来辰巳
	印刷所	新日本印刷株式会社

112-0001　東京都文京区千石 4-46-10
発行所　株式会社　コ ロ ナ 社
CORONA PUBLISHING CO., LTD.
Tokyo Japan
振替 00140-8-14844・電話(03)3941-3131(代)
ホームページ http://www.coronasha.co.jp

ISBN 4-339-07146-3　（藤田）　（製本：愛千製本所）
Printed in Japan

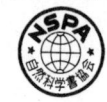

無断複写・転載を禁ずる
落丁・乱丁本はお取替えいたします

MEをさぐる―医用工学シリーズ

(各巻A5判)

■企画世話人　阪本捷房・岩井喜典・小谷　誠

配本順			頁	本体価格
1. (1回)	これからのメディカルエンジニアリング	阿部 裕・岩井喜典 大島正光・金井 寛 斎藤正男・阪本捷房 共著 若林 勲	200	2500円
2. (2回)	ＭＥ計測機器	高島史路著	170	2300円
3. (3回)	メディカルイメージングシステム	的崎 健著	248	3200円
4. (4回)	医用画像処理	的崎 健 周藤安造 共著	178	2500円
5. (6回)	画像診断 ―基礎と臨床―	舘野之男 飯沼 武 共著	190	2500円
6. (5回)	臨床検査とＭＥ	山中 學・大久保昭行 亀井幸子・毛利昌史 共著 赤塚宣治・宇川義一	220	2900円
7. (8回)	診断とＭＥ ―人体を測って診断を考える―	岡島光治著	208	2800円
8. (7回)	治療とＭＥ	都築正和・須磨幸蔵 竹中榮一・釘宮豊城 共著 小野哲章・歌代一朗	264	3700円
9. (9回)	生体磁気計測	小谷 誠・内山義則 中屋 豊・森 博愛 共著 栗城真也	202	3000円

定価は本体価格+税です。
定価は変更されることがありますのでご了承下さい。

◆図書目録進呈◆

臨床工学シリーズ

(各巻A5判)

- ■監　　　　修　(社)日本エム・イー学会
- ■編集委員代表　金井　寛
- ■編　集　委　員　伊藤寛志・太田和夫・小野哲章・斎藤正男・都築正和

配本順　　　　　　　　　　　　　　　　　　　頁　本体価格

1. (10回) **医　学　概　論**（改訂版）　江部　充他著　220　**2800円**
2. (3回) **基　礎　医　学　Ⅰ**　伊藤　寛志他著　228　**2800円**
3. (7回) **基　礎　医　学　Ⅱ**　降矢　熒他著　274　**3000円**
5. (1回) **応　用　数　学**　西村　千秋著　236　**2600円**
7. (6回) **情　報　工　学**　鈴木　良次他著　268　**3200円**
8. (2回) **医　用　電　気　工　学**　金井　寛他著　254　**2800円**
9. (4回) **医　用　電　子　工　学**　松尾　正之他著　268　**3200円**
19. (8回) **臨　床　医　学　総　論　Ⅱ**　鎌田　武信他著　200　**2400円**
20. (9回) **電気・電子工学実習**　南谷　晴之著　180　**2400円**

以　下　続　刊

- 4. **基　礎　医　学　Ⅲ**　玉置　憲一他著
- 6. **医　用　工　学　概　論**　福井　康裕他著
- 10. **生　体　物　性**　多氣　昌生他著
- 11. **医用機械・材料工学**　土肥　健純他著
- 12. **生　体　計　測　学**　小野　哲章他著
- 13. **医　用　機　器　学　概　論**　小野　哲章他著
- 14. **生体機能代行装置学Ⅰ**　都築　正和他著
- 15. **生体機能代行装置学Ⅱ**　太田　和夫他著
- 16. **医　用　治　療　機　器　学**　斎藤　正男他著
- 17. **医用機器安全管理学**　小野　哲章他著
- 18. **臨　床　医　学　総　論　Ⅰ**　岡島　光治他著
- 21. **システム・情報処理実習**　佐藤　俊輔他著

定価は本体価格+税です。
定価は変更されることがありますのでご了承下さい。

図書目録進呈◆

大学講義シリーズ

（各巻A5判，欠番は品切です）

配本順		著者	頁	本体価格
（2回）	通信網・交換工学	雁部頴一著	274	3000円
（3回）	伝送回路	古賀利郎著	216	2500円
（4回）	基礎システム理論	古田・佐野共著	206	2500円
（6回）	電力系統工学	関根泰次他著	230	2300円
（7回）	音響振動工学	西山静男他著	270	2600円
（8回）	改訂 集積回路工学（1）—プロセス・デバイス技術編—	柳井・永田共著	252	2900円
（9回）	改訂 集積回路工学（2）—回路技術編—	柳井・永田共著	266	2700円
（10回）	基礎電子物性工学	川辺和夫他著	264	2500円
（11回）	電磁気学	岡本允夫著	384	3800円
（12回）	高電圧工学	升谷・中田共著	192	2200円
（14回）	電波伝送工学	安達・米山共著	304	3200円
（15回）	数値解析（1）	有本卓著	234	2800円
（16回）	電子工学概論	奥田孝美著	224	2700円
（17回）	基礎電気回路（1）	羽鳥孝三著	216	2500円
（18回）	電力伝送工学	木下仁志他著	318	3400円
（19回）	基礎電気回路（2）	羽鳥孝三著	292	3000円
（20回）	基礎電子回路	原田耕介他著	260	2700円
（21回）	計算機ソフトウェア	手塚・海尻共著	198	2400円
（22回）	原子工学概論	都甲・岡共著	168	2200円
（23回）	基礎ディジタル制御	美多勉他著	216	2400円
（24回）	新電磁気計測	大照完他著	210	2500円
（25回）	基礎電子計算機	鈴木久喜他著	260	2700円
（26回）	電子デバイス工学	藤井忠邦著	274	3200円
（27回）	マイクロ波・光工学	宮内一洋他著	228	2500円
（28回）	半導体デバイス工学	石原宏著	264	2800円
（29回）	量子力学概論	権藤靖夫著	164	2000円
（30回）	光・量子エレクトロニクス	藤岡・小原共著	180	2200円
（31回）	ディジタル回路	齊藤・高橋寛他著	178	2300円
（32回）	改訂 回路理論（1）	石井順也著	200	2500円
（33回）	改訂 回路理論（2）	石井順也著	210	2700円
（34回）	制御工学	森泰親著	234	2800円

以下続刊

電気機器学	中西・正田・村上共著	電力発生工学	上之園親佐著
電気物性工学	長谷川英機著	電気・電子材料	家田・水谷共著
通信方式論	森永・小牧共著	情報システム理論	長谷川・高橋・笠原共著
数値解析（2）	有本卓著	現代システム理論	神山真一著

定価は本体価格＋税です。
定価は変更されることがありますのでご了承下さい。

図書目録進呈◆

電子情報通信学会 大学シリーズ

(各巻A5判)

■(社)電子情報通信学会編

配本順			頁	本体価格
A-1 (40回)	応用代数	伊藤 正夫／理重／重悟 共著	242	3000円
A-2 (38回)	応用解析	堀内 和夫 著	340	4100円
A-3 (10回)	応用ベクトル解析	宮崎 保光 著	234	2900円
A-4 (5回)	数値計算法	戸川 隼人 著	196	2400円
A-5 (33回)	情報数学	廣瀬 健 著	254	2900円
A-6 (7回)	応用確率論	砂原 善文 著	220	2500円
B-1 (57回)	改訂 電磁理論	熊谷 信昭 著	340	4100円
B-2 (46回)	改訂 電磁気計測	菅野 允 著	232	2800円
B-3 (56回)	電子計測(改訂版)	都築 泰雄 著	214	2600円
C-1 (34回)	回路基礎論	岸 源也 著	290	3300円
C-2 (6回)	回路の応答	武部 幹 著	220	2700円
C-3 (11回)	回路の合成	古賀 利郎 著	220	2700円
C-4 (41回)	基礎アナログ電子回路	平野 浩太郎 著	236	2900円
C-5 (51回)	アナログ集積電子回路	柳沢 健 著	224	2700円
C-6 (42回)	パルス回路	内山 明彦 著	186	2300円
D-2 (26回)	固体電子工学	佐々木 昭夫 著	238	2900円
D-3 (1回)	電子物性	大坂 之雄 著	180	2100円
D-4 (23回)	物質の構造	高橋 清 著	238	2900円
D-6 (13回)	電子材料・部品と計測	川端 昭 著	248	3000円
D-7 (21回)	電子デバイスプロセス	西永 頌 著	202	2500円
E-1 (18回)	半導体デバイス	古川 静二郎 著	248	3000円
E-2 (27回)	電子管・超高周波デバイス	柴田 幸男 著	234	2900円
E-3 (48回)	センサデバイス	浜川 圭弘 著	200	2400円
E-4 (36回)	光デバイス	末松 安晴 著	202	2500円
E-5 (53回)	半導体集積回路	菅野 卓雄 著	164	2000円
F-1 (50回)	通信工学通論	畔柳 功芳／塩谷 光 共著	280	3400円
F-2 (20回)	伝送回路	辻井 重男 著	186	2300円
F-4 (30回)	通信方式	平松 啓二 著	248	3000円

記号	(回)	書名	著者	頁	価格
F-5	(12回)	通信伝送工学	丸林　元著	232	2800円
F-7	(8回)	通信網工学	秋山　稔著	252	3100円
F-8	(24回)	電磁波工学	安達三郎著	206	2500円
F-9	(37回)	マイクロ波・ミリ波工学	内藤喜之著	218	2700円
F-10	(17回)	光エレクトロニクス	大越孝敬著	238	2900円
F-11	(32回)	応用電波工学	池上文夫著	218	2700円
F-12	(19回)	音響工学	城戸健一著	196	2400円
G-1	(4回)	情報理論	磯道義典著	184	2300円
G-2	(35回)	スイッチング回路理論	当麻喜弘著	208	2500円
G-3	(16回)	ディジタル回路	斉藤忠夫著	218	2700円
G-4	(54回)	データ構造とアルゴリズム	斎藤信男・西原清一 共著	232	2800円
H-1	(14回)	プログラミング	有田五次郎著	234	2100円
H-2	(39回)	情報処理と電子計算機 （「情報処理通論」改題新版）	有澤　誠著	178	2200円
H-3	(47回)	電子計算機 I ―基礎編―	相磯秀夫・松下温 共著	184	2300円
H-4	(55回)	改訂 電子計算機 II ―構成と制御―	飯塚肇著	258	3100円
H-5	(31回)	計算機方式	高橋義造著	234	2900円
H-7	(28回)	オペレーティングシステム論	池田克夫著	206	2500円
I-3	(49回)	シミュレーション	中西俊男著	216	2600円
I-4	(22回)	パターン情報処理	長尾真著	200	2400円
J-1	(52回)	電気エネルギー工学	鬼頭幸生著	312	3800円
J-3	(3回)	信頼性工学	菅野文友著	200	2400円
J-4	(29回)	生体工学	斎藤正男著	244	3000円
J-5	(45回)	改訂 画像工学	長谷川伸著	232	2800円

以下続刊

C-7	制御理論		D-1	量子力学
D-5	光・電磁物性		F-3	信号理論
F-6	交換工学		G-5	形式言語とオートマトン
G-6	計算とアルゴリズム		I-1	ファイルとデータベース
I-2	データ通信		J-2	電気機器通論

定価は本体価格+税です。
定価は変更されることがありますのでご了承下さい。

図書目録進呈◆

ME教科書シリーズ

(各巻B5判)

■(社)日本エム・イー学会編
■編纂委員長　佐藤俊輔
■編纂委員　稲田 紘・金井 寛・神谷 瞭・北畠 顕・楠岡英雄
　　　　　　戸川達男・鳥脇純一郎・野瀬善明・半田康延

	配本順			頁	本体価格
A-1	(2回)	生体用センサと計測装置	山越・戸川共著	256	4000円
B-1	(3回)	心臓力学とエナジェティクス	菅・高木・後藤・砂川編著	216	3500円
B-2	(4回)	呼吸と代謝	小野功一著	134	2300円
B-3	(10回)	冠循環のバイオメカニクス	梶谷文彦編著	222	3600円
B-4	(11回)	身体運動のバイオメカニクス	石田・廣川・宮崎・阿江・林 共著	218	3400円
B-5	(12回)	心不全のバイオメカニクス	北畠・堀編著	184	2900円
B-6	(13回)	生体細胞・組織のリモデリングのバイオメカニクス	林・安達・宮崎共著	210	3500円
B-7		血液のレオロジーと血流	菅原・前田共著		近刊
C-1	(7回)	生体リズムの動的モデルとその解析 ―MEと非線形力学系―	川上 博編著	170	2700円
D-1	(6回)	核医学イメージング	楠岡・西村監修 藤林・田口・天野共著	182	2800円
D-2	(8回)	X線イメージング	飯沼・舘野編著	244	3800円
D-3	(9回)	超音波	千原國宏著	174	2700円
E-1	(1回)	バイオマテリアル	中林・石原・岩崎共著	192	2900円
E		人工臓器(II) ―代謝系人工臓器―	酒井清孝編著		近刊
F-1	(5回)	生体計測の機器とシステム	岡田正彦編著	238	3800円

以下続刊

A	生体信号処理	佐藤俊輔編著		A	生体電気計測	山本尚武編著	
A	生体用マイクロセンサ	江刺正喜編著		A	生体光計測	清水孝一著	
B	循環系のバイオメカニクス	神谷 瞭著		B	肺のバイオメカニクス ―特に呼吸調節の視点から―	川上・西村編著	
C	生体リズムとゆらぎ ―モデルが明らかにするもの―	山本光璋編著		C	脳磁気とME	上野照剛編著	
C	感覚情報処理	安井湘三編著		D	画像情報処理(I) ―解析・認識編―	鳥脇純一郎編著	
D	画像情報処理(II) ―表示・グラフィックス編―	鳥脇純一郎編著		D	MRI・MRS	松田・楠岡編著	
E	電子的神経・筋制御と治療	半田康延編著		E	治療工学(I)	橋本大定著	
E	治療工学(II)	菊地眞編著		E	人工臓器(I) ―呼吸・循環系の人工臓器―	井街・仁田編著	
E	生体物性	金井 寛著		E	細胞・組織工学と遺伝子	松田武久著	
F	地域保険・医療・福祉情報システム	稲田 紘著		F	臨床工学(CE)とME機器・システムの安全	渡辺 敏編著	
F	医学・医療における情報処理とその技術	田中 博著		F	福祉工学	土肥健純編著	
F	病院情報システム	野瀬善明著					

定価は本体価格+税です。
定価は変更されることがありますのでご了承下さい。

図書目録進呈◆